300种野外中草药鉴别图谱

（华南地区）

主 编 李 薇

科学出版社

北 京

内 容 简 介

　　本书收载了华南地区资源分布丰富、民间应用广泛且疗效确切的野生中草药300种。这些中草药既是岭南名医的处方用药，又是众多中成药和广东特色凉茶的原材料，每味中草药按其物种拉丁学名、别名、识别特征与采制、性味功用等进行详细描述。其内容翔实，重点突出，引述有据。同时，配以实地拍摄、精心筛选、力求真实反映药用动植物野外识别特征的彩色图片。

　　本书可供中医药从业人员、中医药院校师生、中医药爱好者学习参考。

图书在版编目（CIP）数据

300种野外中草药鉴别图谱：华南地区/李薇主编. --北京：科学出版社，2017. 6
　ISBN 978-7-03-052543-7

Ⅰ．①3…　Ⅱ．①李…　Ⅲ．①中药鉴定学－图集　Ⅳ．①R282.5-64

中国版本图书馆CIP数据核字（2017）第 079586 号

策划编辑：高玉婷	责任校对：杨　然
责任印制：赵　博	封面设计：蔡丽丽

科 学 出 版 社 出版

北京东皇城根北街16号
邮政编码：100717
http://www.sciencep.com

中国科学院印刷厂印制

科学出版社出版　各地新华书店经销

*

2017年6月第　一　版　　开本：787×1092　1/32
2017年6月第一次印刷　　印张：9 3/4
字数：367000

定价：49.00元

（如有印装质量问题，我社负责调换）

作者简介

　　李薇，广州中医药大学中药学院中药鉴定学专业教授、博士生导师，兼任中华中医药学会中药鉴定学分会委员、中国植物学会药用植物分会委员等职。从事中药专业的教学和科研工作30余年，主要研究中药品种鉴定和品质评价。主持国家自然科学基金项目等10余项，分别获得国家发明专利、广东省科技进步二等奖和三等奖各1项。在国内外发表学术论文50余篇，主编学术专著和教材10余部。此外，还承担博士和硕士研究生的指导工作，广受同行和学生们的好评，获"教学名师"及"优秀教师"等多种荣誉称号。

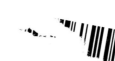

前　言

华南地区由于地处南亚热带，属于典型的季风性海洋气候，且兼具陆地、海洋等地貌，有温暖潮湿多雨、光线充足、温差小、夏季长、霜期短等特点，为药用植物的生长提供了极其有利的条件。这些中药材丰富多样而疗效确切，是中医药宝库中的重要组成部分，也是华南地区民众防治疾病和养生保健的物质基础。

中药品种繁多，容易产生张冠李戴、相互混淆等问题，"同名异物"和"同物异名"等现象也一直存在着。用药混乱轻者会引起机体不良反应，重者会导致病情加重、甚至危及生命。为了保障用药的安全和有效，作者精选了华南地区常用中草药300种，其中部分是《中华人民共和国药典》（2015年版）和各省市地方的药品标准收载的品种，也有一些是地区性的民间习惯用药。编排方式以中草药的主要功效为分类依据，分为解表药、清热药、泻下药、祛风湿药、芳香祛湿药、利水渗湿药、温里药、理气药、消食药、驱虫药、止血药、活血祛瘀药、化痰止咳平喘药、安神药、平肝息风药、开窍药、补虚药、收涩药、杀虫止痒药19个类别。

为了兼顾中药专业的严谨性和知识的通俗性，本书在每味中草药项下编排了拉丁学名、别名、识别特征与采制、性味功用等项，在重点形态特征部分用粗体加下划波浪线的形式表示，同时配以精选的原色图谱，以方便读者对照图文进行鉴别。

书稿编写时除了结合作者自身从事中药工作 30 余年的经验外，还参考了《广东中药志》编辑委员会主编的《广东中药志》（第 1、2 卷）、梅全喜主编的《广东地产药材研究》、中国科学院华南植物研究所主编的《广东植物志》（第 1 ～ 9 卷），以及徐国钧、何宏贤、徐珞珊、金蓉鸾主编的《中国药材学》（上、下册）、陈蔚文、徐鸿华主编的《岭南道地药材研究》等著作及相关文献资料，在此一并表示诚挚的谢意。由于编者水平有限，书中存在的疏漏和不足之处，诚望读者批评指正。

李 薇

2017 年 1 月于广州

目　录

iii

V

一、解表药

1. 九层塔 *Ocimum basilicum* L. （罗勒、香草、金不换）

👁 识别特征与采制

　　为唇形科一年生直立草本，**全株芳香，有清凉感**。茎四棱形，上部被倒向微柔毛，常带红或紫色。单叶对生，**叶片卵形或卵状披针形，全缘或具疏锯齿，两面近无毛**，下面具腺点；叶柄被有柔毛。轮伞花序组成有间断的顶生总状花序，各部分均被有柔毛；花萼钟形，外面被短柔毛，萼齿5，边缘具缘毛，果时花萼增大、宿存；**花冠淡紫色或白色，雄蕊4，二强，均伸出花冠外**。小坚果长圆状卵形，褐色。花期7～9月，果期9～12月。生于村边、路旁、旷野。现我国大部分省区有栽培。主产于广东、广西、福建、海南等地。夏、秋季割取全草地上部分，除去细根和杂质，晾晒至干燥。

✚ 性味功用

　　辛、甘、温。疏风解表，化湿消食，消肿止痛。用于风寒感冒头痛，胸闷不舒，胃肠气胀，消化不良，风湿疼痛，闭经，跌打损伤，毒蛇咬伤以及湿疹，皮炎等症。用量干品5～15克，鲜品15～30克，水煎服。外用适量，煎水洗、含漱或捣敷。新鲜枝叶尚可用作香料食用。

九层塔

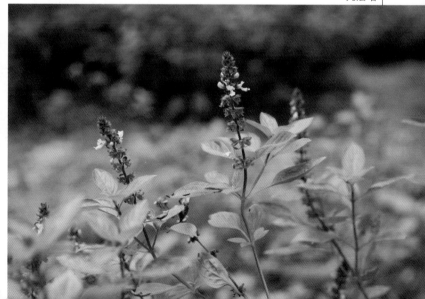

2. 山芝麻 *Helicteres angustifolia* L.（岗油麻、山油麻、仙桃草、野芝麻）

👁 识别特征与采制

为梧桐科小灌木，小枝被灰绿色短柔毛。叶互生，<u>叶柄被星状短柔毛；叶片狭长圆形或条状披针形，先端钝或急尖，基部圆形，上面无毛或几无毛，下面被灰白色或淡黄色星状茸毛</u>，全缘。聚伞花序腋生，有花 2 至数朵。花梗通常有锥尖状的小苞片 4 枚，花萼管状，5 裂，裂片三角形，被星状短柔毛。花瓣 5，不等大，淡红色或紫红色，比萼略长，基部有 2 个耳状附属体，雄蕊 10，退化雄蕊 5，线形，甚短。<u>蒴果卵状长圆形，先端急尖，密被星状毛及长绵毛</u>。种子小，褐色，有椭圆形小斑点。花期 5～8 月，果期 11～12 月。分布于我国南部和西南部各省。主产于广东和海南。全年均可采收，挖取根部，除去地上部分及杂质，洗净，切段，晒干。

✸ 性味功用

苦，寒；有小毒。解表清热，解毒消肿。用于感冒发热，痄腮，乳疮痈肿，麻疹，咳嗽，泄泻痢疾。用量 9～15 克，鲜用加倍，水煎服。鲜叶捣烂敷患处可治疮疖。

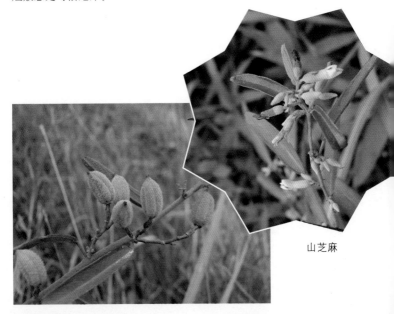

山芝麻

3. 东风橘 *Severinia buxifolia*（Poir.）Ten.（山小橘、狗骨簕、酒饼簕、假花椒）

识别特征与采制

　　为芸香科多分枝有刺灌木，茎和分枝均坚硬。叶互生，狭椭圆形、卵形至近圆形，顶端圆而凹入，基部圆至楔形，两面无毛，侧脉甚密，末端连接成边脉；叶腋间有锐刺，厚革质。花白色，近无梗，单生于叶腋或 3～8 朵组成腋生密伞花序；萼片为不等的 5 裂，裂片卵形，被缘毛；花瓣 5 片，近倒卵形，雄蕊 10 枚，花丝分离或基部合生，长短不齐，短的有时无花药。浆果圆球形或略压扁，成熟时紫黑色，有腺体状油点，含 1 粒或 2 粒种子。花期 8～10 月，果期 11～12 月。常生于旷野灌木丛中。主产于广东、广西、海南等地。全年均可采收，挖取根部，除净杂质，趁鲜切片，干燥。

性味功用

　　辛、苦，微温。祛风解表，化痰止咳，理气止痛。用于感冒头痛，痰湿气滞，脘腹胀痛，咳嗽，风湿痹痛，疟疾等。用量 15～30 克，水煎服。

东风橘

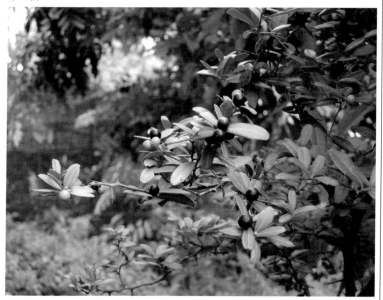

4. 苍耳子 *Xanthium sibiricum* Patr.（卷耳、苓耳、胡苍子、耳实、地葵）

👁 识别特征与采制

为菊科一年生草本。茎直立，粗壮，少有分枝，被灰白色糙伏毛。叶互生。有长柄。**叶片三角状卵形或心形，先端尖或钝，基出三脉，上面绿色，下面苍白色，**被粗糙或短白伏毛，与叶柄连接处成相等的楔形，边缘有不规则的粗锯齿。**雄头状花序球形，聚生于茎枝顶；**花多数，花冠钟形，5 齿裂；雌头状花序卵圆形，单生或密集着生于雄头状花序下部，小花 2 朵，无花冠；外层总苞片小，被短柔毛，内层合生成囊状，在瘦果成熟时增大，变硬，顶端喙坚硬，锥状或略镰刀状，**总苞外面疏生具钩的总苞刺，刺极细，基部被柔毛，常有腺点。**瘦果 2，倒卵形，瘦果内含 1 颗种子。花期 7～8 月，果期 9～10 月。多生于山坡、路边等荒地。全国各地均产。秋季果实成熟时割取全草，晒干，打下果实，除去杂质，茎叶部分另作药用。

✚ 性味功用

辛、苦，温；有毒。散风寒，通鼻窍，祛风湿。用于风寒头痛，鼻塞流涕，鼻渊，风疹瘙痒，湿痹拘挛。用量 6～9 克，水煎服；或入丸、散剂。茎叶苦、辛，微寒；有小毒。具有祛风，止痉的功效。临床上常用于癫痫，头痛。外用于疥癣，虫伤。内服 6～12 克，外用适量煎水洗或鲜品捣烂敷患处。苍耳草也可治风湿痹痛，四肢拘挛，外用治疗疮肿毒，皮肤痒疹。

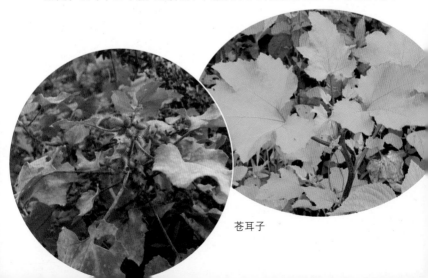

苍耳子

5. 鸡儿肠　*Kalimeris indica*（L.）Sch. ～ Bip.（马兰、田边菊、鱼鳅串、蓑衣莲）

👁 识别特征与采制

为菊科多年生草本，根状茎有匍匐枝。茎直立，上部有短毛。叶互生，**基部渐狭成具翅的长柄**。叶片倒披针形或倒卵状长圆形，先端钝或尖，边缘从中部以上具有小尖头的钝或尖齿，或有羽状裂片，两面或上面具疏微毛或近无毛，薄质，**上部叶小、无柄、全缘**。头状花序单生于枝端并排列成疏伞房状。总苞半球形，总苞片 2 ～ 3 层，覆瓦状排列，外层倒披针形，内层倒披针状长圆形，上部有疏短毛，边缘膜质，具缘毛；舌状花 1 层，15 ～ 20个，舌片浅紫色；管状花被短毛。瘦果倒卵状长圆形，极扁，褐色，边缘浅色而有厚肋，上部被腺毛及短柔毛，冠毛易脱落，不等长。花期 5 ～ 9 月，果期 8 ～ 10 月。生于林缘、草丛、溪岸及荒地。全国各地均有分布。夏、秋季花开时采收。采集全草，洗净，切段，筛去灰屑，晒干。

✚ 性味功用

辛、苦，微寒。清热解毒，消肿解毒，消食去积。用于外感风热头痛，咽喉肿痛，食积不消；近有用于急性传染性肝炎，急慢性气管炎，胃溃疡。外用治疮疖痈肿，外耳道炎。用量 10 ～ 30 克，水煎服；鲜品 30 ～ 60 克，捣烂外敷或捣汁滴耳。幼叶尚可作蔬菜，俗称"马头兰"。

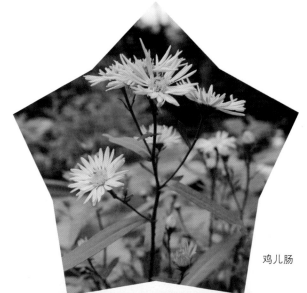

鸡儿肠

6. 倒扣草 *Achyranthes aspera* L.（倒钩草、白基牛膝、倒捋草、倒挂草）

👁 识别特征与采制

为苋科多年生草本，高达 1 米。**根圆柱形、细长、土黄色稍呈红色。**茎节部稍膨大，有柔毛。叶对生，叶片纸质，倒卵形或长椭圆形，先端圆钝，具突尖，基部楔形或圆形，全缘或波状缘，两面沿脉被柔毛。**穗状花序顶生，直立，**花期后反折。总花梗具棱角，密生白色伏贴或开展柔毛。**苞片卵形，具芒刺，坚硬，光亮，常带紫色，**基部两侧各有 1 个薄膜质翅。花被片披针形，花后变硬且锐尖，具 1 脉，退化雄蕊先端截状或细圆齿状，有具分枝流苏状长缘毛。胞果卵形；种子卵形，不扁压，棕色。花期 6 ~ 8 月，果期 10 ~ 12 月。喜生于山坡、溪畔、路旁及空旷湿润草地。分布广东、广西、云南、四川、福建等地，主产广东、广西。夏、秋季采收，挖取全株，除净泥土，整理洁净，切段、晒干。

▦ 性味功用

甘、淡，寒。解表清热，利水通淋，活血散瘀。用于感冒发热，暑热头痛，湿温病久热不退，疟疾寒热往来，乳痈，热淋，小便不利。用量 9 ~ 30 克，鲜用加倍，水煎服。外用适量煎水洗或鲜品捣烂敷患处。

倒扣草

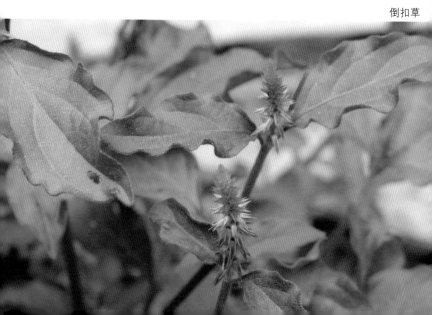

7. 香花菜　*Mentha crispata Schrad.* ex Willd.（绿薄荷、青薄荷、皱叶留兰香）

识别特征与采制

为唇形科多年生芳香性草本。茎方形，多分枝，无毛。**叶对生，叶片草质，呈卵形或卵状披针形**，基部宽楔形至近圆形，**边缘具锐裂的锯齿，齿尖突出向前**，上面绿色，有明显的皱纹，叶脉在上面深凹入，下面明显凸起。轮伞花序密集成顶生的穗状花序，基部数轮有时疏离。小苞片线形，花萼钟形，具肋脉13，略呈二唇形，上唇3齿，中齿略短，下唇2齿，萼齿边缘略具纤毛，**花冠淡紫色，二唇形，上唇先端微凹，略具短毛**，下唇3裂，雄蕊4，花药紫色，后变褐色。小坚果卵形，黑色，具细小窝孔。花期7～9月。生于村边、路旁、溪畔等潮湿地。我国南方各地均有栽培。主产广东。夏、秋二季采收地上部分，鲜用或阴干。

性味功用

辛，微温。解表，和中，理气。用于感冒发热，咳嗽，虚劳咳嗽，伤风感冒，头痛，咽痛，神经性头痛，胃肠胀气，跌打瘀痛，目赤鼻衄，全身麻木及小儿疮疖。用量3～9克，鲜品15～30克，水煎服。民间尚作调味品食用。

香花菜

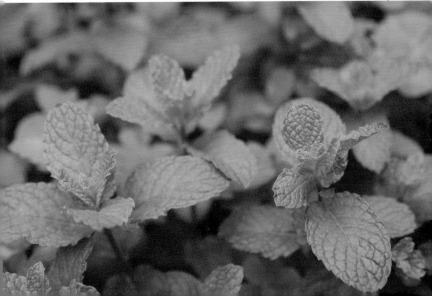

8. 粉葛 *Pueraria thomsonii* Benth.（甘葛藤、葛条根、葛藤根、白葛、过山藤）

👁 识别特征与采制

为蝶形花科缠绕藤本，小枝草质，全体被褐色短柔毛和倒生硬毛。根肥大。三出复叶，具长柄；托叶披针状长椭圆形，有毛；**小叶片菱状卵形至宽卵形，有时3裂，先端短渐尖，基部圆形，两面被糙伏毛。**总状花序腋生，总轴被黄色茸毛；花萼钟状，萼齿5，披针形，较萼筒长，被黄色长硬毛；**花冠蝶形，蓝紫色，**基部有内折的耳及硬痂附属体，翼瓣倒卵状长圆形，基部二侧具小耳，龙骨瓣镰状长圆形，基部近平截，雄蕊10枚。**荚果长椭圆形，扁平密被黄褐色长硬毛；**种子肾形或圆形。花期9月，果期11月。生于山野灌丛或疏林中，有栽培。云南、四川、西藏、江西、广西均有分布，主产广东和海南等地。秋、冬二季采挖，除去外皮，稍干，截段或再纵切两半或斜切成厚片，干燥。块根所提取的淀粉称"葛粉"，供食用。

✛ 性味功用

甘、辛，凉。解肌退热，生津止渴，透疹，升阳止泻，通经活络，解酒毒。用于外感发热头痛，项背强痛，口渴，消渴，麻疹不透，热痢。泄泻，眩晕头痛，中风偏瘫，胸痹心痛，酒毒伤中。用量10～15克，水煎服。

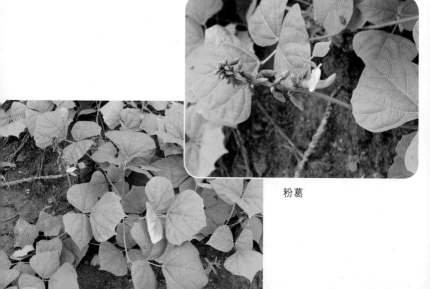

粉葛

9. 鸭脚木皮　*Schefflera octophylla*（Lour.）Harms（鸭脚皮、鹅掌柴、七叶莲）

👁 识别特征与采制

为五加科常绿乔木或大灌木，小枝、叶、花序、花萼幼时密被星状短柔毛，后渐脱落。**掌状复叶互生，小叶6～9片**，纸质至革质，椭圆形、长椭圆形或卵状椭圆形，先端急尖或短渐尖，基部宽楔形或近圆形，全缘，上面深绿，下面灰白色。**伞形花序聚生成大型圆锥花序顶生**；萼边缘有5～6个细齿；花瓣5，肉质，**花后反曲，白色，芳香**，雄蕊5；子房下位，花柱合生成粗短的柱状。浆果球形，熟时黑色，有棱。花期11～12月，果期12月至次年3月。生于低山地常绿阔叶林中向阳坡地。分布于西藏、云南、广东、广西、浙江、福建等省区，主产广东各地。全年可采剥树皮，除去杂质，润软，横切成丝，干燥。

✚ 性味功用

苦，微寒。发汗解表，祛风除湿，舒筋活络，消肿止痛。用于感冒发热，咽喉肿痛，风湿关节痛，跌打损伤，骨折。用量15～30克，水煎服。外用适量，酒炒敷或煎水洗。

鸭脚木皮

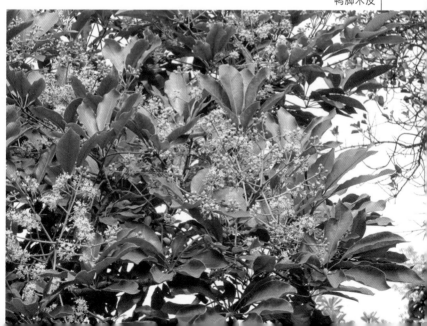

10. 辛夷　*Magnolia liliflora* Desr.（紫玉兰、迎春、木笔花）

识别特征与采制

为木兰科落叶灌木，小枝褐紫色或绿紫色。**叶片倒卵形或椭圆状倒卵形、先端骤狭成短尖或渐尖**，基部楔形，嫩叶面疏生短柔毛，毛旋即脱落，叶背沿中脉及侧脉有短柔毛，侧脉每边 8 ～ 10 条。花先期或与叶同时开放；**花蕾卵圆形，被淡黄色绢毛，瓶形，直立于粗壮、被毛的花梗上**，稍有香气；花被片 9 片，外轮 3 片萼片状，披针形，带绿色，早落；内两轮稍肉质，长圆状倒卵形，**外面紫色或紫红色，内面白色**；雄蕊紫红色，长 8 ～ 10 毫米，花药长约 7 毫米，侧向开裂，药隔伸出成短尖头；雌蕊群长约 1.5 厘米，淡紫色，无毛。聚合果深紫褐色，变褐色，圆柱形，长 7 ～ 10 厘米；成熟蓇葖近圆球形，顶端具短喙。花期 3 ～ 4 月，果期 8 ～ 9 月。分布在中国云南、福建、湖北、四川等地，生长于海拔 300 ～ 1 600 米的地区，一般生长在山坡林缘。冬末春初花未开放时采收花蕾，除去枝梗，阴干。

性味功用

辛，温。散风寒，通鼻窍。用于风寒头痛，鼻塞流涕，鼻渊。用量 3 ～ 10 克，包煎。外用适量。

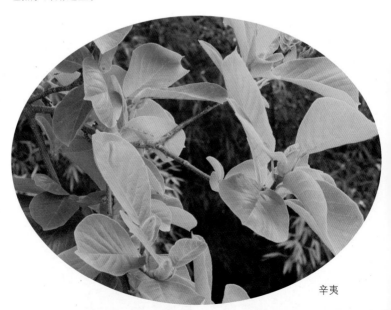

辛夷

11. 广玉兰 *Magnolia grandiflora* L.（荷花玉兰、洋玉兰）

👁 识别特征与采制

　　为木兰科常绿大乔木，树皮淡褐色或灰色，薄鳞片状；小枝、叶背、叶柄密被褐色短绒毛，幼树叶背无毛。叶互生，厚革质，椭圆形，长圆状椭圆形，先端钝或短钝尖，基部宽楔形，全缘，<u>叶面深绿色，有光泽</u>，侧脉每边 8～9 条。<u>花单生于小枝顶端，两性，白色，芳香</u>；花被片 6～12 片，厚肉质，倒卵形；雄蕊多数，分离，数轮排列，花丝扁平，紫色，花药内向，药隔伸出成短尖；雌蕊群椭圆形，密被长绒毛，心皮多数，螺旋状排列于一延长的花托上。聚合果圆柱形，密被褐色或淡灰黄色绒毛，蓇葖背面卵圆形，顶端具长喙；种子椭圆形或卵形，侧扁。花期 5～6 月，果期 10 月。原产美洲东南部，我国长江以南各地有栽培。夏季花含苞待放时摘取花，拣除杂质，晒干。

✚ 性味功用

　　辛，温。祛风散寒，宣通鼻窍。用于外感风寒所致鼻塞头痛，还可用于慢性鼻窦炎，过敏性鼻炎。用量 3～9 克，水煎服。

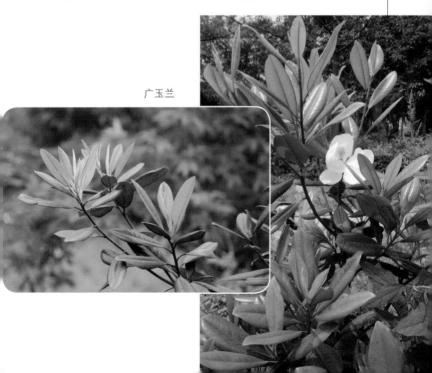

广玉兰

12. 桂枝 *Cinnamomum cassia* Presl（玉桂、肉桂枝、柳桂）

👁 识别特征与采制

为樟科乔木，树皮灰褐色，当年生枝条呈四棱形，黄褐色，密被灰黄色短绒毛。叶互生或近对生，革质，<u>叶片呈长椭圆形至近披针形，先端稍急尖，边缘软骨质，内卷</u>，上面绿色，有光泽，无毛，下面淡绿色，疏被黄色短绒毛，<u>离基三出脉</u>。圆锥花序腋生或近顶生，三级分枝，分枝末端为3花的聚伞花序；花白色，长约4.5毫米；<u>花被内外两面密被黄褐色短绒毛</u>，花被裂片状长圆形，近等大，先端钝或近锐尖；能育雄蕊9，花丝被柔毛，花药卵圆状长圆形，先端截平，退化雄蕊3，位于最内轮。子房卵球形，长约1.7毫米，无毛，花柱纤细，与子房等长，柱头小，不明显。<u>果椭圆形，成熟时黑紫色</u>，无毛；果托浅杯状，边缘截平或略具齿裂。花期6～8月，果期10～12月。分布于广东、广西、福建、台湾、云南等省区的热带及亚热带地区，现多为栽培，尤以广西栽培为多。春夏二季采收其嫩枝，除去叶，晒干，或切片晒干。

✜ 性味功用

辛、甘、温。发汗解肌，温通经脉，助阳化气，平冲降气。用于风寒感冒，脘腹冷痛，血寒经闭，关节痹痛，痰饮，水肿，心悸。用量3～10克，水煎服。

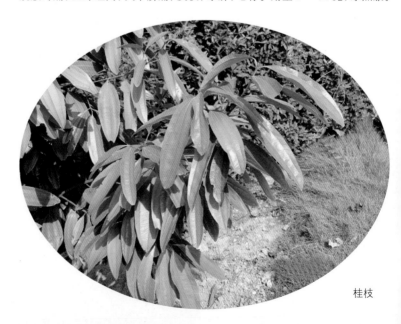

桂枝

13. 大叶桉 *Eucalyptus robusta* Smith（桉树、蚊仔树、大叶有加利）

识别特征与采制

为桃金娘科常绿大乔木，**树皮暗褐色，粗糙，有不规则斜裂状槽纹**，小枝淡红色。单叶互生，叶片厚革质，卵状披针形，两侧不等，两面均有腺点。伞形花序腋生或侧生，有花 4～10 朵，总花梗粗壮而扁平；花芽梨形，有喙；花白色，萼管半球形或倒圆锥形，**花瓣与萼片合生成一帽状体，先端收缩成喙**，雄蕊多数，花药丁字着生。**蒴果卵状壶形，长 1～1.5cm，上半部**略收缩，蒴口稍扩大，果瓣 3～4，深藏于萼管内。花期 4～9 月。生于阳光充足的平地、山坡、路旁。原产于澳大利亚，现广东、广西、海南、福建、湖南、云南、贵州等地均有栽培。全年均可采收。割取幼小枝叶，阴干。

性味功用

辛、苦，微寒。清热解毒，祛风止痒。用于多种流行感冒，发热头痛，周身骨痛，湿热泻痢，蜂窝织炎，脓肿、创伤感染、丹毒等多种化脓性细菌引起的疾病。用量 9～15 克，水煎服。外用适量，煎水洗患处。

大叶桉

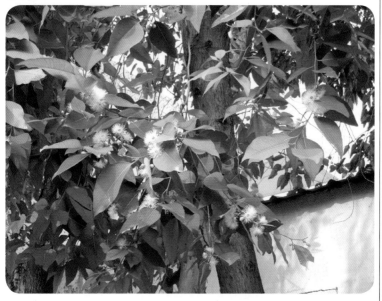

14. 金耳环 *Asarum insigne* Diels（土细辛、大叶细辛、大叶山茨菇）

👁 识别特征与采制

为马兜铃科多年生草本，<u>全株有浓烈的辛辣味</u>。根状茎匍匐，粗短，须根较多，肉质。叶生于根茎上，有长柄，膜质，对光透视可见许多小油点；<u>叶片长卵形、先端急尖或渐尖，基部深心形，两侧裂片耳形，向下渐尖</u>，两面无毛或下面疏生短柔毛。花单生于叶腋，紫色，花梗常弯曲，长达9厘米，<u>花被阔钟状</u>，喉部明显缢缩，花被裂片宽卵形至肾状卵形，顶端短尖，紫红色，基部中央有一隆起的大白斑；雄蕊6枚，花丝极短，雌花子房下位，花柱6枚，中部以下连合。蒴果长圆形，种子多数。花期3～4月，果期6～8月。生于阴湿林下。分布于广东、广西等地。春、夏季采收。挖取全草，洗净，晒干。

✣ 性味功用

辛，温；有小毒。祛风散寒，止咳平喘，行气止痛。用于风寒咳嗽气喘，脘腹寒痛，龋齿痛，外用治跌打损伤，毒蛇咬伤。用量3～6克，水煎服。外用适量鲜品，捣烂敷患处。

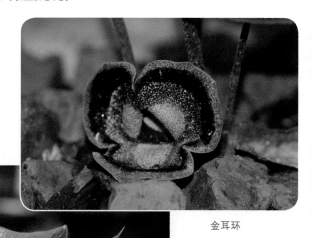

金耳环

15. 灰灰菜 *Chenopodium album* L.（小藜、野灰菜、灰蓼头）

👁 识别特征与采制

为藜科一年生粗壮草本，稍具粉末状小泡状物。茎直立，有棱，多分枝，枝条上升或开展。**叶草质**，变异极大，下部叶片菱状卵形至披针形，先端急尖或微钝，基部宽楔形，边缘常有不整齐的锯齿，**下面生粉粒，灰绿色**。花两性，多数花簇排成密集或间断、腋生或顶生的短穗状花序，此花序常在茎上部组成大型的圆锥花序；花被片5，宽卵形或椭圆形，具纵脊和膜质的边缘，先端钝或微凹；雄蕊5；柱头2。**胞果完全包于花被内或顶端稍露**，果皮薄，与种子紧贴；种子横生，双凸镜形，直径1.2～1.5毫米，光亮，表面有不明显的沟纹及点注。生于低海拔的田间、地边、路旁、荒地。全国各地均有分布。4～5月采集幼苗或嫩茎叶，鲜用，或是凉干储藏备用。

✚ 性味功用

甘，平。清热利湿，透疹，降压明目，止血止泻，杀虫止痒。可用于治疗痢疾、湿疹瘙痒、头疮疥癣、毒虫咬伤等症。用量30～50克，水煎服，外用适量，煎水外洗。幼苗嫩茎尚可作蔬菜食用。

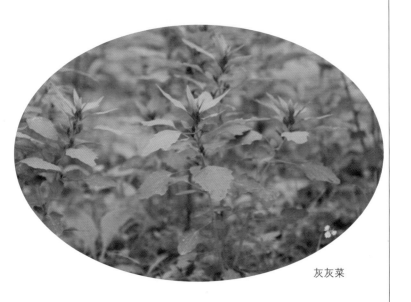

灰灰菜

16. 磨盘草 *Abutilon indicum* (L.) Sweet（牛牯仔麻、耳响草）

识别特征与采制

为锦葵科一年生或多年生亚灌木，全部皆被灰白色短柔毛。叶互生，卵形至阔卵形，顶端急尖或渐尖，基部心形，叶缘具粗锯齿或呈波状。花单朵生于茎顶或叶腋；花梗细长，长 4～5 厘米，近顶部具关节；花萼盘状，直径约 1 厘米，外面密被短星状毛，内面密生长柔毛，裂片阔三角形；花冠黄色，5 片，倒卵形，长于萼片 2 倍以上；雄蕊多数，合生呈筒状；心皮 15～20，环绕中轴而生，每枚具胚珠 3 枚。果实为扁球形，似磨盘，直径约 2 厘米，顶端截平，黑色，分果爿 15～20，先端截形，具短芒，被星状长硬毛；种子肾形，被星状疏柔毛。花期 6～12 月。生于旷野荒地或路旁。我国长江以南各省区均有分布，主产于广东、广西、贵州、云南、福建、台湾等地。夏秋结果时采收。挖取全草，除去泥沙，扎成小把，晒干。

性味功用

甘，微寒。疏风清热，活血通窍。用于感冒发热不退，小便刺痛或浑浊，耳鸣耳聋。用量 15～30 克，水煎服。

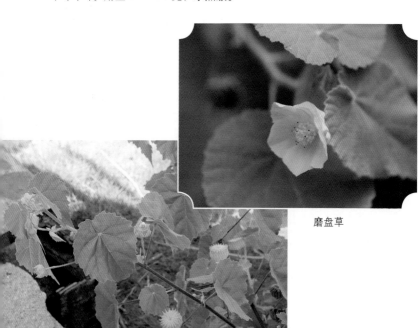

磨盘草

17. 朴树皮 *Celtis sinensis* Pers. （土香薷、野香薷、野紫苏）

识别特征与采制

为榆科落叶乔木，高达 20 米；树皮灰色，光滑不开裂，枝条平展。幼枝密被短柔毛。叶纸质，阔卵形或圆形，顶端短渐尖，基部圆而偏斜，边缘常在中上部有锯齿；自中脉发出的离基侧脉 3～5 对，不直达叶缘，叶面无毛，叶脉沿背疏生短柔毛。花杂性同株；雄花簇生于当年生枝下部叶腋排成聚伞花序；雌花单生于枝上部叶腋，1～3 朵聚生，萼片 4，雄蕊 4，与萼片对生。核果近球形，单生或两个并生，成熟时红褐色，果核表面有网纹。花期 2～3 月，果熟期 9～10 月。生于低山疏林林缘、平原及村落空地。分布山东、河南、江苏、安徽、浙江、福建、江西、湖南、湖北、四川、贵州、广西、广东、台湾。主产广东、广西。全年均可采收。割取幼小枝叶，阴干。

性味功用

辛、苦，平。祛风透疹，消食化滞。主治麻疹透发不畅，消化不良。用量 15～30 克，水煎服。

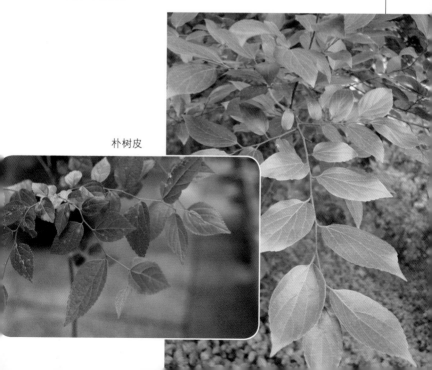

朴树皮

18. 白千层叶 *Melaleuca leucadendra* L.（玉树）

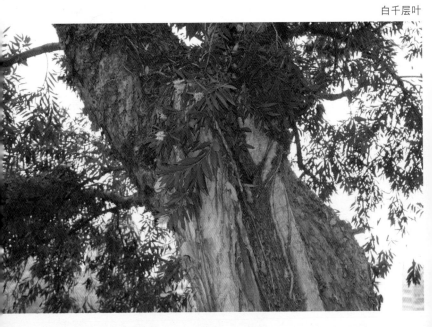

识别特征与采制

为桃金娘科常绿乔木，高约18米。**树皮灰白色，厚而疏松，呈薄片状层层剥落**。单叶互生，有时对生，近革质，狭椭圆形或披针形，长5～10厘米，宽1～1.5厘米，两端渐尖，全缘；有纵脉3～7条，多油腺点，揉碎香气浓郁。穗状花序顶生，中轴具毛，于花后继续生长成一有叶的新枝，**花密集于枝顶，乳白色**，无梗；萼管卵形，裂片5，圆形，外面被毛；花瓣5，阔卵圆形，先端圆，脱落；**雄蕊多数**，基部合生成5束与花瓣对生；雌蕊1，子房下位，顶端隆起，被毛，3室。**蒴果顶部3裂，杯状或半球状**，直径约3毫米，顶部截形，成熟时裂开成3果瓣。花期每年多次。生于较干燥的沙地上，多为栽培。分布于福建、台湾、广东、广西等地。主产广东、海南。全年均可采收。割取幼小枝叶，阴干。

性味功用

辛，凉。祛风解表，利湿止痒。主治感冒，风湿骨痛，腹痛泄泻，风疹，湿疹。用量6～10克，水煎服；或外用，煎水洗。

白千层叶

19. 丁癸草 *Zornia diphylla* auct.non（L.）Pers.（丁贵草、人字草、乌蝇翼草）

👁 **识别特征与采制**

为蝶形花科一年生或多年生矮小草本，茎纤细而坚韧，由基部分枝，披散或直立。叶互生，由2片小叶组成，对生于叶柄的顶端，小叶片卵状长椭圆形、倒卵形或披针形，顶端急尖而有小凸尖，基部偏斜，两面均无毛，叶背有褐色或黑色的腺点。总状花序有花2～10朵，花小，黄色，为一对卵形的苞片所藏，此苞片长约6毫米；萼二唇形，有5裂；旗瓣斜卵形或长椭圆形，龙骨瓣内弯；雄蕊10枚，合成1组。荚果扁平，通常有2～6个荚节，荚节近圆形，有小针状刺。花期4～7月，果期7～9月。喜生于田边、沼泽旁及水沟边等水湿地带。分布于广东、广西、海南、浙江、福建、江西、四川、云南等省区。夏、秋季采收。将全草拔起，除去泥沙，晒干或鲜用。

✜ **性味功用**

甘、淡、寒。清热解表，凉血解毒，清肝明目。用于风热感冒，咽喉肿痛，目赤肿痛，乳痈，小儿疳积热烦躁。外用治跌打损伤，热毒疮疖，毒蛇咬伤。用量15～30克（鲜品加倍），水煎服。外用适量，研细粉以蜜糖调敷患处。

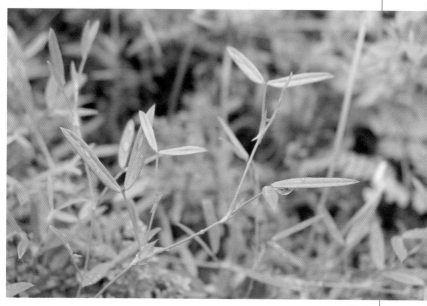

20. 山黄皮　*Clausena excavate* Burm. f.（假黄皮、半边枫、臭黄皮、山鸡皮）

👁 识别特征与采制

为芸香科灌木至小乔木，<u>小枝、叶轴均密被向上弯钩的短毛且散生微凸起的油点，有刺激气味</u>。奇数羽状复叶互生，有小叶 21 ~ 27 片，小叶镰刀状弯斜，生于叶轴基部的最小，阔卵形，越向顶端的越大，阔披针形或斜长方形，两侧明显不对称。<u>聚伞圆锥花序顶生；花白色</u>，花蕾圆形，萼片及花瓣均 4 片，很少同时有 5 片，萼片甚小，雄蕊 8 枚，花丝中部曲膝状，花柱比子房短。<u>浆果椭圆形、卵形或近圆球形，初熟时暗黄色，其后变朱红色</u>，通常有 1 粒种子。花期 3 ~ 4 月，果期 7 ~ 9 月。生于低海拔丘陵坡地灌丛或疏林中，石灰岩山地也有生长。分布于台湾、福建、广东、广西、云南等省区。夏、秋季采集根或叶，鲜用或切段晒干备用。

✚ 性味功用

苦、微辛，温。疏风散寒，行气止痛，除湿消肿。主治感冒发热，疟疾，胃痛，水肿，风湿性关节炎。外用治骨折，扭挫伤，湿疹。用量 6 ~ 12 克，水煎服。外用鲜叶适量，捣烂外敷或水煎外洗。

山黄皮

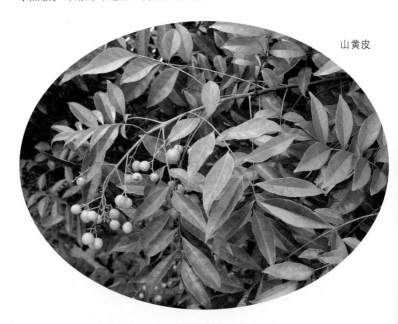

21. 芫荽　*Coriandrum sativum* L.（芫茜、香菜、胡荽）

👁 识别特征与采制

　　为伞形科一年生草本，<u>全株无毛，有强烈香气</u>。根纺锤形，细长，生有许多须根。茎圆柱形，直立，多分枝，具直线纹。<u>叶互生，膜质，多回羽状深裂或多回三裂</u>，基生叶和茎下部叶阔卵形或楔形而深裂，上部叶羽状细裂，具狭线形的裂片；叶柄基部鞘状。<u>花白色或紫红色，组成顶生或与叶对生的复伞形花序</u>，花瓣 5 枚，倒卵形，雄蕊 5 枚，花药卵形；雌蕊 1 枚，子房下位。双悬果近球形，直径约 1.5 毫米，心皮腹面稍凹陷。花期 3 月。生于疏松、肥沃、湿润的沙质土壤。全国各地均有种植。多在植株生长茂盛时采收。拔取全株，洗净，晒干。

✴ 性味功用

　　辛，微温。解表透疹，祛风解毒，健胃消食。用于麻疹初起透发不快。用量 6～9 克，鲜品 15～30 克，水煎服或用适量鲜品捣烂取汁服。外用适量煎水熏洗躯干手足（勿熏疹面），或用鲜品 30～60 克捣烂搓前胸和后背。嫩叶常作蔬菜和调味香料。

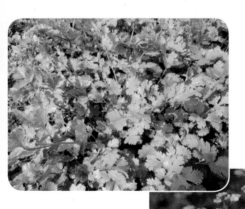

芫荽

22. 野芫荽 *Eryngium foetidum* L. (刺芫荽、假芫荽、刺芹、节节花、香信)

👁 识别特征与采制

为伞形科多年生草本，**有特殊香气**。茎直立，无毛。**基生叶革质，呈莲座状**，披针形或倒披针形，基部渐狭，具阔而扁平的叶柄，边缘有刺状齿。花葶直立，粗壮，中部以上二歧分枝，具疏生尖齿的茎生叶。头状花序卵形或长圆形，**多个头状花序排列于二歧分枝上而组成聚伞花序**。花小，多而密集，花瓣白色或淡绿色。果极小，球形或卵形，表面有小瘤状凸起。花期 4 月。通常生于低海拔的林下、路旁、沟边等湿润处。原产于美洲热带地区，现分布于广东、广西、云南、贵州等省区。全年均可采收。拔取全草，抖净泥沙，晒干。

✚ 性味功用

辛、微苦，温。疏风解表，芳香健胃。用于麻疹初期透发不畅，外感风寒咳嗽，食滞脘胀纳差。另可用于急性肠炎，消化不良，传染性肝炎。外用治跌打肿痛。用量 9 ~ 15 克，水煎服。外用适量，煎水熏洗或取鲜品捣烂敷患处。

野芫荽

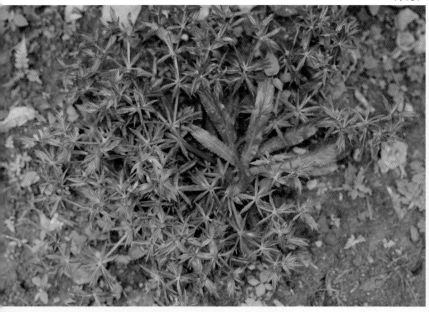

23. 华山矾 *Symplocos chinensis* (Lour.) Druce（地黄木）

👁 识别特征与采制

为山矾科落叶灌木，高可达 2 米，小枝被密毛。叶互生，近革质，椭圆形或倒卵状椭圆形，尖端短尖，基部钝或浑圆，叶面有短柔毛，中脉在叶面凹下，**侧脉每边 4 ～ 7 条，在离叶缘 1 ～ 2 毫米处分叉网结**。圆锥花序顶生或腋生，花萼 5 裂，裂片卵形，长于萼筒，**花冠白色**，5 深裂几达基部，雄蕊约 50 枚，花丝基部连成五体雄蕊，子房顶端圆锥状凸起，无毛。**核果卵形，被紧贴的柔毛，熟时蓝色**，顶端宿萼裂片向内伏。花期 4 ～ 5 月，果期 8 ～ 9 月。生于海拔 1000 米以下的丘陵、山坡、杂木林中。分布于安徽、江苏、浙江、江西、福建、广东、广西等省区。夏季叶片茂盛时采收。摘取叶片，晒干。

⚡ 性味功用

甘、微苦，微寒。清热解表，解毒消肿，止血生肌。用于外感风热表证，热病心烦口渴，湿热泄泻，痢疾等。外用治创伤出血，烧伤，眼睑缘炎，疮疡肿毒。用量 15 ～ 30 克，水煎服。外用适量，研粉撒布，或煎水浸洗，或取鲜品捣烂敷患处。

华山矾

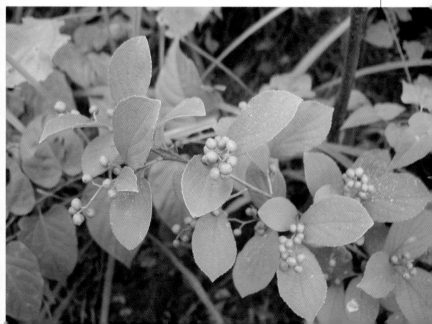

24. 茉莉叶 *Jasminum sambac* (L.) Ait.（茉莉、木梨花）

识别特征与采制

为木犀科直立或攀援状灌木。单叶对生，薄纸质，卵形至阔卵形、椭圆形，有时呈倒卵形，先端急尖、钝或骤尖，基部阔楔形、近圆形，全缘，两面无毛或被疏长柔毛，下面脉腋间常具有簇毛，中脉和侧脉在上面凹入，下面突起，侧脉 5 ~ 6 对，小脉网状，两面明显，**叶柄被短柔毛，中部具关节。**聚伞花序顶生，通常有花 3 朵，有时多达 5 朵或 1 朵，花梗粗壮，**花极芳香，常重瓣；花冠白色，**裂片长圆形或近圆形，先端钝圆。果球形，成熟时紫黑色。花期 4 ~ 8 月，果期 7 ~ 9 月。多生于肥沃、疏松的沙质土壤上。我国南方和世界各地广为栽培。夏、秋季采收叶，晒干。

性味功用

辛，凉。清热解表。治外感发热，腹胀腹泻。用量 3 ~ 5 克，水煎服。茉莉花也可入药。甘、辛，温，具有疏肝解郁，行气止痛之功效。此外，茉莉花还可用于提制香精，供化妆品及香料用。

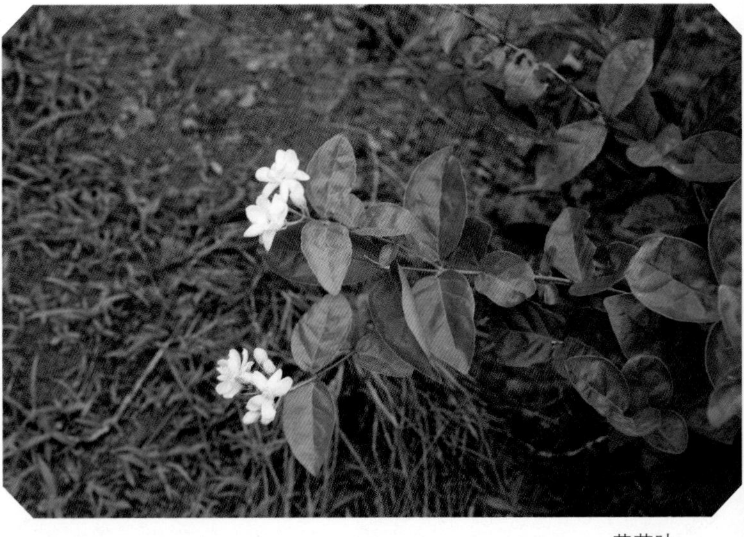

茉莉叶

25. 鹅不食草　*Centipeda minima* (L.) A. Br. et Aschers.（球菊、石胡荽、地胡椒）

🔍 识别特征与采制

　　为菊科一年生匍匐小草本，茎多分枝，有细沟纹，被疏粗毛或无毛。叶互生，倒卵形或倒卵状长圆形，顶端钝，**边缘有不明显的粗锯齿**，**基部渐狭**，中脉在叶面明显，背面略凸起，侧面 2～3 对，细弱，网脉不明显，无柄或有短柄。**头状花序多数**，**扁球形**，**单生于叶腋**；总苞钟形，总苞片 2 层，椭圆状披针形，绿色，边缘膜质，缘花雌性，淡黄绿色，能结实，花冠细管状，顶端 2～3 微裂，盘花两性，淡紫红色，花冠顶端 4 裂。瘦果圆柱形，无冠毛。花期 3～6 月，果期 9～11 月。多生于旷野沙地上。分布于广东、广西、福建、云南、台湾、香港等地。夏、秋二季花开时采挖全草，洗去泥沙，晒干。

❖ 性味功用

　　辛，温。发散风寒，通鼻窍，止咳。用于风寒头痛，咳嗽痰多，鼻塞不通，鼻渊流涕。用量 6～9 克，水煎服，外用适量鲜品榨汁滴鼻或捣烂塞鼻。

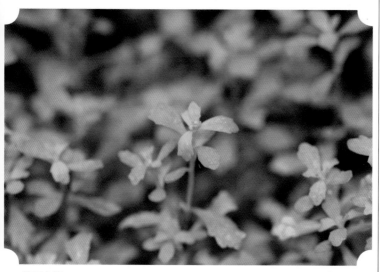

鹅不食草

26. 冰糖草 *Scoparia dulcis* L. （野甘草）

识别特征与采制

为玄参科一年生或多年生直立、多分枝草本，<u>茎有纵棱或狭翅，全株无毛</u>。叶对生或3叶轮生，具短柄或上部叶近无柄，叶片纸质，菱状卵形或披针形，顶端钝或近短尖，基部渐狭成一短柄，中部以上边缘有锯齿，两面或下面多少有腺点。<u>花白色，具丝状长梗，1朵或5朵腋生</u>，萼片4枚，卵形或卵状长圆形，钝头，花冠辐状，有短管，喉部密生白毛，裂片4片，长圆形或近卵形，边缘常啮蚀状，雄蕊4，近等长，外伸。<u>蒴果卵形至球形</u>，长2～3毫米，室间开裂成2果瓣，果瓣与中轴分离，边内卷，种子表面常呈蜂巢状。花期4～8月，果期5～10月。常生于村边，荒野，路旁及疏林湿地。原产于美洲热带地区，现全球热带地区广为分布。主产于广东、广西、云南等省区。全年可采收。拔取全草，洗净，晒干。

性味功用

甘，微寒。清热解毒，利水消肿，祛风止痒。用于外感风热，肺热咳嗽，湿热泻痢，咽喉肿痛，脚气浮肿，小便不利，麻疹初期透发不畅。外用治湿疹，热痱，丹毒。用量干品15～30克，鲜品60～120克，水煎服。外用适量鲜品捣烂取汁搽患处。

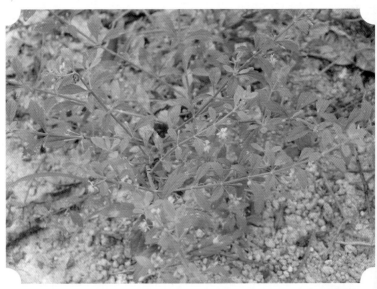

冰糖草

27. 紫苏叶　*Perilla frutescens*（L.）Britt.（苏叶）

◎ 识别特征与采制

　　为唇形科一年生直立草本，高可达1米。**茎绿色或紫色**，钝四棱形，具四槽，密被长柔毛。叶对生，膜质或草质，阔卵形或近圆形，顶端短尖或骤尖，基部阔楔形至圆形，边缘有粗锯齿，**两面绿色或紫色，或仅下面紫色，上面被疏柔毛。轮伞花序组成通常长5～15厘米，密被长柔毛，偏向一侧的顶生及腋生总状花序**，花冠白色或紫红色，喉部斜钟形，冠檐上唇微缺，下唇3裂，中裂片与上唇相近似，雄蕊几不伸出，前对稍长。小坚果近球形，灰褐色，具网纹。花期8～11月，果期8～12月。生于村边、路旁荒地上。我国南北各省区均有栽培。夏季枝叶茂盛时采收，除去杂质，晒干。

✂ 性味功用

　　辛，温。解表散寒，行气和胃。用于风寒感冒，咳嗽呕恶，妊娠呕吐，鱼蟹中毒。外用治乳痈肿痛，跌打损伤，寻常疣。用量5～10克，水煎服。外用适量鲜品捣烂敷患处；或取洗净之叶摩擦疣部。紫苏叶尚可用作调料食用。

紫苏叶

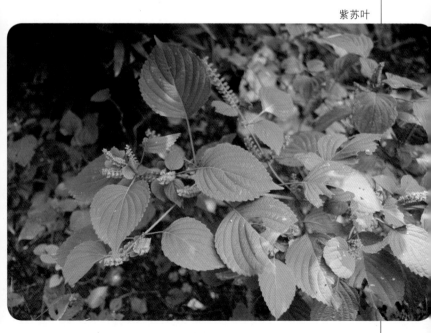

28. 薄荷 *Mentha haplocalyx* Briq.（南薄荷、薄荷叶）

👁 识别特征与采制

为唇形科多年生草本，茎直立，下部数节常生须根及水平伸展的根状茎，锐四棱形，具四槽，上部被倒生微柔毛。叶对生，薄纸质，叶片长圆状披针形或椭圆形，顶端锐尖，基部楔形至近圆形，边缘有锯齿，通常在两面脉上均密生微柔毛。搓揉叶片具有显著清凉气味。轮伞花序腋生，轮廓球形，花梗纤细，花萼狭钟形，外面被柔毛及腺点，花冠淡紫色，外面被微柔毛，冠檐4裂，后裂片顶端2裂，较大，其余3裂片近等大，长圆形，顶端钝。小坚果卵球形，黄褐色，具小窝点。花期7～9月，果期10月。多生于田边、沟旁等潮湿地。我国南北各省区均有栽培。夏、秋季茎叶茂盛或花开至三轮时，选晴天，分次采割，晒干或阴干。

✚ 性味功用

辛，凉。疏散风热，清利头目，利咽，透疹，疏肝行气。用于风热感冒，风温初起，头痛，目赤，喉痹，口疮，风疹，麻疹，胸胁胀闷。用量3～6克，水煎服，宜后下。全草含薄荷油，主要成分为薄荷脑，是制药和食品工业的重要原料。

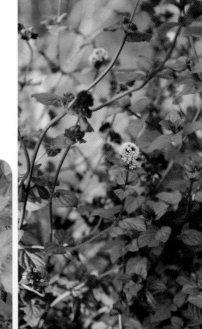

薄荷

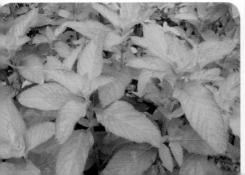

29. 五指柑 *Vitex negundo* L.（牡荆子、牡荆根、黄荆叶、布惊叶）

👁 识别特征与采制

　　为马鞭草科灌木或小乔木，高可达 5 米，小枝灰白色，密被细胞柔毛，**枝叶有香气。掌状复叶对生，小叶 5 片**，很少 3 小叶，小叶纸质，狭椭圆形或披针形，顶端渐尖，基部狭楔尖或渐狭，全缘或有时具粗锯齿，上面淡绿色，无毛或微被毛，下面灰白色，密被短绒毛。聚伞花序再排成圆锥花序式，顶生，花萼钟状，先端 5 裂，**花冠淡紫色，外面密被微柔毛**，顶端 5 裂，二唇形，上唇 2 裂，下唇 3 裂，中间裂片较大，雄蕊 4 枚，2 长 2 短。核果近圆球形，褐色，基部有宿萼。花期 4～6 月，果期 7～10 月。常生于山坡、路旁、平原和村寨边空地。分布长江流域及其以南各省区。主产于广东、广西、云南各地。夏、秋季当枝叶茂盛时采收。割取带嫩枝叶片，趁鲜时斩成短段，晒干。

✚ 性味功用

　　苦、辛，微寒。疏散风热，化湿消滞。用于感冒风热表证，肠胃湿滞所致的吐泻腹痛，湿热痢疾。外用治皮炎，足癣，湿疹，疮肿。用量 9～15 克，水煎服；或用鲜品 30～60 克，捣烂榨汁饮。外用适量，煎水洗，或取鲜品捣烂敷患处。

五指柑

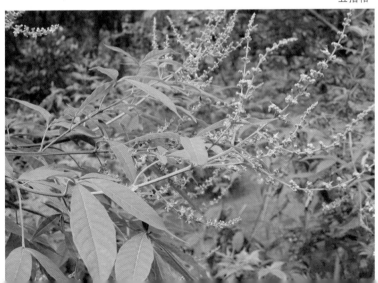

30. 风轮菜 *Clinopodium chinense*(Benth.)O. Ktze.(断血流、熊胆草、苦刀草)

识别特征与采制

为唇形科多年生草本，茎基部匍匐生根，上部上升，多分枝，高可达1米，四棱形，具细条纹，密被短柔毛及腺毛。叶坚纸质、卵圆形、顶端短尖或钝，基部圆或阔楔形，边缘具圆齿状锯齿，上面密被贴伏短硬毛，下面灰白色，被疏柔毛，脉上毛很密，侧脉5～7对，网脉在下面清晰。轮伞花序密集多花半球状，下部的直径最大，可达3厘米，上部的直径渐小，彼此远隔，花萼狭管状，常呈紫红色，被长柔毛，13脉，檐部二唇形，下唇2齿较上唇长，具刺尖，花冠紫红色，冠筒向上渐扩大，至喉部宽近2毫米，冠檐上唇直立，顶端微缺，下唇中裂片稍大，雄蕊4枚，前对内藏或微露出。小坚果倒卵形，棕褐色。花期5～8月，果期8～10月。生于林缘、灌丛、草地及沟边等地。分布于广东、广西、湖北、湖南、山东、江苏、江西等省区。主产广东。夏、秋季采收。拔取全草，去除泥沙，晒干。

性味功用

甘、辛，微寒。疏散风热，清热解毒。用于感冒风热表证，中暑头痛，湿热泻痢，目赤肿痛，还有用于治疗急性胆囊炎，急性传染性肝炎。外用治乳痈，疔疮肿毒，皮炎，湿疹。用量9～15克，水煎服。外用适量煎水洗或取鲜品捣烂敷患处。

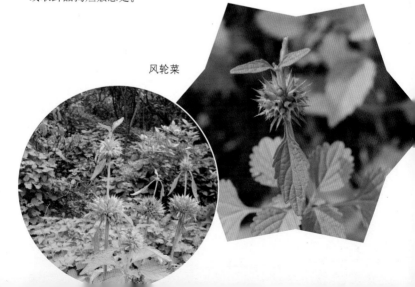

风轮菜

31. 防风草 *Epimeredi indica* (Linn.) Rothm.（广防风、落马衣、土防风）

👁 识别特征与采制

为唇形科直立粗壮草本，多分枝，密被白色伏贴短柔毛。叶对生，草质，阔卵圆形，顶端短尖或短渐尖，基部阔楔形至近截平，<u>边缘有不规则的齿状突起，上面被短伏毛，下面被白色绒毛，叶柄较长</u>。轮伞花序排成稠密或间断的顶生长穗状花序，花萼钟形，外面被长硬毛，其间混生腺毛和黄色小腺，有 10 条纵脉，纵脉间有横脉网结，<u>花冠淡紫色，外面无毛</u>，里面在冠筒中部有倾斜毛环，冠管向上渐变阔大，檐部二唇形，上唇直立，长圆形，下唇较阔大，伸展，3 裂，中间的裂片倒心形，雄蕊 4 枚，近等长，伸出，前对具 2 药室，后对具 1 药室，雌蕊的柱头 2 裂。小坚果圆球形，黑色。花期 8～9 月，果期 9～11 月。常生于村边、路旁、荒地或林缘。分布于广东、广西、浙江、江西、湖南、福建等省区。夏、秋季采收。割取地上部分，晒干。

✚ 性味功用

辛、苦，温。散表邪，祛风湿，解疮毒。用于感冒发热，风湿骨痛。外用治湿疹，疮疡痈肿。用量 9～15 克，水煎服。外用适量，鲜品捣烂敷患处。

防风草

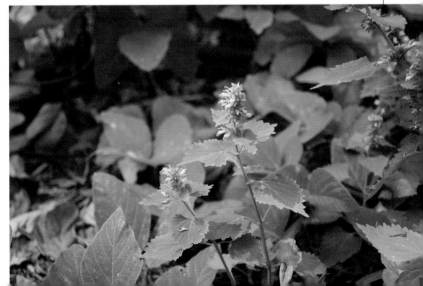

32. 姜花 *Hedychium coronarium* Koen.（路边姜、土羌活、蝴蝶花）

👁 识别特征与采制

为姜科多年生直立草本，高 1～2 米，**具粗壮根茎**。叶 2 列，无柄，叶片长圆状披针形或披针形，顶端渐尖，全缘，下面被短柔毛；叶舌薄膜质，长 2～3 厘米。**穗状花序顶生**，长 10～20 厘米，苞片呈覆瓦状排列，卵圆形，每一苞片内有花 2～3 朵，**花芬芳，白色**，萼管顶端一侧开裂，花冠管纤细，列片 3 枚，披针形，长 5 厘米，后方的 1 枚兜状，顶端具小尖头，侧生退化雄蕊花瓣状，长圆状披针形，唇瓣倒心形，长、宽约 6 厘米，基部浅黄色，顶端 2 裂，发育雄蕊 1，子房被绢毛。蒴果球形，室背开裂，种子多数，具假种皮。花期 8～12 月。生于山沟、林间阴湿处。在我国南部至西南部各省区大多有栽培。主产于广东。秋、冬季采收。挖取根茎，除去须根，洗净，晒干。

✜ 性味功用

辛，温。解表发汗，祛风散寒，消肿止痛。用于外感风寒头痛，风湿骨痛，跌打损伤。用量 9～15 克，水煎服。姜花的果实亦供药用。该品味辛，性温，具有温中散寒，健胃消滞的功能，用于治疗胃脘胀满，消化不良，寒滞作呕，胃腹微痛。姜花尚可供观赏，亦可浸提姜花浸膏，用于调合香精。

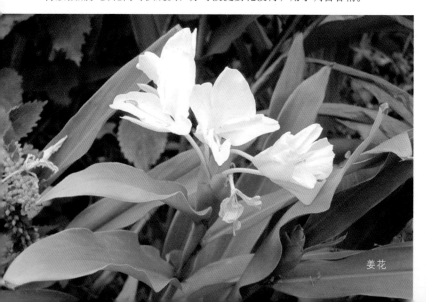

姜花

33. 大浮萍　*Pistia stratiotes* L.（水浮莲、大藻）

识别特征与采制

　　为天南星科浮水草本。具匍匐茎，根长而悬垂，极多分枝，无茎。叶莲座状排列，倒卵状楔形至长圆形，顶端截平或浑圆，基部厚，两面密被短柔毛，叶脉扇状伸展，背面明显隆起成皱折状。佛焰苞叶状，白色，生于叶腋内，长 0.5～1.2 厘米，肉穗花序短于佛焰苞，花序下部呈管状，上部张开，花单性，无花被，雄花 2～8 朵生于肉穗花序上部，有雄蕊 2 枚，雌花单生于下部，子房 1 室。浆果卵圆形，有种子多粒。花期 5～11 月。生于水流较缓慢的河涌、池塘、沟渠水面。分布于广东、广西、海南、江苏、浙江、安徽、山东、福建、台湾等地。野生或栽培。夏季叶茂盛时采收。捞取全株，除去须根，晒干。

性味功用

　　辛，寒。发汗解表，利水消肿。用于感冒风热头痛，风热瘾疹，丹毒，湿疹，热证水肿，小便不利。外用治跌打损伤，无名肿毒。用量 9～15 克，水煎服。外用适量，煎水熏洗或鲜品捣烂敷患处。

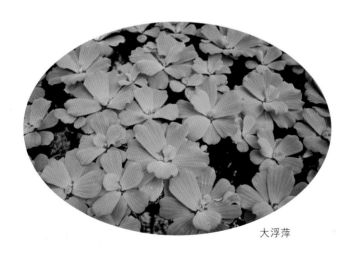

大浮萍

二、清热药

1. 一点红　*Emilia sonchifolia*（L.）DC.（叶下红、叶背红、红花草、羊蹄草）

👁 识别特征与采制

为菊科一年生直立草本。根状茎短而肥厚，稍呈块状，节处有明显环纹，断面红色，有短而弯曲的须状根多条。无茎。**基生叶1～2，具长柄、肉质**，膜质托叶卵状披针形，叶片近菱形或斜卵圆形，先端尖，基部斜心形，两侧不对称，上部3～7浅裂，裂片三角形，边缘有突尖细锯齿，上面疏生短刺毛，**下面稍带红紫色**，可见网状细脉。头状花序具长总花梗，有花5～6朵，排列成疏松的伞房花序式，总苞片1层与花冠等长，小花全部为管状花，两性，能结实，**花冠紫红色，长管状**，顶端5裂，雄蕊5枚，花药顶部有一腺状尖头，雌蕊1枚，柱头分叉，稍伸出花药之上。瘦果细圆柱状，有5纵肋，冠毛白色，柔软。几全年开花。生于田边、路旁或草丛中。分布于我国长江流域以南各省区。广东、广西等省主产。夏秋季采收，拔取全草，除去泥土及杂质，晒干。

✚ 性味功用

苦，凉。清热凉血，解毒利水。用于湿热泄泻，痢疾，血热吐血，便血，水肿腹胀，咽喉肿痛，肝热目赤。外用治跌打肿痛，疔疮肿毒，皮肤湿疹。用量15～30克，水煎服。外用适量鲜品捣烂敷患处。

一点红

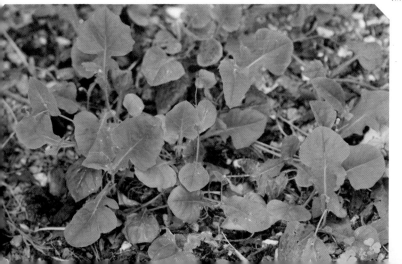

2. 九节茶　*Sarcandra glabra*（Thumb.）Nakai（肿节风、草珊瑚、驳骨茶）

👁 识别特征与采制

为金粟兰科植物常绿半灌木。茎和分枝的节部明显膨大，节间有明显的纵沟和脊。单叶对生，革质，椭圆形、卵形至卵状披针形，顶端渐尖，基部楔形，边缘具锐利的粗锯齿，齿尖有一腺体，两面无毛，叶柄基部合生成鞘状。穗状花序 1～3 个聚生茎顶，苞片三角形，花黄绿色，雄蕊 1，花药 2 室，棒状至圆柱形，雌蕊 1，子房球形或卵形，无花柱，柱头近头状。核果球形，熟时亮红色。花期 6～7 月，果期 9～11 月。常生于山坡、山谷、溪涧边或林下阴湿处。分布我国东南至西南部各省区。夏、秋二季采收。拔取全株，除去杂质，洗净，润透，切段，晒干。

◆ 性味功用

苦、辛，微寒。清热凉血，活血消斑，祛风通络。用于感冒高热，肺热喘咳，肠痈，产后瘀阻腹痛。外用治跌打损伤，骨折，风湿痹痛，痈疮肿毒。用量15～30 克，水煎服。外用鲜品适量，捣烂敷或煎水熏洗患处。

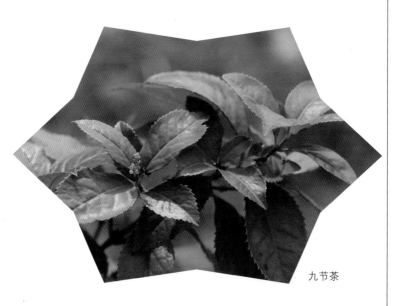

九节茶

3. 了哥王 *Wikstroemia indica*（L.）C. A. May（地棉皮、南岭荛花、九信草）

识别特征与采制

为瑞香科半常绿小灌木。根皮和茎皮富含绵状纤维，不易折断，**茎幼枝红褐色，全株无毛**。单叶对生，近无柄，**叶片倒卵形至长椭圆形**，顶端钝或短尖，基部楔形，全缘，侧脉多数，极纤细。**花黄绿色，数朵簇生于枝顶**，排成聚伞状伞形花序或呈近无柄的头状花序，花萼管状，顶端4裂，被疏柔毛或无毛，花瓣缺，雄蕊8，成上下两轮着生花被管内，花丝短，花药椭圆形，子房顶部被毛。核果卵形或椭圆形，成熟时鲜红色。花期3～4月，果期8～9月。生于山坡、丘陵、旷野、路旁的灌木丛中。分布于广东、海南、广西、福建、四川、云南等省。全年均可采收。挖取根部，洗净，晒干，或趁鲜剥取根皮，晒干。

性味功用

苦，寒；有毒。清热解毒，散结止痛，利水消肿。用于咽喉肿痛，肺热咳嗽，疖腮，瘰疬，风湿痹痛，疮疖肿毒，水肿腹胀。外用治跌打损伤，皮肤炎症。用量9～15克，水煎服。外用适量，煎水洗。值得注意的是汤剂需久煎至少3～4小时后使用。茎皮纤维尚可制纸和人造棉。

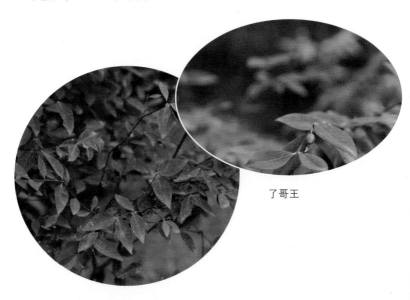

了哥王

4. 三丫苦 *Evodia lepta*（Spreng.）Meer.（三桠苦、三枝枪、密茱萸、白芸香）

👁 识别特征与采制

为芸香科落叶灌木或小乔木，高可达 8 米。树皮灰色，幼枝节间呈压扁状，全株味苦。<u>叶具 3 小叶，对生</u>，小叶片椭圆形或椭圆状披针形，顶端渐尖或急尖，基部楔形而下延，叶全缘或有不规则浅波状，纸质，有腺点。聚伞花序排成伞房状圆锥花序，腋生，花轴及花柄初时被短柔毛，花后毛渐脱落，<u>花单性，黄白色，略芳香</u>，花萼 4 枚，阔卵形至长圆形，有腺点，雄花雄蕊 4 枚，雌花的退化雄蕊 4 枚，子房上位，密被毛。蓇葖果常 2～3 个聚生，顶端无喙，<u>外果皮暗黄褐色至红褐色，具半透明的腺点</u>，种子卵状球形，蓝黑色有光泽。花期 4～5 月，果期 8～9 月。多见于低海拔丘陵山地阴湿处。分布于福建、台湾、广西、广东、云南等省区。全年均可采收，采集嫩枝叶阴干，或挖取根部，除去杂质，晒干。

✦ 性味功用

苦，寒。清热解毒，行气止痛，燥湿止痒。用于高热不退，咽喉肿痛，热毒疮肿，风湿痹痛，湿火骨痛，毒蛇咬伤，跌打肿痛。外用治疗湿热疮疹，皮肤瘙痒，痔疮。用量 15～30 克，水煎服，或研粉入丸、散剂。外用鲜叶捣烂敷或煎水洗患处。

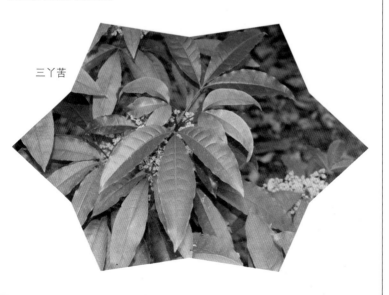

三丫苦

5. 千里光 *Senecio scandens* Buch. ~ Ham（千里及、千里急、九里光、九里明）

👁 识别特征与采制

为菊科植物多年生攀援状亚灌木。茎圆柱形，略具棱线，基部木质化。叶互生，呈卵状披针形，顶端渐尖，基部戟形至截形，边缘有不规则缺刻状牙齿或微呈波状或近全缘，有时基部有 2 ~ 4 对深裂片，两面有细微毛。**头状花序排成疏松的伞房状**，总苞片 10 ~ 12 枚，披针形或狭椭圆形，**花冠异型、黄色，边缘 1 列为舌状花**，雌性，中央为管状花，两性，花冠先端 5 裂，雄蕊 5，花药连合，雌蕊柱头 2 裂。瘦果圆柱形，成熟时露出白色冠毛。花、果期 8 月至翌年 4 月。生于林中、林缘、灌丛、山坡、草地、路边及河滩地。分布于华南、中南、西南各省区。夏、秋季枝叶茂盛花未开放时采收。割取地上部分，除去杂质，晒干。

✚ 性味功用

苦，寒。清热解毒，清肝明目，杀虫止痒。用于感冒风热头痛，肺热咳嗽，湿热泻痢，咽喉肿痛，痈肿疮毒，肝热目赤。外用治疮疖肿毒，皮肤湿疹，痔疮，皮肤瘙痒。用量 15 ~ 30 克，鲜品加倍，水煎服。外用适量，煎水洗或熬膏涂，或用鲜品捣烂敷或取汁涂患处。

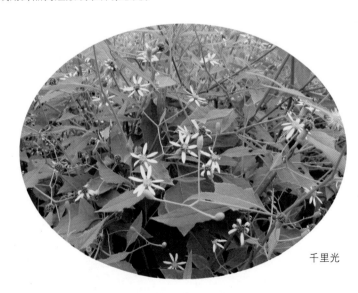

千里光

6. 土茯苓 *Smilax glabra* Roxb.（红土苓、光叶菝葜、山遗粮、冷饭团）

识别特征与采制

　　为百合科攀援灌木。根状茎呈不规则块状，有结节状隆起，茎光滑，无刺。叶互生，革质至薄革质，狭卵状披针形或椭圆状披针形，<u>掌状脉5条，叶柄具叶鞘，常有2条纤细的卷须</u>。伞形花序腋生；花单性，雌雄异株；<u>花绿白色，花被6</u>，外轮花被片扁圆形，兜状，内轮近圆形，较小，雄花花丝极短，雌花有退化雄蕊3。<u>浆果球形，黑紫色</u>。花期7～11月，果期11月至翌年4月。生于海拔1800米以下的丘陵或山地丛林中。分布于长江流域及其以南各省区。主产于广东及海南各地。夏、秋二季采挖根茎，除去须根，洗净，干燥；或趁鲜切成薄片，干燥。

性味功用

　　甘、淡，平。解毒，除湿，通利关节。用于湿热淋浊，带下，皮肤湿毒疮疡，疥癣，梅毒及汞中毒所致的肢体拘挛，筋骨疼痛。用量15～60克，水煎服。

土茯苓

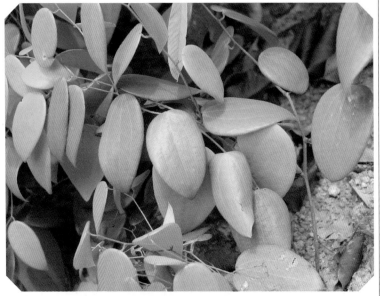

7. 大风子 *Hydnocarpus anthelminticus* Pierre ex Lanessan （大枫子、麻风子）

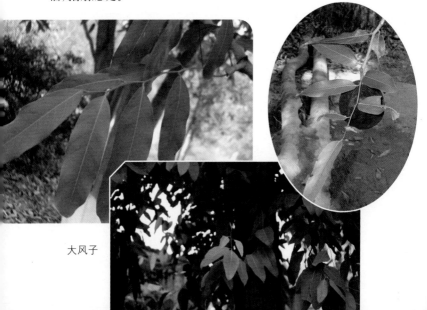

👁 识别特征与采制

为大风子科常绿大乔木。树干直立，枝伸长，树皮光滑。单叶互生，革质，叶片长椭圆形或椭圆状披针形，顶端短尖，基部钝圆，全缘，幼叶紫红色，**两面无毛，侧脉每边8～10条在叶两面稍明显**。花杂性或单性，1至数朵簇生，雄花萼片5，卵形，**花瓣5，卵形，黄绿色**，直径约2厘米，能育雄蕊5，花丝短而肥厚，外轮雄蕊通常退化成鳞片状，着生瓣基，中央有退化子房，雌花的退化雄蕊合生成纺锤状体，子房被长硬毛，花柱粗短，被柔毛，柱头5裂，常成冠状反卷。**浆果球形，果皮坚硬，种子30～50颗，卵形，略呈多角体状**，外种皮角质，胚乳丰富。花期1～3月，果期4～5月。原产泰国，广东、云南、台湾现有引种。种植5～7年开始开花结果。秋季果实成熟至果皮裂开时摘取果实，取出种子，洗去果肉，晒干。

❖ 性味功用

辛，热；有毒。祛风燥湿，攻毒杀虫。用于麻风病，皮肤疥癣，恶疮，梅毒。用量0.3～1克，内服宜制霜入丸剂用。外用适量，捣烂敷患处，或研末用油调涂搽患处。

大风子

8. 山豆根 *Sophora tonkinensis* Gagnep.（广豆根、柔枝槐、苦豆根、越南槐）

👁 识别特征与采制

为蝶形花科披散型小灌木。直立或平卧。**茎多分枝,小枝密被灰色短柔毛**,有条状棱。**叶为奇数羽状复叶,互生**,有小叶 11～17 片,厚纸质,顶端小叶较大,下面密被灰棕色短柔毛。总状花序顶生,萼钟状,顶端 5 齿裂,**花冠黄白色,蝶形,雄蕊 10 枚,连合成单体**。荚果长 2～5 厘米,密被长柔毛,于种子间缢缩成念珠状。花期 6～7 月,果期 9～11 月。生于山坡石隙或灌木丛中。分布于广东、广西、贵州、云南等省区。春、秋季采收,挖取根部,除去杂质,洗净,干燥。

✿ 性味功用

苦,寒;有小毒。清热解毒,消肿利咽。用于火毒蕴结所致乳蛾喉痹,咽喉肿痛,牙龈肿痛,口舌生疮。用量 3～9 克,水煎服。外用适量,研末涂患处。

山豆根

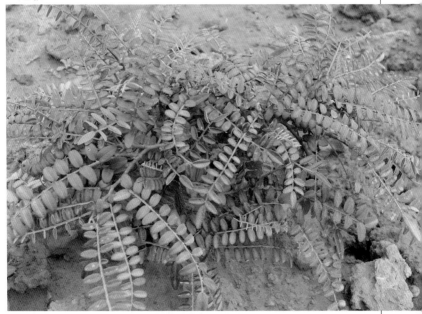

9. 山银花 *Lonicera confusa* DC.（忍冬花、华南忍冬、毛萼忍冬、土银花）

👁 识别特征与采制

为忍冬科植物多年生常绿藤本，幼嫩茎枝均被灰黄色柔毛，**老枝毛脱落，暗红色，表皮常剥裂状。叶对生、纸质或薄革质**，卵形或长圆形，顶端短尖或短渐尖，基部圆至心形，全缘，两面被柔毛，下面毛甚密。**花白色，后变黄色，芳香**，常 2 朵腋生或生于小枝顶端，有时于侧枝上密聚成具叶的短总状花序，花冠长 3 ~ 4 厘米，外面被柔毛和腺毛。浆果球形，熟时黑色。花期 4 ~ 5 月，果期 8 ~ 10 月。生于海拔 800 米以下的山地灌丛或平原旷野。分布于广东、海南各地。夏初花开放前采收，干燥。

✚ 性味功用

甘、寒。清热解毒，疏散风热。用于痈肿疔疮，喉痹，丹毒，热毒血痢，风热感冒，温热发病。用量 6 ~ 15 克，水煎服。

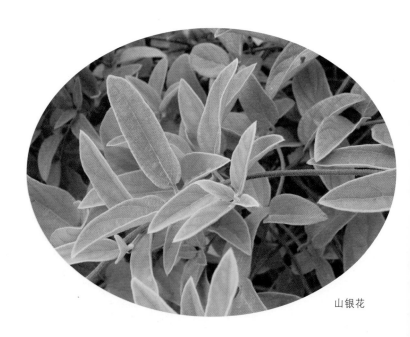

山银花

10. 广东土牛膝 *Eupatorium chinese* L.（多须公、华泽兰、斑骨相思、六月霜）

👁 识别特征与采制

为菊科多年生草本或半灌木。**根多数，细长圆柱形，根茎粗壮。** 茎上部或花序分枝均被细柔毛。单叶对生或上部的互生，叶片卵形、长卵形或宽卵形，先端急尖、短尖或长渐尖，基部圆形或截形，边缘有不规则的粗锯齿，下表面被柔毛及腺点。**头状花序多数，在茎顶或分枝顶端排成伞房或复伞房花序；** 总苞狭钟状，总苞片3层，先端钝或稍圆，每一头状花序有小花约5朵；**小花全部为管状花，两性，白色，** 或有时粉红色。瘦果圆柱形，有5纵肋，被短毛及腺点，冠毛1列，刺毛状。花果期6～11月。生于山谷、林缘、灌丛、田边、路旁等地。分布于东南、华南及西南各省区。全年可采收。挖取根及根茎，洗净，晒干。

✚ 性味功用

苦、甘、寒。清热解毒，凉血利咽。用于白喉，咽喉肿痛，感冒高热，麻疹热毒。外伤肿痛，毒蛇咬伤。用量12～30克，鲜品50～100克，水煎服。外用适量煎水洗或鲜品捣烂敷患处。

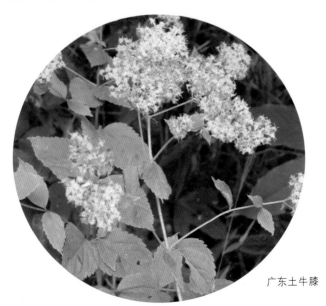

广东土牛膝

11. 广东狼毒 *Alocasia macrorrhiza*（L.）Schott.（海芋、土狼毒、痕芋头）

👁 识别特征与采制

为天南星科多年生大型草本。茎粗壮，茎皮茶褐色，多黏液。叶多数，叶聚生茎顶，革质，箭状卵状，边缘浅波状，顶端急尖或渐尖，叶柄粗壮，盾状着生。佛焰苞下部筒状，上部舟状，黄绿色，肉穗花序圆柱形，短于佛焰苞，下部为雌花部分，白色，中间为不孕部分，上部为雄花部分，淡黄色，顶端附属体淡绿色至奶黄色，具4个聚药雄蕊，无花被。浆果红色、卵状，具1~2粒种子。花期3月。生于山谷、沟边、旷地潮湿处。全年均可采挖，以夏秋采挖者质佳。挖取根茎，除去外层粗皮和须根，切片，晒干。加工时应避免汁液沾染皮肤，以免产生过敏反应。

▦ 性味功用

辛，寒，有大毒。清热解毒，消肿散结。用于热病高热，流行性感冒，肠伤寒，腹痛吐泻。外用治痈疽肿毒，瘰疬痰核，疥癣，疔疮肿毒。用量6~9克，水煎服。外用适量鲜品久煎5小时后方可捣烂敷患处。

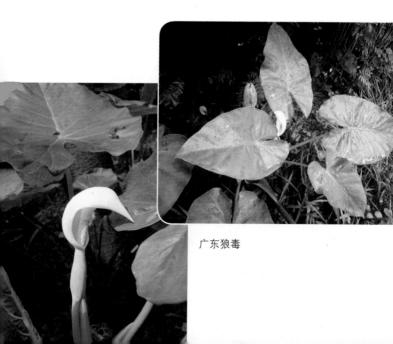

广东狼毒

二、清热药

44

12. 飞扬草　*Euphorbia hirta* L.（大飞扬草、奶子草、大乳汁草、天泡草）

👁 识别特征与采制

为大戟科一年生草本。茎通常自基部分枝，<u>枝常淡红色或淡紫色匍匐状或扩展，被硬毛，含白色乳汁</u>。叶对生，叶片披针状长圆形至卵形或卵状披针形，顶端急尖或钝，基部偏斜，叶缘有细锯齿，中央常有1紫色斑，两面被短柔毛。<u>杯状花序多数密集成腋生头状花序</u>，花单性，总苞宽钟状，外面密被短柔毛，顶端4裂，腺体4，漏斗状，紫红色，有短柄及花瓣状附属物。蒴果卵状三棱形，被短柔毛，种子卵状四棱形。花、果期5～12月。生于村边、路旁、空旷荒地向阳处。分布于我国南部各省区。主产于广东、海南各地。夏、秋二季采收，挖取全草，除去杂质，洗净，干燥。

❖ 性味功用

辛、酸，寒。清热解毒，利湿止痒，通乳止血。用于痰多咳嗽，肺痈，乳痈，产后少乳，痢疾，泄泻，热淋，血尿。外用治疔湿疹，足癣，皮肤瘙痒，疔疮肿毒。用量15～30克，水煎服。外用适量鲜品捣烂敷患处。

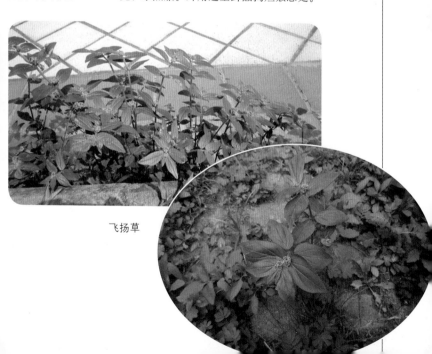

飞扬草

13. 马蹄金 *Dichondra repens* Forst.（小金钱草、镜面草、遍地锦、黄疸草、小铜钱草）

👁 识别特征与采制

为旋花科多年生匍匐小草本。茎细长，被灰色短柔毛，节上生根。叶肾形至圆形，顶端宽圆形或微凹缺，基部阔心形，叶面微被毛，背面贴生短柔毛，全缘，具长的叶柄。花单生叶腋，花柄短于叶柄，丝状，萼片倒卵状长圆形至匙形，背面及边缘被毛，花冠钟状，黄色，深5裂，裂片长圆状披针形，无毛。蒴果近球形，短于花萼，膜质，种子1～2枚，黄色至褐色，无毛。花期4月。果期7～8月。常生于村边、路旁、田野阴湿处或林边湿地。分布于广东、广西、湖南、浙江、江西、福建、台湾、海南。夏、秋季采收，拔取全草，除去泥沙及杂质，晒干。

✚ 性味功用

辛，微寒。清热利湿，解毒消肿。用于湿热黄疸，石淋涩痛，水肿，痈疮肿毒。用量15～30克，水煎服。外用适量鲜品捣烂敷患处。

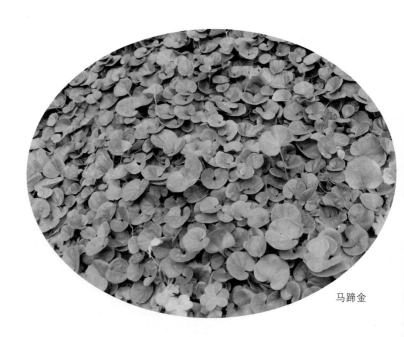

马蹄金

14. 乌毛蕨贯众　*Blechnum orientale* L.（管众、龙船蕨、黑狗脊、赤蕨头）

识别特征与采制

为乌毛蕨科多年生草本。根状茎直立，粗壮，木质，连同叶柄基部密被暗褐色线形鳞片。叶簇生，叶柄坚硬，一回羽状复叶，羽片多数，下部数对缩短，线状披针形，基部无柄，全缘，叶脉多而密，平行伸出，单一或分叉，彼此分离而不连接。孢子囊群线形，沿主脉两侧连续着生，囊群盖线形，坚硬，位于主脉二侧。常生于林下溪涧边、较阴的山边洞穴口周围。分布于广东、福建、浙江、江西、湖南、海南等省区。全年可采收，挖取根状茎，削去叶柄和须根，洗净，晒干。

性味功用

苦，寒。清热解毒，凉血止血，驱虫。用于风热感冒，温热斑疹，吐血，衄血，肠风便血，血痢，血崩，带下，驱绦虫、蛔虫。外用可拔毒生肌，消肿止痛，治痈疮肿痛。用量 9 ～ 15 克，水煎服。外用适量，鲜叶捣烂外敷患处。

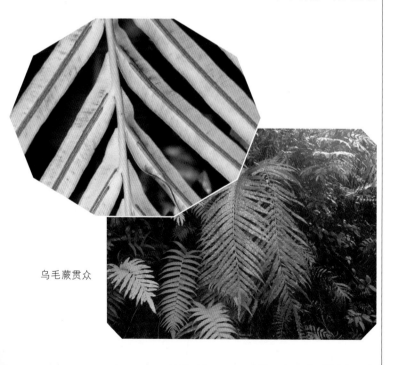

乌毛蕨贯众

15. 凤尾草 *Pteris multifida* Poir.（井栏茜、雉鸡尾、鸡爪草、井栏边草）

👁 识别特征与采制

为凤尾蕨科多年生草本。根状茎短，直立或斜生，顶端密被钻形棕色鳞片。叶草质，分不育叶和能育叶二型，簇生；不育叶柄光滑，禾秆色，基部略带棕色，单数一回羽状复叶，羽片 1～4 对，对生，下部的具柄，<u>羽片线形、先端长尖</u>，<u>边缘具小尖齿</u>，下部的 2～3 叉状深裂，有时二回分叉，叶轴两侧具翅，侧脉常二叉状；能育叶 4～6 对，狭线形，<u>叶脉明显</u>，<u>孢子囊群线形</u>，<u>沿叶缘着生</u>，囊群盖线形，膜质，灰白色。常生于墙脚、水井边或阴湿的岩壁上。分布于广东、广西、海南及我国大部省区。夏、秋二季采收。拔取全草，除去杂质，泥沙，晒干。

✜ 性味功用

甘、淡，寒。清热利湿，凉血止血，消肿解毒。用于湿热黄疸，带下淋浊，便血尿血，崩漏吐血。外用治湿疹，痈肿疮毒。用量 15～30 克，鲜品 30～60 克，水煎服。外用适量，煎水洗或鲜品捣烂敷患处。

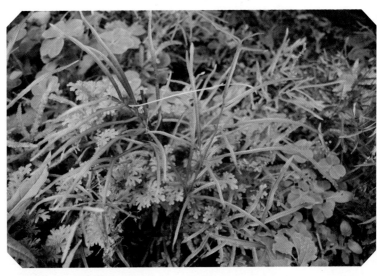

凤尾草

16. 木芙蓉叶　*Hibiscus mutabilis* L.（芙蓉、三变花、秋芙蓉、霜降花）

识别特征与采制

为锦葵科落叶灌木或小乔木，小枝、叶柄、花梗和花萼均密被星状毛与直毛相混的细绵毛。叶大，互生，宽卵形至卵圆形或心形，常 5～7 裂，裂片三角形，顶端渐尖，具钝圆锯齿，上表面疏被星状细毛和点，下表面密被星状细绒毛，托叶披针形。花单生于枝端叶腋间，近端具节；小苞片 8 枚，线形，密被星状绵毛，基部合生；萼钟状，裂片 5，卵形；花初开时白色或淡红色，后变深红色，花瓣 5 枚或重瓣，近圆形，外面被毛，基部具髯毛，雄蕊无毛，花柱 5 枚，疏被毛。蒴果扁球形，被淡黄色刚毛和绵毛，种子肾形，背部被长柔毛。花期 9～12 月。生于山坡、路旁或沟边湿润处。多种植于庭园作为观赏植物。分布于我国大部分地区，广东、广西、江苏、浙江、四川、贵州等省区。夏、秋季采收摘取叶片，晒干。

性味功用

辛，微寒。清肺凉血，散热解毒，消肿排脓。外用治痈肿疮疖，无名肿毒，水火烫伤。取适量，研细末调敷患处。木芙蓉花也入药用。辛，平。润肺止咳，凉血止血，消痈解毒。用于肺燥咳嗽，久咳，肺痈咳血，经血不止。外用治疮疖肿毒，烫伤。用量 9～15 克，水煎服。外用适量，研末调敷患处。

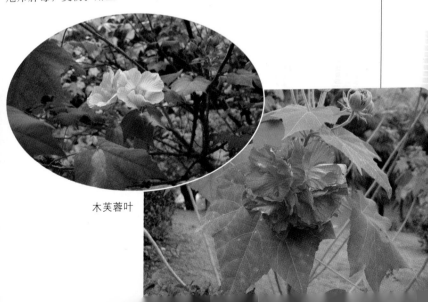

木芙蓉叶

17. 木豆叶 Cajanus cajan（L.）Millsp（观音豆、树豆、三叶豆、野黄豆）

👁 识别特征与采制

为蝶形花科小灌木，全体灰绿色，多分枝，小枝有明显纵棱，被灰色短柔毛。三出复叶，互生，纸质，小叶卵状披针形或披针形，先端锐尖，基部楔形，全缘，两面均有白色柔毛，下表面毛密并具有黄白色腺点。总状花序腋生，具梗，有花数朵，蝶形，黄色；花萼钟形，5齿，披针形，内外被短柔毛并有腺点，雄蕊10枚，二体。荚果扁条形，有线状长喙，被灰褐色短柔毛，果皮在种子间有凹陷的斜槽，稍呈扭曲状，种子3～5粒，近圆形，种皮暗红色，有时有褐色斑点。花、果期2～11月。常生于干旱贫瘠地带。多分布于云南、四川、湖南、广东、广西、台湾、香港等地。主产广东。夏、秋二季采收，除去枝梗及杂质，筛去灰屑，晒干。

◼ 性味功用

甘，平。清热解毒，活血化瘀，消肿止痛，补肾健骨，去腐生肌，用于小儿水痘，痈肿疮疖等症。现多用于治疗股骨头缺血性坏死症。用量15～60克，水煎服。外用适量，煎水洗或捣敷患处。

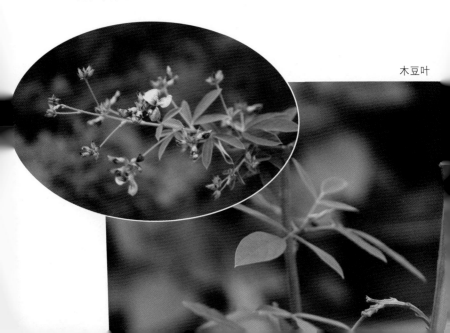

木豆叶

18. 水线草 *Hedyotis corymbosa*（L.）Lam（伞房花耳草、蛇舌草、水胡椒）

识别特征与采制

为茜草科一年生披散纤弱草本。茎及枝绿色，具四棱形，多分枝。叶对生，披针形，顶端急尖，边缘粗糙，常向背面反曲，近无柄；托叶小，膜质，合生成鞘状毛，顶端截平而具短刺毛。花序腋生，多为2～5朵排列成伞房花序，稀有单生；花萼广卵圆形，先端4齿裂，外被细柔毛；花冠漏斗状，白色或淡红色，裂片4，雄蕊4，子房2室，花柱线状，略伸出，柱头2裂。蒴果圆球形，顶端平截，室背开裂，萼宿存，种子细小，多数，种子平滑深褐色。花期几乎全年。多生于水田边和潮湿草地。福建、贵州、四川等地有分布，主产于广东、海南。夏、秋二季果实近成熟时采收全草，除去杂质，洗净，晒干。

性味功用

微苦,寒。清热解毒,利尿消肿,活血止痛。用于疟疾,肠痈,肿毒,烫伤。外用治痈肿疔疮,毒蛇咬伤。用量30～90克,水煎服。外用鲜品适量,捣烂敷患处。

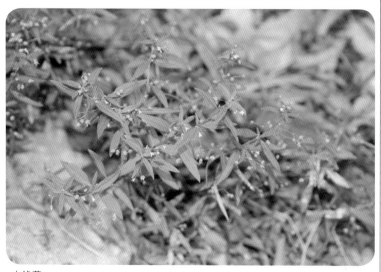

水线草

19. 水翁花　*Cleistocalyx operculatus*（Roxb.）Merr. et Perry（大蛇药、水香、水翁仔、水榕花、水雍花）

👁 识别特征与采制

　　为桃金娘科常绿大乔木，树皮颇厚，呈灰褐色，树干多分枝，嫩枝四棱形。叶对生，阔卵状矩圆形或椭圆形，先端渐尖，基部钝或渐狭。两面均无毛，有较多透明腺点，干时下表面常有黑色斑点，薄革质。花组成广歧的聚伞花序；花小，绿白色，2～3朵簇生，近无柄，萼管钟状，顶端有短喙尖，花瓣5枚，合生成帽状，顶尖，有腺点，雄蕊多数，离生，子房2室，花柱线形。核果状浆果，球形，熟时紫黑色。花期5～6月。喜生于水边湿地。分布于广西、云南等省区。主产于广东和海南各地。5～6月采收，摘取带幼嫩花蕾的花序，晒至三成干时堆闷，发汗1～2天，然后日晒夜闷至足干，拣去杂质。

❖ 性味功用

　　苦，寒。清热解暑，生津止渴，祛湿消滞。用于感冒发热，头痛，腹胀，呕吐，泄泻。用量15～30克，水煎服。水翁的成熟新鲜花蕾在产地民众常作为鲜果食用。

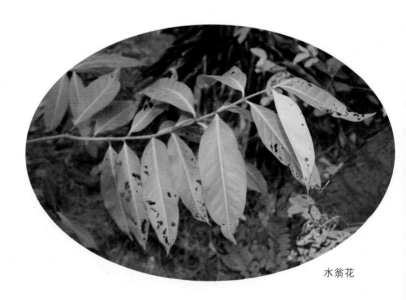

水翁花

20. 牛白藤 *Hedyotis hedyotidea* (DC.) Merr. （土加藤、脓见消、广花耳草、土加皮）

为茜草科多年生**藤状灌木，茎叶表面粗糙**。老枝圆柱形，**幼枝四棱形，密被粉末状柔毛**。叶对生，膜质或纸质，卵形或卵状披针形，顶端急尖或短渐尖，基部楔形，全缘，叶片下表面被柔毛，侧脉每边 4～5 条，在叶面下陷，托叶顶端截平，有刺毛 4～6 条。花 10～20 朵密集成球状复伞形花序，腋生或顶生。**花小，白色**，具短梗；花萼被微柔毛，萼管陀螺状，萼裂片 4，线状披针形，外反，裂片间常有 2～3 条刺毛；花冠裂片披针形，外反，近喉部有长毛，雄蕊二型，伸出或内藏。蒴果近球形，开裂，顶部隆起，种子多数，有宿萼。花期 4～7 月。生于沟谷灌丛或丘陵坡地。分布于广西、云南、贵州、福建等省区。主产于广东。夏、秋采收。割取藤茎，洗净，切成片或段，晒干。

甘、淡，微寒。清热解暑，祛风除湿，消肿止血。用于感冒发热，筋骨酸痛，风湿痹痛，跌打损伤。用量 15～30 克，水煎服。外用适量煎水洗或取鲜品捣烂敷患处。

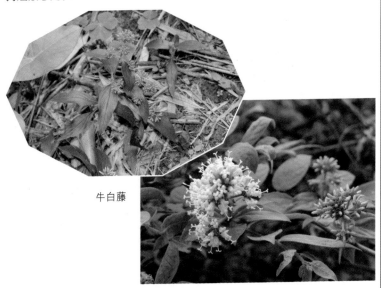

牛白藤

21. 牛耳枫 *Daphniphyllum calycinum* Benth.（老虎儿、岭南虎皮楠、牛耳铃）

👁 识别特征与采制

为虎皮楠科灌木或小乔木。单叶互生，宽椭圆形至倒卵形，先端钝或近圆形，有时急尖，基部宽楔形或近圆形，全缘，边缘背卷。上表面绿色，下表面有白色细小乳头状突起，侧脉明显，每边8～11条，网脉明显。总状花序腋生，单性，雄雌异株；雄花具长梗，花萼盘状，宿存，花被片3～4枚，阔三角形，雄蕊9～10枚；雌花具短梗，花被片同雄花，子房2室，花柱2分枝。核果卵圆形，长约1厘米，被白霜，有种子1颗。花期4～6月，果期8～9月。分布广西、江西、贵州、湖南、福建等省区。主产于广东和海南各地。秋季采收，摘取成熟果实，晒干。

✚ 性味功用

辛、甘、凉；有小毒。清热解热，祛风活血，止痛消肿。用于风湿骨痛，疮疡肿毒，跌打骨折，毒蛇咬伤。用量9～15克，水煎服。牛耳枫根、叶亦可药用。取干燥根9～15克水煎服，治感冒发热，扁桃体炎。鲜叶适量捣烂外敷，治毒蛇咬伤，骨折，跌打筋缩等后遗症。

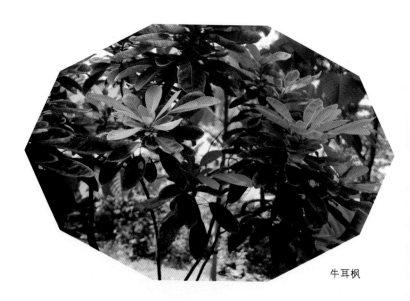

牛耳枫

22. 半边旗 *Pteris semipinnata* L.（半边蕨、单片锯、半边牙、半边梳）

◎ 识别特征与采制

为凤尾蕨科多年生草本。根状茎粗短而横走，顶部和叶柄着生处有黑褐色鳞片。叶疏生，叶柄粗壮，长 20～50 厘米，叶柄和叶轴均光亮，有 4 棱，叶片草质，轮廓为卵状披针形，二回半边羽状深裂，顶生羽片三角形至阔披针形，顶端尾状渐尖，篦齿状深裂达叶轴，侧羽片常 4～7 对，裂片线形或镰刀形，孢子囊线形，沿裂片边缘着生，囊群盖线形，仅上面一层，膜质，灰褐色。生于溪边、林下、岩石和墙边角落的阴湿处。分布于广东、江苏、江西、福建、湖南、海南等省区。四季均可采收，拔取全草，洗净鲜用或晒干。

✜ 性味功用

辛、微寒。清热解毒，消肿止痛，凉血止血。用于细菌性痢疾，急性肠炎，湿热泻痢，黄疸型肝炎，目赤肿痛，血热吐血。外用治跌打损伤，外伤出血，疮疡疖肿，湿疹，毒蛇咬伤。用量 9～15 克，水煎服。外用适量，鲜品捣烂敷或煎水洗或干粉撒患处。

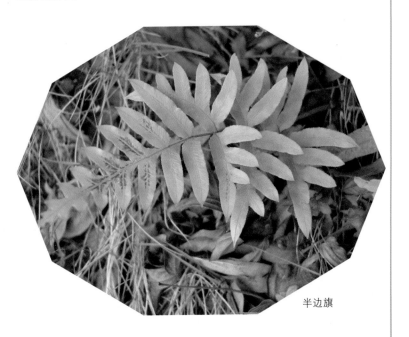

半边旗

23. 白花蛇舌草 *Hedyotis diffusa* Willd.（蛇舌草、蛇脷草、千打捶、羊须草）

👁 识别特征与采制

为茜草科一年生<u>披散状纤细草本</u>。茎扁圆柱形，从基部分枝。叶对生，膜质，无柄，条形或线状披针形，顶端渐尖，下表面有时粗糙，无侧脉。托叶基部合生，顶端芒尖。<u>花单生或对生于叶腋，花冠白色</u>，管状，顶端4裂，裂片卵状长圆形，有缘毛，雄蕊4枚，着生于冠管喉部，花药突出于冠管外，雌蕊花柱顶端2裂。<u>蒴果扁球形，顶部具宿萼</u>，种子细小，具棱，有深而粗的窝孔。花期1～4月。生于田边、旷地湿润处。分布于广东、海南、广西、云南、安徽、香港等省区。夏、秋二季采挖，除去杂质，洗净，晒干或鲜用。

✿ 性味功用

苦、甘，寒。清热解毒，消痈散结，利湿消肿。用于咽喉肿痛，肺热喘咳，热淋涩痛，湿热黄疸，多种肿瘤。外用治疮肿热痛，毒蛇咬伤。用量30～90克，水煎服，或鲜品捣汁服。外用适量鲜品捣烂敷患处。

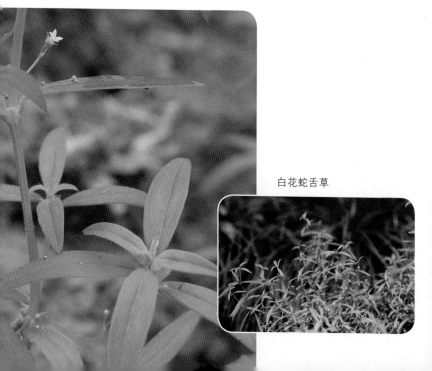

白花蛇舌草

24. 白背叶根 *Mallotus apelta*（Lour.）Muell.～Arg.（白膜根、白朴根、白背桐）

👁 识别特征与采制

为大戟科多年生落叶灌木或小乔木，枝条、叶背、叶柄和花序均密被淡黄色星状柔毛和散生橙黄色颗粒状腺体。叶互生，纸质，宽卵形或卵形，先端渐尖，基部近截形，**近叶柄处有褐色斑状腺体2枚，边缘波状**，每边常具1～2个粗齿或裂片，基出脉5条，下部两条常不明显。穗状花序顶生或腋生，花雌雄异株，下部多分枝，花蕾球形，急尖，花萼裂片3～6，卵形或卵状三角形，外面密被毛和腺点，雄蕊多数，花柱3，基部合生，背面羽毛状。**蒴果近球形，外被密集星状毛和线形皮刺**，种子深褐色，具皱纹。花期6～9月，果期8～11月。生于村边、路旁、灌丛或疏林中。分布于广东、广西、福建、江西、云南等省区。全年可采收，挖取根部，洗净，切成块片。

✿ 性味功用

微苦、涩，平。清热利湿，益气固脱，疏肝活血。用于淋浊带下，肠炎，肝脾大，子宫下垂，目赤肿痛。用量15～30克，水煎服。

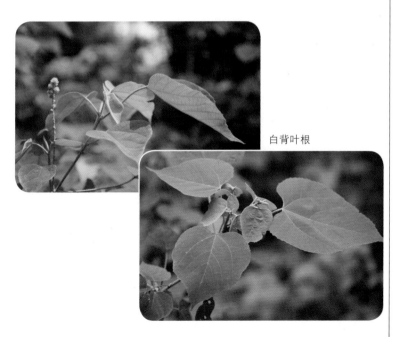

白背叶根

25. 石上柏 *Selaginella doederlernii* Hieron（深绿卷柏、龙鳞草、地侧柏、岩扁柏）

识别特征与采制

为卷柏科多年生草本。主茎直立或倾斜，具棱，禾秆色，常在分枝处生出支撑根，侧枝密，多回叉状分枝。叶二型，侧叶和中叶各2行。主茎背叶（侧叶）在小枝上呈覆瓦状排列，向枝的两侧紧靠斜展，卵状长圆形，钝头，基部心形。腹叶（中叶）彼此以覆瓦状交互排列直向枝端，先端渐尖具短刺头，边缘有锯齿，中脉龙骨状向上隆起，前后中叶的中脉相接成狭脊状。孢子囊穗常为2个并生于小枝顶端，四棱形，孢子囊近球形，孢子异型。生于林下或阴湿水沟边。分布于贵州、云南、广东、广西、福建、台湾等省区。主产广西、广东等地。秋季采收全草，除去杂质，晒干。

性味功用

甘、涩、平。清热解毒，止咳消肿，抗癌。用于风湿痛，风寒咳嗽，各种癌症，肺炎，急性扁桃体炎，结膜炎，乳腺炎等。用量15～60克，水煎服，或煎水熏洗患处。

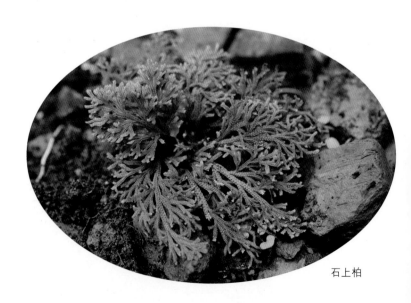

石上柏

26. 龙葵 *Solanum nigrum* L.（黑茄、苦菜、苦葵、少花龙葵）

👁 识别特征与采制

　　直立而多分枝草本。茎具有纵直棱线，茎枝秃净无毛。**叶互生，为茄科植物一年生，膜质，**叶片卵形，顶端渐尖，基部楔尖，有时下延至叶柄而成翅，全缘或具波状浅裂。花白色，组成腋生的短蝎尾状聚伞花序，有花 4 ～ 6 朵，近伞形，**花萼杯状，5 裂，**裂片卵形，**花冠白色，膜质，**雄蕊 5 枚，着生于花冠喉部，花药黄色，子房近球形，花柱稍伸于花药外，下部被毛。**浆果球形，熟时黑色。**花果期几乎全年。生于路旁、溪旁和村边荒地等阴湿处。分布于广西、广东、湖南、福建、台湾等省区。夏、秋季采收。拔取全草，除去杂质，晒干。

✚ 性味功用

　　苦、微甘，寒；有小毒。清热解毒，消肿散结，利尿。用于治疗感冒风热咳嗽，疮疖肿痛，尿路感染，小便不利，水肿，乳痈以及急性肾炎，泌尿道感染，多种癌症等。外用治痈疽恶疮，毒蛇咬伤。用量 15 ～ 30 克，水煎服。外用适量，煎水洗或取鲜品捣烂敷患处。

龙葵

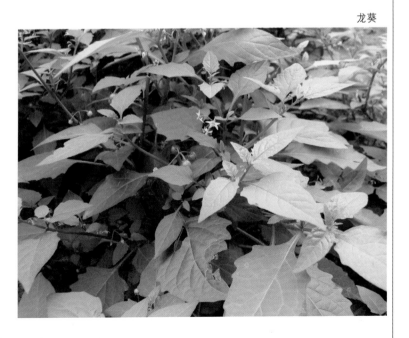

27. 地锦草 *Euphorbia humifusa* Wild.（红莲草、小红筋草、莲子草、血经基）

识别特征与采制

为大戟科植物一年生匍匐小草本，有白色乳汁。茎纤细，近基部分枝，带紫红色，无毛。叶对生，叶片长圆形，长 5～10 毫米，宽 4～6 毫米，顶端钝圆，基部偏斜，边缘有细齿，两面无毛或疏生柔毛，绿色或淡红色。杯状聚伞花序单生于叶腋；总苞倒圆锥形，浅红色，顶端 4 裂，腺体 4，长圆形，有白色花瓣状附属物，子房 3 室；花柱 3，顶端 2 裂。蒴果三棱状球形，光滑无毛，种子卵形，黑褐色，外被白色蜡粉。花、果期 6～12 月。生于荒地、路边、村旁、田间。分布于全国大部地区。夏、秋季采收，除去杂质，晒干。

性味功用

辛，平。清热解毒，凉血止血，利湿退黄。用于痢疾，泄泻，咯血，尿血，便血，崩漏，湿热黄疸，疮疖痈肿，创伤出血，蛇虫咬伤。用量 3～6 克，鲜品 30～60 克，水煎服。外用适量，鲜草捣烂敷患处。

地锦草

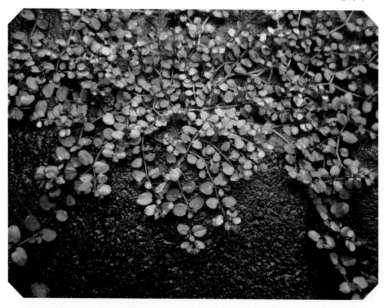

28. 扛板归 *Polygonum perfoliatum* L.（刺犁头、老虎刺、犁尖草、贯叶蓼）

👁 识别特征与采制

为蓼科多年生蔓生草本，全株无毛。<u>茎有棱，棱上有倒钩刺。</u>叶互生，<u>叶柄盾状着生</u>，几与叶片等长，<u>托叶鞘叶状，圆形或卵形，抱茎</u>，叶片近三角形，淡绿色，下面叶脉疏生钩刺，有时叶缘也散生钩刺，托叶叶状，贯茎，圆形。短穗状花序顶生或生于上部叶腋。花小，多数。花被白色或淡红色，排成短的总状花离，花萼 5 裂，裂片卵形，果时增大，肉质，变为深蓝色，雄蕊 8 枚，花柱 3 枚，在上部分离。瘦果球形，成熟时黑色或暗褐色，有光泽。花期 5～8 月。夏、秋季开花时采收。割取全草，除去杂质，晒干。

✤ 性味功用

酸，苦，微寒。清热解毒，利水消肿，祛痰止咳。用于咽喉肿痛，肺热咳嗽，小儿顿咳，水肿尿少，湿热泻痢，外用治湿疹，带状疱疹，疥癣，痈疮肿毒，蛇虫咬伤。用量 15～30 克，鲜品 30～60 克，水煎服。外用适量，煎水洗或取鲜品捣烂敷患处。

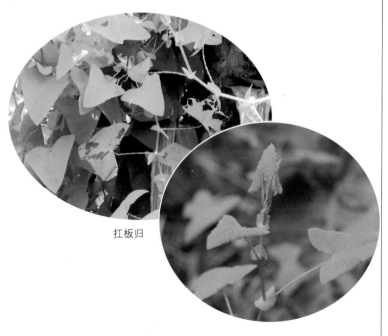

扛板归

29. 朱砂根 *Ardisia crenata* Sims（大罗伞、凉伞遮金珠、郎伞树、百两金）

👁 识别特征与采制

为紫金牛科植物多年生灌木。除侧生特殊花枝外不分枝。**叶片革质或近坚纸质**，椭圆形或倒披针形，顶端短尖或渐尖，基部楔形，常微下延，**边缘具皱波状或波状齿，具明显的边缘腺点**，两面无毛。伞形花序或聚伞花序单生或腋生特殊花枝顶端，花白色而微带粉红色，萼片长圆状卵形，仅基部连合，顶端圆钝，全缘，两面无毛，具腺点，花冠裂片卵形，里面近基部有时具乳头状凸起。**果球形，鲜红色，具腺点**。花期 5～6 月，果期 10～12 月。常生于林下。分布于广东、福建、江苏、云南、浙江等省区。全年均可采收，挖取根部，除去杂质，晒干。

◆ 性味功用

苦、辛，温。解毒消肿，活血止痛，祛风除湿。用于咽喉肿痛，风湿痹痛，跌打损伤。用量 15～30 克，水煎服。外用鲜根捣烂敷患处。

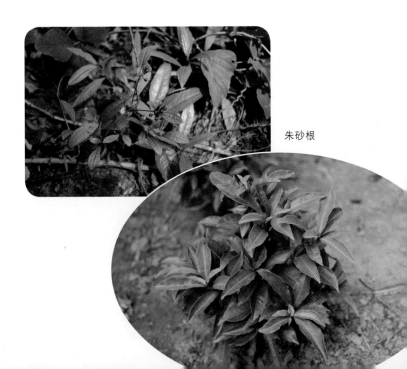

朱砂根

30. 佛甲草 *Sedum lineare* Thunb.（火焰草、佛指甲、半支连、禾雀舌、土三七）

👁 识别特征与采制

为景天科多年生**肉质草本**，高 10～20 厘米，不育枝斜上生。**叶常 3 叶轮生**，少对生，条形，基部有短距。聚伞花序顶生，中心有一个具短梗的花，花序分枝 2～3，上有无梗的花，萼片 5，狭披针形，常不等长，**花瓣 5，黄色，披针形**，顶端短尖，基部渐狭，雄蕊 10 枚，花药长圆形，鳞片楔形至倒三角形，心皮 5 枚。**蓇葖果星状开展，种子卵圆形，具乳头状突起**。花期 4～5 月，果期 6～7 月。生于低山向阳处岩石缝或山坡沙土中。分布于江苏、江西、广东、广西、福建、贵州等省区。主产于广东、广西、贵州、江西、陕西等地。夏、秋季采收。拔取全草，洗净，晒干或鲜用。

✚ 性味功用

甘，寒。清热，消肿，解毒。治咽喉肿痛，痈肿，疔疮，丹毒，烫伤，蛇咬伤，黄疸，痢疾。用量 15～30 克，水煎服。外用适量，捣烂外敷。

佛甲草

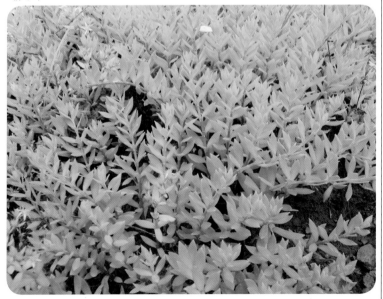

31. 岗梅 *Ilex asprella*（Hook. et Am.）Champ. ex Bench.（梅叶冬青、苦梅、山梅、秤星树）

🔵 识别特征与采制

为冬青科植物落叶灌木，高达3米。枝条有长短枝，表面散生多数大小似秤星的黄白色点状皮孔。叶在长枝上互生，在短枝上1～4片簇生枝顶，卵形或卵状椭圆形，顶端渐尖或急尖，基部宽楔形或浑圆，边缘有小锯齿，叶面光亮。花雌雄异株，雄花2～3朵成束或单生于叶腋或鳞片内，花4～5基数，花萼盘状，具缘毛，花冠白色，基部合生，雄蕊4～5枚；雌花单生于叶腋或鳞片内，基部有2枚卵形的小苞片，花4～6基数，花萼深裂，裂片具缘毛，花冠辐状，花瓣近圆形，基部合生，雌蕊1，花柱短，柱头厚盘状。浆果状核果，有棱，成熟时黑色，内有分核4～6粒，内果皮骨质。花期3月，果期4～10月。生于低山地疏林或路旁灌丛中。分布于浙江、江西、福建、台湾、湖南、广西、广东等省区。全年均可采收，除去嫩枝及叶，洗净，趁鲜时切或劈成片、块或段，晒干。

🔳 性味功用

苦、甘，凉。清热解毒，生津止渴，利咽消肿，散瘀止痛。用于感冒发热，肺热咳嗽，热病津伤，口渴，咽喉肿痛，跌打瘀痛。用量15～30克，水煎服。治跌打损伤可内服并外敷。

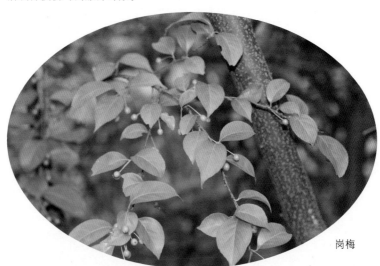

岗梅

32. 苏铁蕨贯众 *Brainea insignis*（Hook.）J. Sm.（贯众、凤尾草、贯仲）

👁 识别特征与采制

为乌毛蕨科多年生粗大蕨类植物。高约 1.2 米。**根状茎木质粗短，直立，密生棕褐色长钻形鳞片。**叶多数，簇生主轴顶部，叶柄坚硬，黄棕色，光滑或下部略显粗糙，**叶片椭圆状披针形，一回羽状复叶，**羽片 30～50 对，对生或互生，先端长渐尖，基部为不对称的心形，近无柄，边缘有细密锯齿，干后软骨质边缘常向内反卷。孢子囊群沿主脉两侧的小脉着生，**成熟时逐渐满布于主脉两侧，最终满布于能育羽片的背面，无囊群盖。**生于海拔 400～1700 米的山坡向阳地。分布于广东、广西、海南、贵州、云南、台湾等省区。主产于广东、海南各地。全年可采收，挖取根茎，削去叶柄及叶柄残基和须根，切片，晒干。

❖ 性味功用

苦、涩，微寒。清热解毒，止血，杀虫。用于风热感冒，温热斑疹，痄腮，血痢，便血，血崩带下，产后血气胀痛，虫积腹痛，热毒疮疡。用量 9～15 克，水煎服。

苏铁蕨贯众

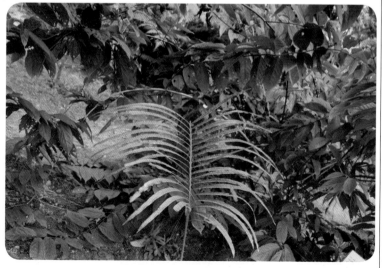

33. 狗肝菜 *Dicliptera chinensis*（L.）Ness（青蛇、路边青、麦穗红、青蛇仔）

识别特征与采制

为爵床科一年或二年生草本。茎直立或近基部外倾，节常膨大如膝状，被疏毛。单叶对生，卵状椭圆形，先端急尖至渐尖，基部阔楔形或稍下延，上表面叶脉有柔毛，下表面叶脉柔毛较少，叶柄面浅槽内被短柔毛，全缘，纸质。花序腋生或顶生，聚伞式，多簇生，稀单生，总苞片阔倒卵形或近圆形，大小不等，被柔毛，小苞片线状披针形，花萼5裂，钻形，花冠淡紫红色，被柔毛，二唇形，上唇有紫红色斑点，下唇三浅裂，雄蕊2，花药二室，卵形，一上一下，均无距，花丝被柔毛。蒴果坚硬，扁圆形，褐色，被柔毛，种子4粒。花期11～12月。生于村边、路旁或疏林下。分布于广东、福建、台湾、海南、广西、云南等省区。主产广东。夏、秋季采收，割取地上部分，除去杂质，洗净，晒干。

性味功用

甘、微苦，微寒。清热解毒，凉血止血，生津解暑，利尿。用于感冒发热，暑热烦渴，乳蛾，疔疮，便血，尿血，小便不利。用量10～30克，鲜品加倍，水煎服。外用适量，煎水洗或鲜品捣烂敷患处。

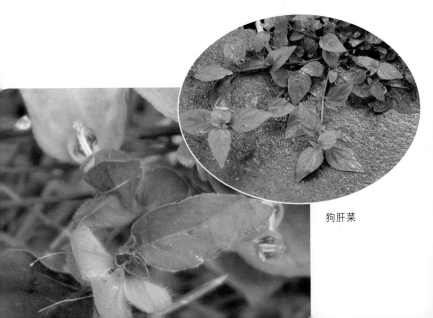

狗肝菜

34. 罗汉果 *Siraitia grosvenorii*（Swingle）C. Jeffrey ex Lu et Z. Y. Zhang（光果木鳖、拉汗果、假苦瓜、石蟾蜍）

识别特征与采制

为葫芦科植物多年生攀援草质藤本。茎暗紫色，具纵棱，被白色或黄色柔毛及红色腺点，卷须 2 叉分枝，分叉上下均旋转。叶互生，膜质，**叶片卵状心形，全缘或有时浅裂**，叶面被疏短柔毛。花单性，雌雄异株，雄花为 5 ～ 7 朵组成的腋生总状花序，被白色柔毛及红色腺毛，花萼漏斗状，5 裂，被灰黄色柔毛，裂片先端呈线状长尾，**花冠橙黄色，5 全裂**，先端渐尖，外被黑柔毛，雄蕊 5 枚，被白色腺毛；雌花单生或 2 ～ 5 朵簇生于叶腋或呈短总状花序，花柱 3，柱头 3 叉，具 3 个黄色或黑色退化雄蕊。**果实近球形或长圆球形，成熟时灰棕色，被柔毛**，具 10 条纵棱，种子扁长圆形，淡黄色，边缘具不规则齿状缺刻，中央稍凹入而具有放射状沟状纹理。花期 6 ～ 8 月，果期 7 ～ 10 月。生于山谷林中较阴湿处。分布于广东、广西、贵州、江西、湖南等省区。野生或栽培。秋季果实由嫩绿色变深绿色时采收，晾数天后，低温干燥。

性味功用

甘，微寒。清热润肺，利咽开音，滑肠通便。用于肺热燥咳，咽痛失音，肠燥便秘。用量 9 ～ 15 克，水煎服。

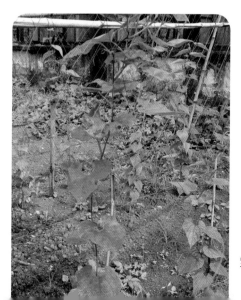

罗汉果

35. 苦丁茶 *Ilex kaushue* S. Y. Hu.（苦灯茶、功劳叶、大叶茶、大冬青叶）

👁 识别特征与采制

为冬青科常绿乔木，高达 6～20 米。树皮红黑色或灰黑色，粗糙，当年生的幼枝有明显的棱角，无毛。叶互生，革质或厚革质，叶片长圆状椭圆形或倒披针状椭圆形，顶端短渐尖或钝，基部渐狭，边缘有小锯齿，齿钝而有黑色尖头，上表面光亮，两面均无毛，中脉上面凹入成沟状，侧脉每边 10～14 条，侧脉和小脉均在上面较明显，叶柄有翅。花单性，雌雄异株，雄花序为腋生的聚伞花序，通常有花 3～7 朵，花萼 4 枚，卵圆形，花冠轮状，花瓣 4 枚，倒卵状圆形，雄蕊 4，比花瓣短。核果球形，红色，顶端有直径 3～5 毫米的宿存柱头，分核 4 个，长圆形。花期 5～6 月，果期 9～10 月。生于沟谷或山坡疏林中。分布于广东、安徽、浙江、广西、湖南、湖北等省区。夏、秋季采收，摘取叶片，晒干。

✚ 性味功用

苦、甘，寒。疏风清热，除烦止渴，消食化痰。用于热病烦渴，风热头痛、牙痛、目赤，聤耳流脓，湿热痢疾，食滞有痰。用量 6～9 克，水煎服。

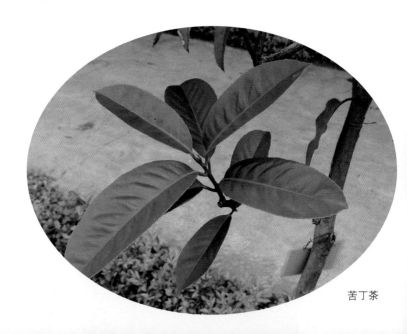

苦丁茶

36. 虎耳草 *Saxifraga stolonifera* Meerb.（石荷叶、金线吊芙蓉、金丝荷叶）

👁 **识别特征与采制**

为虎耳草科多年生常绿小草本，全体被毛。根纤细，<u>匍匐茎细长在地面蔓延生长，红紫色</u>。叶基生而成束，生于茎上的则为互生，叶片肉质，圆形或肾形，基部心形或平截，边缘浅裂或有不规则细锯齿，<u>上面绿色，常有白色斑纹，下面紫红色，两面被柔毛</u>。花多数，白色，排成稀疏的圆锥花序，萼片5枚，卵形，先端尖，向外伸展，花瓣5片，白色或粉红色，下方2瓣特长，椭圆状披针形，上方3瓣较小，卵形，基部有黄色斑点，雄蕊10，花丝棒状，比萼片长约10倍，花药紫红色。<u>蒴果卵圆形，先端2深裂，呈喙状</u>。花期5～8月，果期7～11月。生于山谷、林下或溪边阴湿的石缝间。分布于我国长江流域以南各省区。野生或栽培。春、夏季采收，拔去全草，抖净泥沙，洗净，晒干。

✦ **性味功用**

苦、辛，寒；有小毒。清热解毒，凉血止血。用于血热崩漏，痔疮出血。外用治耳郭溃烂，脓肿疖肿，外伤出血，急慢性中耳炎。用量9～15克，水煎服。外用鲜品适量，捣烂敷患处或榨汁滴耳。

虎耳草

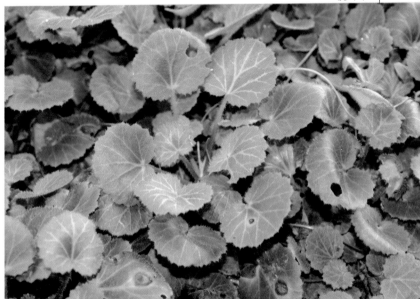

37. 金果榄 *Tinospora sagittata*（Oliv.）Gagnep.（金苦榄、青牛胆、金苦胆、扇子苦藤）

识别特征与采制

为防己科常绿草质或半木质藤本。**块根卵圆形或近圆形，念珠状，坚硬，表面黄褐色或黄色。**茎具纵槽纹。叶纸质，互生，**叶片箭状披针形，先端长渐尖或渐尖，基部箭形或戟状箭形，两面被短硬毛，叶柄基部稍肿胀作膝状曲。**花单性，雌雄异株，排成腋生的总状花序，雄花序单生或双生，总花梗纤细，雌花序常几个簇生，总花梗较粗壮；萼片6，2轮，雄花花瓣6，稍肉质，倒卵状圆形，雄蕊6枚，短于花瓣；雌花花瓣匙形，退化雄蕊棒状，心皮3～4。核果近球形，红色，内果皮坚硬，背线具不明显的疣状突起。花期3～4月。生于山野疏林下或灌木丛中阴湿处。分布于广东、广西、湖南、湖北、四川、贵州等省区。秋、冬季采收，挖取块根，除去茎与须根，洗净，晒干。

性味功用

苦，寒。清热解毒，利咽止痛。用于咽喉肿痛，热性泄泻，脘腹疼痛。外用治痈疽疔毒，湿毒皮疹，毒蛇咬伤。用量6～9克，水煎服。外用适量，研末吹喉或煎水洗患处。

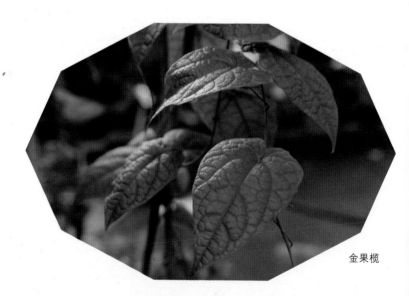

金果榄

38. 金钮扣 *Solanum torvum* Swartz（山颠茄、水茄、刺茄、天茄子）

👁 识别特征与采制

　　为茄科植物多年生小灌木，被灰色星状绒毛。**小枝圆柱形，褐色，密被星状绒毛及黄色皮刺。**叶互生，叶片卵形至椭圆形，长 6～18 厘米，宽 5～14 厘米，顶端急尖，基部心形或楔形，稍不对称，边缘深裂或呈波状浅缘裂，**两面均被星状绒毛及钻形皮刺。**聚伞花序顶生或腋生，密被星状毛，花萼杯状，5 裂，花冠白色，裂片 5，雄蕊 5，生于花冠喉上，柱头截形，子房 2 室。**浆果球形，光亮，成熟时黄色**，宿存萼反卷，种子淡黄色，近盘状。花期 6～9 月。生于沟谷、荒地、路旁和村边等潮湿处。分布于云南、广东、广西、福建、台湾等省区。主产广东、广西。秋、冬季采收。挖取茎及根部，除去嫩枝及叶，洗净，切片或段，晒干。

✜ 性味功用

　　微苦、辛，微凉；有小毒。消炎解毒，消肿散结，散瘀止痛。用于感冒发热，乳蛾，痧症，久咳，牙痛，跌打损伤。用量 9～15 克，水煎服。外用鲜品捣敷患处。

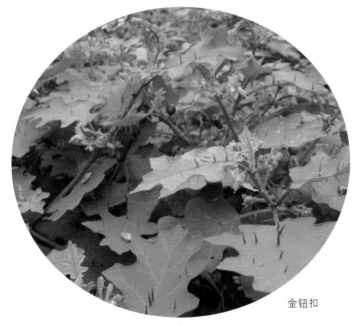

金钮扣

39. 金盏银盘 *Bidens biternata* (Lour.) Merr. & Sherff. (黄花雾、黄花草、鬼针草、一包针)

🔍 识别特征与采制

为菊科植物一年生直立草本，多分枝，略具4棱，无毛或被稀疏卷曲短柔毛。**叶为二回三出羽状复叶**，两面被疏柔毛，下部有时为单叶，对生，小叶片薄纸质，卵状椭圆形，顶端渐尖，边缘有锯齿，罕为深裂。头状花序近球形，具细长的花梗，总苞片两层，稍被毛，舌状花3～5朵，舌片淡黄色，或有时无舌状花，**管状花冠檐具5裂齿**。瘦果长圆形，有4棱，**顶端有3～4条具倒刺的芒状冠毛**。花、果期6～10月。生于路边荒地、山坡及田埂。分布于广东、江苏、福建、安徽、广西、海南等省区。夏、秋季枝叶茂盛和花开时采收。割取地上部分，除去杂质，晒干。

✚ 性味功用

甘、淡，微寒。疏散风热，清热解毒。用于风热感冒，咽喉肿痛，乳蛾，肠痈，毒蛇咬伤，湿热泻痢，黄疸；外用治疮疖，痔疮。

金盏银盘

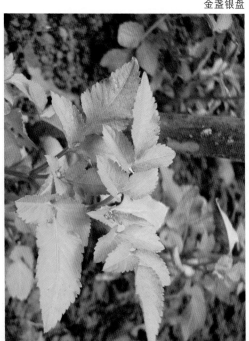

40. 南板蓝根 *Baphicacanthus cusia*（Nees）Bremek.（马兰根、土板蓝根、山烂根、蓝龙根）

👁 识别特征与采制

　　为爵床科多年生草本，通常成对分枝，幼嫩部分和花序均被锈色、鳞片状毛。根茎粗壮，断面呈蓝色，地上茎基部稍木质化，略带方形，节膨大，幼时被褐色微毛。<u>叶纸质，对生，叶片椭圆形或卵状椭圆形，</u>顶端短渐尖，基部楔形，稍下延，边缘有锯齿、波状齿或全缘，<u>侧脉约 8 对，两面均凸起。</u>花无梗，排列成疏生的穗状花序，顶生或腋生，苞片对生，叶状，早落，花萼裂片 5 枚，条形，通常一片较大，呈匙形，<u>花冠漏斗状，淡紫色，</u>5 裂近相等，先端微凹，雄蕊 4 枚，2 长 2 短，花丝间有薄膜状相连。蒴果棒状，上端稍粗，微有 4 棱，种子 4 枚，有微毛。花期 10～12 月。常生于低海拔山谷、溪边潮湿处。分布于广东、台湾、广西、云南、贵州、福建等省区。夏、秋二季采收，挖取根部，除去地上茎及泥土，洗净，干燥。

✚ 性味功用

　　苦，寒。清热解毒，凉血消斑。用于温疫时毒，发热咽痛，温毒发斑，丹毒，痈肿疮疡。用量 9～15 克，水煎服。叶也可入药，其功效和用量与根相同。此外，叶还常用作蓝色染料。

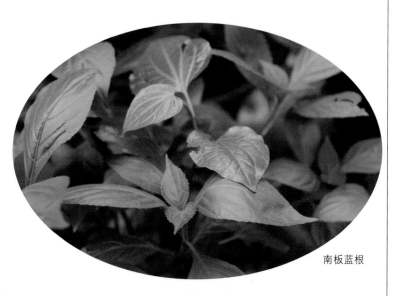

南板蓝根

41. 穿心莲 *Andrographis paniculata*（Burm. f.）Nees（一见喜、榄核莲、苦胆草、金耳钩、印度草、苦草）

👁 识别特征与采制

为爵床科一年生草本。茎直立，具4棱，多分枝，节处稍膨大。叶对生，柔软纸质，叶片披针形成长椭圆形，先端渐尖，基部楔形，边缘浅波状，两面均无毛。总状花序顶生和腋生，集成大型的圆锥花序；苞片和小苞片微小，披针形，萼有腺毛，花冠白色，二唇形，上唇2裂，下唇带紫色斑纹，3浅裂，花冠筒与唇瓣等长，雄蕊2，子房上位。蒴果扁，长椭圆形，有2条纵槽，疏生腺毛，成熟后开裂为2果瓣，种子多数，骨质，多皱缩，秃净，黄色或深褐色。花期6～10月。原产印度，现广东、广西、云南、海南、福建等省区有种植。秋初茎叶茂盛时采割地上部分，除去杂质，晒干。

✚ 性味功用

苦，寒。清热解毒，凉血，消肿。用于感冒发热，咽喉肿痛，口舌生疮，顿咳劳嗽，泄泻痢疾，热淋涩痛，痈肿疮疡，蛇虫咬伤。用量6～9克，水煎服。外用适量。

穿心莲

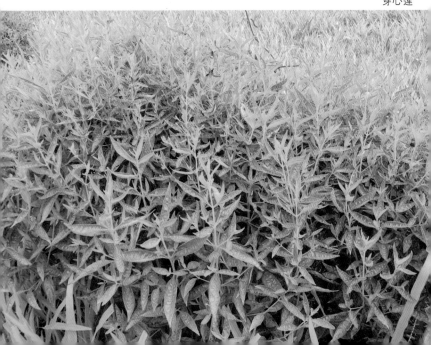

42. 鸦胆子 *Brucea javanica*（L.）Merr.（羊屎豆、苦榛子、老鸦胆、羊不食）

👁 **识别特征与采制**

　　为苦木科常绿灌木或小乔木，全株密被淡黄色柔毛。<u>奇数羽状复叶，互生，有小叶 5 ～ 11 片</u>，叶片呈卵状披针形或长卵形，顶端渐尖，基部阔楔形且两侧不对称，边缘有粗锯齿，两面均被短柔毛。花单性，雌雄异株或同株，圆锥聚伞花序腋生，雄花序长 15 ～ 40 厘米，雌花序长约为雄花序的一半，总轴被黄色柔毛，<u>花小，白色后渐变为红黄色至紫色</u>，花萼、花瓣、雄蕊均为 4 枚，外面及边缘被茸毛，花瓣披针形，外面中脉上疏生茸毛，边缘有茸毛及腺体，下部被花盘包围。<u>核果卵形或长卵形，黑色</u>。种子 1 粒，卵形，略扁，淡黄白色。花期 6 ～ 8 月，果期 8 ～ 10 月。常生于山坡、丘陵、旷野、村边、路旁的疏林或灌木丛中。分布于广东、海南、广西、云南、福建、台湾等省区。秋季果实成熟时采收，除去杂质，晒干。

✚ **性味功用**

　　苦、寒；有小毒。清热解毒，截疟止痢，腐蚀赘疣。用于热毒痢疾，疟疾，滴虫性阴道炎，阿米巴痢疾。外治赘疣，鸡眼。用量 0.5 ～ 2 克，用龙眼肉包裹或装入胶囊吞服。外用适量，捣烂敷患处。

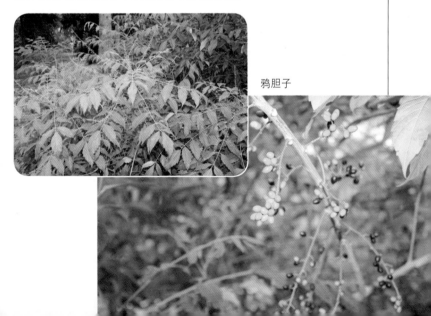

鸦胆子

43. 凉粉草 *Mesona chinensis* Benth.（仙人草、仙人冻、仙草、薪草）

识别特征与采制

为唇形科多年生草本。**茎方柱形，下部伏地，上部直立**，具分枝，小枝具4棱，初被毛。叶对生，纸质或近膜质，卵形、阔卵形或近圆形，先端短尖或钝，基部钝或圆，边缘有锯齿，两面被柔毛或近无毛。**花白色或淡红色**，甚小，**排成顶生且多花的总状花序**。苞片圆形或菱状卵圆形。花萼钟形，被白色柔毛，上唇的中央裂片特大，下唇通常全缘。**花冠管极短，喉部阔大，冠檐二唇形**，上唇4裂，侧生裂片明显较中间裂片大，下唇舟状，全缘，雄蕊4枚，伸出，后二枚雄蕊的花丝基部具齿状附属物。果萼增大，筒状或近坛状，有10纵脉，脉间蜂巢状。花、果期7～10月。生于水沟边、疏林下斜坡的湿润地或沙地草丛中。分布于广东、浙江、江西、台湾、广西。野生或栽培。夏季开花时采收，割取地上部分，晒干。

性味功用

甘、淡，微寒。消暑解渴，清热解毒。用于中暑口渴，湿火骨痛，高血压，糖尿病。用量30～60克，水煎服。民间习惯在夏季用凉粉草加工制成凝胶样软糕，习称"凉粉"，作为解暑食品。

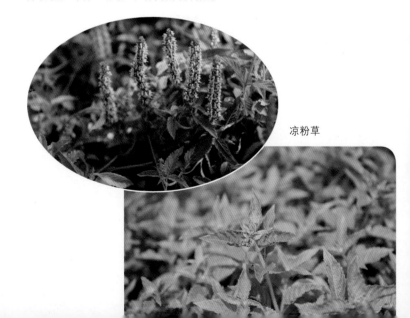

凉粉草

44. 夏枯草 Prunella vulgaris L. （棒槌草、灯笼花、枯草球、铁色草）

👁 识别特征与采制

为唇形科多年生草本，有匍匐地上的根状茎，在节上生须根。茎方形，直立，高达40厘米，带红色，被有向上的细毛。叶对生，草质，卵形或卵状矩圆形，顶端钝，基部圆，常下延至叶柄成狭翅状，全缘或有疏齿，两面均有毛，下面有细点，基部叶有长柄。<u>轮状花序密集成顶生假穗状花序</u>；苞片心形，具骤尖头，花萼唇形，上唇3齿，下唇2齿，果熟时因下唇2齿向上斜伸而闭合，<u>花冠紫、蓝紫或红紫色</u>，上唇盔状，下唇3裂，中间裂片边缘有流苏状小裂片，<u>花冠筒内基部有毛环</u>，雄蕊4，2强，花丝顶端2叉，一叉具药，子房上位。小坚果矩圆状卵形，褐色。花期4～6月，果期7～10月。生于山地路边、荒坡、草地和溪边等处。全国大部分地区均有分布。主产于广东、河南、江苏、安徽等省区。夏季当果穗呈棕红色时采收，割取果穗，除去杂质，晒干。

✚ 性味功用

辛、苦，寒。清肝明目，散结消肿。用于目赤肿痛，目珠夜痛，头痛眩晕，瘰疬，瘿瘤，乳痈，乳癖，乳房胀痛。用量9～15克，水煎服。

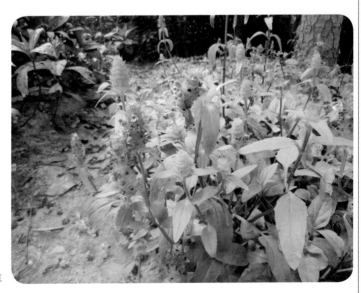

夏枯草

45. 救必应 *Ilex rotunda* Thunb.（铁冬青、龙胆仔、过山风、白皮冬青）

识别特征与采制

为冬青科常绿乔木，高可达 15 ～ 20 米。茎枝圆柱形，淡灰绿色，当年生小枝多少有棱，红褐色。叶互生，薄革质，卵形至倒卵状椭圆形，顶端急尖或钝，基部楔形或钝，全缘。花单性，雌雄异株，排成聚伞花序或伞形花序，单生于当年生枝上，雄花序由 5 ～ 16 朵花组成，花白色，花瓣 4 ～ 5 片；雌花序由 3 ～ 7 朵花组成，花白色，花瓣 5 ～ 7 片。浆果状核果圆球形，成熟时红色，内有 4 ～ 7 颗分核。生于山谷、溪边的疏林中或丘陵地带。分布于广东、海南、江西、湖南、广西、云南等省区。夏、秋二季采收，剥取树皮，切片，晒干。

性味功用

苦，寒。清热解毒，利湿止痛，凉血止血。用于暑湿高热，咽喉肿痛，湿热泻痢，脘腹胀痛，风湿痹痛，血热咳血，吐血，便血，尿血。外用治湿疹，疮疖，跌打损伤。用量 9 ～ 15 克，水煎服。外用适量，研末调敷患处。

救必应

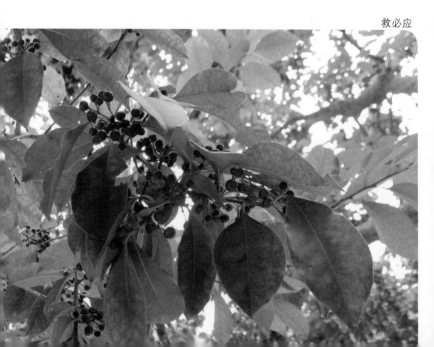

46. 鹿角英 *Rostellularia procumbens*（L.）Ness（小青草、六角英、瓦子草、观音草）

👁 识别特征与采制

为爵床科一年生或多年生草本，全株被短硬毛。茎基部呈匍匐状，多分枝，茎节上常生根，节稍膨大。<u>叶对生，厚纸质</u>，叶片卵形、长椭圆形或阔披针形，顶端短尖或短渐尖，基部阔楔形，全缘，两面均密生针状钟乳体。<u>穗状花序顶生或生于上部叶腋，密生多数小花</u>；苞片3枚，萼4深裂，裂片线状披针形或线形，边缘白色，薄膜状，外面密被粗硬毛，<u>花淡红色或紫色，二唇形</u>，雄蕊2，药室不等大，被毛，下面的药室有距，雌蕊1枚，子房2室，被毛。蒴果棒形，被毛，具种子4枚，下部实心似柄状，种子表面有瘤状花纹。花期9～12月。生于旷野，路边，草地，林缘阴湿处。分布于湖北、安徽、浙江、江苏、福建、江西等省区。秋、冬季花开时采收。割取全草，晒干。

✚ 性味功用

咸、辛，寒。清热解毒，利湿消滞，活血散瘀。用于外感发热，肺热咳嗽，咽喉肿痛，湿热泄泻，痢疾，黄疸，小儿疳积。外治痈疮疖肿，跌打肿痛。用量9～15克，鲜品30～60克，水煎服。外用适量煎水洗或取鲜品捣烂敷患处。

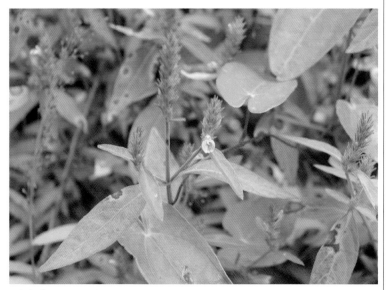

鹿角英

47. 猴耳环 *Archidendron clypearia*（Jcak.）Nielsen（围涎树、蛟龙木、洗头木、落地金钱）

识别特征与采制

为含羞草科乔木，高 3 ~ 10 米；嫩枝具棱，密被黄褐色茸毛。**叶为二回羽状复叶，互生，叶柄近基部有腺体**，下部羽片 3 ~ 8 对，每对羽片间的叶轴上有 1 个腺体，顶部羽片 6 ~ 16 对，近斜菱形，**先端小叶最大，基部近截形，偏斜**，向下各对小叶逐渐变小，革质，有光泽，两面稍有褐色短柔毛，无叶柄。花具短梗，数朵聚成小头状花序，再排成顶生或腋生的圆锥花序，花萼钟状，5 齿裂，与花冠同密被褐色柔毛，花白色或淡黄色。**荚果条形，旋卷呈环状，外缘呈波状，边缘在种间缢缩**，种子 4 ~ 10 枚，椭圆形或圆形，长约 1 厘米，种皮皱缩。花期 2 ~ 6 月，果期 4 ~ 8 月。生于山野丛林中。分布于广东、福建、海南、广西、云南等省区。全年可采收。割取带叶茎枝，晒干。

性味功用

微苦、涩、微寒。清热解毒，凉血消肿，祛湿敛疮，止泻。用于乳蛾，咽喉肿痛，胃痛，肠风下血，湿热泄泻。外用治痔疮，湿疹，水火烫伤，烂脚，疮痈疔肿。用量 6 ~ 9 克，水煎服。外用适量研末调茶油涂抹或取鲜品捣烂敷患处。

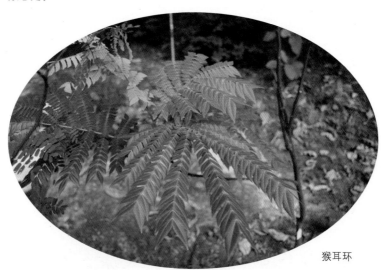

猴耳环

48. 葎草 *Humulus scandens*（Lour.）Merr.（拉拉藤、割人藤、刮皮藤、蜈蚣藤）

识别特征与采制

为桑科一年生或多年生蔓性草本。茎长达数米，淡绿色，有纵条棱，**茎枝和叶柄密生倒钩状小刺**。叶纸质，对生，**掌状叶 5～7 深裂**，裂片卵形或卵状披针形，顶端短尖或略短钝，基部心形，边缘有粗锯齿，**叶上面散生粗刚毛**，下面略粗糙而被柔毛及腺点，脉上有硬毛。花单性，雌雄异株，雄花序为圆锥花序，雌花序为短穗状花序；雄花小，具花被片 5 枚，黄绿色，雄蕊 5 枚；雌花每 2 朵具 1 苞片，苞片被白色刺毛和黄色小腺点，花被片 1 枚，灰白色，紧包雌蕊。**果穗绿色，似松球状**，瘦果黄色，扁球形，质坚硬。花期 6～8 月。生于旷野和村边坡地或沟旁空地。分布于全国大部分省区。主产于福建、广东等地。夏、秋季采收。拔取全草，除去杂质，晒干。

性味功用

甘、苦、寒。清热解毒，利尿消瘀，退虚热，健胃。用于肺热咳嗽，小便不利，肺痨咳嗽，午后潮热，胃肠炎，痢疾。外用湿疹，皮肤瘙痒，疮疖痈肿，痔疮。

葎草

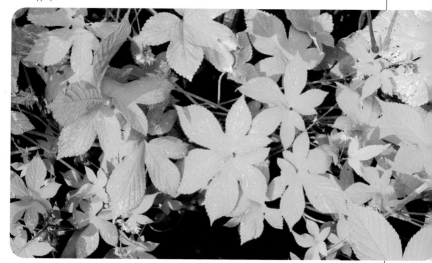

49. 黑面神 *Breynia fruticosa*（L.）Hook. f.（黑面叶、钟馗草、鬼画符、青凡木）

识别特征与采制

为大戟科常绿灌木，全株无毛。枝常呈紫红色，小枝上部压扁状，灰绿色，枝切断面淡黄色，年轮明显，射线细密而清晰。叶革质，互生，叶片菱状卵形至卵状披针形，顶端钝或急尖，基部阔楔形，下面通常粉绿色，两面光滑无毛。花极小，2～4朵簇生于叶腋，单性，雌雄同株，无花瓣，花萼顶端6浅裂，雄花花萼陀螺状或半球形，雄蕊3枚，花丝合生呈柱状，雌花花萼果期扩大呈盘状，变褐色，子房3室。蒴果球形，绿色，位于扩大的宿存花萼上，种子三棱状，种皮红色。花、果期几全年。生于平原区缓坡至山坡疏林、干旱的灌丛中。分布于浙江、福建、香港、贵州、广西、云南。主产广东、海南等地。全年可采收，以秋末冬初采收为佳。割取嫩枝叶，晒干。

性味功用

微苦，微寒；有小毒。清热祛湿，祛风止痒，活血解毒。用于腹痛吐泻、湿疹、缠腰火丹、皮炎、漆疮、风湿痹痛、产后乳汁不通、阴痒。用量15～30克，水煎服。外用适量，煎水洗患处。

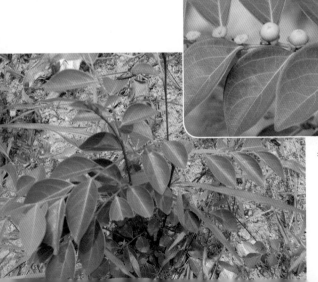

黑面神

50. 漆大姑 *Glochidion eriocarpum* Champ. ex. Benth.（毛七公、毛果算盘子）

👁 识别特征与采制

为大戟科常绿小灌木，多分枝，小枝密被黄色长柔毛。叶纸质，互生，叶片卵形或卵状披针形，顶端渐尖或急尖，基部钝圆，两面均被长柔毛，叶脉上和叶柄密被黄毛。<u>花单性同株，黄绿色，常 2～4 朵簇生于叶腋。</u>雄花生于小枝下部，具短柄，萼片 6，矩圆形，外面被疏柔毛，雌花无柄而通常生于小枝上部，萼片 6，其中 3 片较狭，两面均被长柔毛，子房扁球形 5 室，密被柔毛，花柱短，合生呈圆柱形，约为子房长的 3 倍，均密被长柔毛，顶端 5 裂。<u>蒴果扁球形，顶部压入，具 5 条纵沟，密被长柔毛，</u>先端具圆柱状稍伸长的宿存花柱，种子橘红色。花期几乎全年。生于山坡、山谷灌木林中或林缘。分布于贵州、广西、云南、福建、台湾、香港等省区。主产广东、广西等。夏、秋季采收。摘取带幼枝的叶片，晒干。

✿ 性味功用

苦，微寒。清热利湿，祛风止痒，解漆毒。用于胃肠湿热所致的呕吐，泄泻，痢疾。外用治生漆过敏，皮肤湿毒瘙痒，荨麻疹，湿疹，剥脱性皮炎，过敏性皮炎。用量 9～15 克，鲜品 30～60 克，水煎服。外用适量，研末撒敷或煎水洗患处。

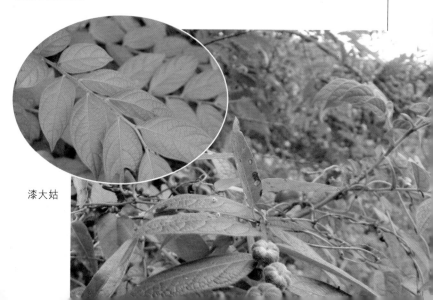

漆大姑

51. 土白蔹　*Zehneria indica*（Lour.）Keraudren（马交儿、老鼠拉冬瓜、广东白蔹）

👁 识别特征与采制

　　为葫芦科多年生柔弱草质藤本，具薯状块根，<u>卷须不分叉</u>。叶薄纸质或膜质，互生，叶片三角状卵形，卵状心形，不分裂或 3～5 裂，全缘或有钝齿，基部戟形或截平，两面粗糙，掌状脉。花雌雄同株，雄花单生或数朵聚生于叶腋内，<u>花冠白色或黄色</u>，裂片 5 枚，卵状长圆形，雄蕊 3 枚；雌花和雄花在同一叶腋内单生，子房纺锤形，顶端缢缩，有疣状突起，柱头 3 个。<u>果实卵形或椭圆形，长 1～1.5 厘米，成熟后红色或橘红色</u>，种子多数，卵形，呈压扁状。花、果期几乎全年。生于山地林缘、沟边或村边等地，常攀援于灌木上。分布于广东、广西、海南、江苏、安徽、江西、福建等省区。主产于广东、海南各地。春、秋季采收，挖取块根，除去杂质泥土，晒干。

⬛ 性味功用

　　甘、苦，寒。清热解毒，祛痰利湿，散结消肿。用于肺热痰咳，湿热泻痢，肝热目赤，热淋涩痛，咽喉肿痛，风湿痹痛。外用治湿疹瘙痒，疔疮、瘰疬，热毒痈肿。用量 15～30 克，水煎服。外用适量，研末调敷或煎水洗患处。土白蔹的全草亦供药用。味甘、淡，性凉，功能祛湿利尿，拔毒消肿，主治尿路感染，痈疮疖肿，咽喉肿痛。

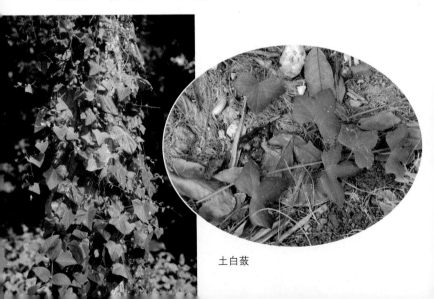

土白蔹

52. 鱼腥草 *Houttuynia cordata* Thunb.（狗贴耳、鱼鳞草、菹菜、蕺菜）

👁 识别特征与采制

为三白草科多年生草本，**茎叶有鱼腥气味**，茎下部伏地，节上生根，上部直立，通常无毛，有时带紫红色。叶互生，纸质，心形或广卵形，全缘，有细腺点，顶端短渐尖，基部心形，上面脉上略有柔毛，**下面常带紫红色**，基出脉 5～7 条，叶柄长 1～3 厘米，基部鞘状。**穗状花序顶生或与叶对生**，长约 2 厘米，**总苞片 4 枚，白色，呈花瓣状**，长圆形或倒卵形，顶端圆形或钝，花小而密，两性，无花被，雄蕊 3 枚。蒴果长 2～3 毫米，顶端具宿存的花柱，种子卵形。花期 4～7 月。生于溪沟边、田边和林下阴湿处。分布于我国大部分省区。夏、秋季采收。拔取全株，除去泥土和杂质，晒干。

✦ 性味功用

辛，微寒。清热解毒，消痈排脓，利水通淋。用于肺痈吐脓，肺热痰咳，热泻热淋，肺炎，急慢性气管炎，肠炎及尿路感染。外用治痈肿疮毒。用量 15～30 克，鲜品 30～60 克，水煎服，煎煮时不宜久煎。外用适量，煎汤熏洗或鲜品捣烂敷患质。

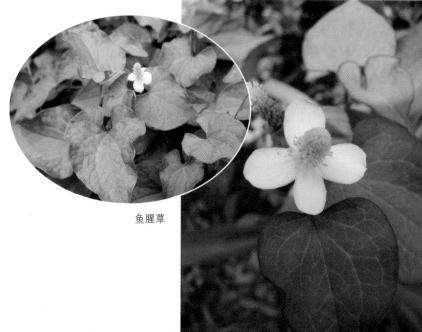

鱼腥草

53. 三白草 *Saururus chinensis*（L.）Baill.（塘边藕、白面姑、水莲藕）

👁 识别特征与采制

　　为三白草科多年生湿生草本。茎直立或下部匍匐地面，节上生不定根，无毛。叶互生，纸质，叶片阔卵形或卵状披针形，长9～14厘米，宽4～7厘米，顶端急尖或渐尖，基部心形或斜心形，两面无毛，绿色，但在茎顶端花序下的2～3片叶于花期常变成白色，呈花瓣状，基出主脉5条，网脉明显，叶柄长1～3厘米，基部与托叶合生成鞘状，略抱茎。总状花序长10～15厘米，花序轴密被短柔毛，苞片近匙形，贴生于花梗基部，花两性、黄白色，无花被，雄蕊6枚，花丝略长于花药，花柱4枚，离生。蒴果圆球形，成熟后顶端开裂成3～4个分果，分果近球形，表面多疣状突起，种子球形，有光泽。花期4～6月。生于低湿沟边、塘边或溪旁。分布于河南、河北、湖南、湖北、江西、广西、广东等省区。全年均可采收。以秋季采收者质佳。挖取根状茎，除去须根，晒干。

✚ 性味功用

　　苦、辛，寒。清热利湿，解毒消肿。用于热性水肿，脚气，湿热黄疸，淋浊，带下以及肝肾炎水肿，营养性水肿，泌尿系统感染及结石，风湿性关节炎。外用治疗疮脓肿，皮肤湿疹。用量9～15克，鲜品15～30克，水煎服或捣烂取汁饮。外用适量鲜品捣烂敷或煎水洗患处。

三白草

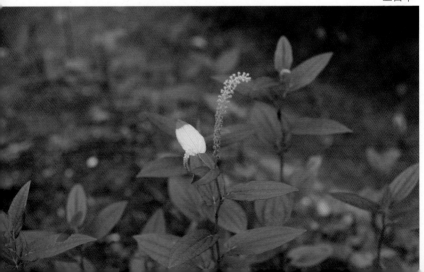

54. 潺槁根 *Litsea glutinosa*（Lour.）C. B. Rob.（潺槁蕄、香胶木、残槁蕄、楠木根、厚皮楠）

识别特征与采制

为樟科常绿乔木，高达 15 米，**全株有香气**，内皮有黏质，嫩枝、叶柄、叶背和花序多少有柔毛。叶互生，革质或薄革质，**倒卵形、长椭圆形**，长 6 ~ 15 厘米，宽约 5 厘米，顶端钝或圆形，基部楔形，钝或近圆形，**侧脉每边 8 ~ 12 条，中侧脉在叶上下表面均凸起**。花单性，雌雄异株，伞形花序生于小枝上部的叶腋内，单生或数个生于总花梗上，总苞片 4 枚，每一总苞内有花多数，花被不全或无花被，雄蕊 9 枚或更多，花梗密被黄色绒毛。**浆果状核果球形，成熟时黑色**。花期 5 ~ 6 月，果期 9 ~ 10 月。生于山地林缘、溪旁、疏林或灌丛中。分布于广西、广东、福建、云南、香港等省区。广东和海南各地主产。全年均可采收。挖取根部，趁鲜斩成片块，晒干。

性味功用

甘、苦、涩，微寒。清热解毒，利湿消肿，收敛止血。用于疔疮痈肿，湿热泄泻，水肿，近有用于腮腺炎，糖尿病。外用治疮疡肿毒，疰腮，跌打扭伤。用量 15 ~ 30 克，水煎服。外用适量，研末调敷或取鲜品捣烂敷患处。

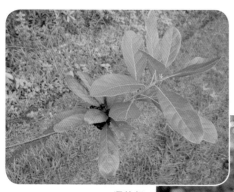

潺槁根

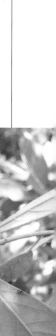

55. 华南紫萁 *Osmunda vachellii* Hook.（紫萁贯众、牛利草、假苏铁）

👁 识别特征与采制

为紫萁科蕨类植物，植株高达1米。根状茎直立，粗肥，成圆柱形的主轴。叶1型，但羽片为2型，簇生于主轴顶部，柄长20～40厘米，棕禾秆色，坚硬，叶片厚纸质，深绿色，光滑，椭圆形，长40～90厘米，宽20～30厘米，1回羽状，羽片15～20对，近对生，斜向上，披针形或线状披针形，长15～20厘米，宽1～1.5厘米，先端长渐尖，基部狭楔形，全缘，叶脉粗健，两面均明显，2回分叉，叶厚纸质，无毛，下部3～4对羽片能育，羽片缩为线形，宽仅4毫米，主脉两侧密生圆形而分开的孢子囊穗。生于草坡上或溪边阴处酸性土壤中。分布于香港、澳门、广西、福建、贵州、云南等省区。主产广东和海南各地。

◼ 性味功用

苦、微涩，凉。清热解毒，凉血止血，杀虫。用于外感高热，血热吐血，衄血，便血，血痢，外伤出血，湿热斑疹，痈肿疮毒，驱除肠道寄生虫。用量10～25克，水煎服。

华南紫萁

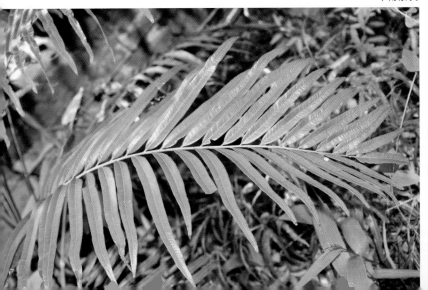

56. 五桠果 *Dillenia turbinataa* Fin. et Gagnep.（西湿阿地、大花第伦桃、各班肉、枇杷树）

👁 **识别特征与采制**

为第伦桃科常绿乔木，枝密被铁锈色长硬毛或近无毛。叶革质，互生，叶片倒卵状长圆形，长 15～30 厘米，宽 8～14 厘米，顶端圆或钝，基部阔楔形而下延成狭翅状，边缘有疏小齿，叶两面均被短硬毛，叶柄长 2～5 厘米，被锈色硬毛。总状花序顶生，有花 2～4 朵，花大，直径 10～13 厘米，萼片 5 枚，革质，广椭圆形，外面的 2 片较大，花瓣 5 枚，膜质，倒卵形，黄色，稀白色或粉红色，顶端圆，基部狭，雄蕊 2 轮，花丝淡紫红色，花药顶孔开裂。果近球形，不开裂，直径 4～5 厘米，红色，具宿存萼，种子倒卵形，暗褐色，无毛。花期 1～5 月，果熟期 7～10 月。生于低海拔至中海拔的山地林中。分布于云南、广东、广西、海南。东南亚国家及广东有栽培。秋、冬季采收，挖取根部，清除杂质和泥土，洗净，晒干。

✖ **性味功用**

酸、涩，平。解毒，止泻。用于瘀血肿胀，无名肿毒，痈疽疮疡，虫蛇咬伤，痢疾，肠炎，秋季腹泻。用量 3～10 克。水煎服或研末冲水服。果实可食。木材尚可用作建筑材料。

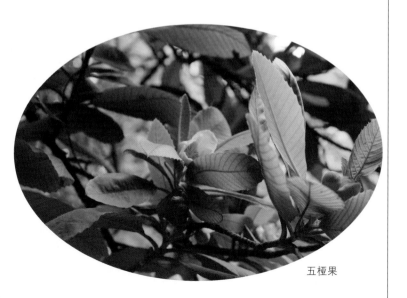

五桠果

57. 广枣 *Choerospondias axillaris* (Roxb.)Burtt. et Hill. (岭南酸枣、五眼果)

🐾 识别特征与采制

为漆树科落叶乔木，树皮灰褐色，呈片状剥落，<u>枝紫黑色，有红褐色皮孔</u>。叶互生，为奇数羽状复叶，长 20 ～ 30 厘米，小叶片 7 ～ 15 片，对生，纸质或膜质，长圆状披针形顶端渐尖，基部阔楔形或近圆形，略偏斜，脉腋内有簇毛，侧脉纤细，每边 10 ～ 15 条，上面明显。<u>花紫色，杂性，雌雄异株</u>，雄花和不孕花排成腋生的圆锥花序，雌花单生于小枝上部的叶腋，萼杯状，5 裂，花瓣 5 枚，常略反折或伸展，雄蕊 10 枚，子房 5 室。核果椭圆形，两端钝圆，成熟时黄色，<u>核坚硬，骨质，顶端有 5 孔</u>，孔上覆有薄膜。常生于山谷疏林中或村边。分布于广东、浙江、江西、福建、湖北、湖南、广西、云南等省区。广东主产。秋季果实近成熟时摘下，晒干。

✠ 性味功用

酸、涩，凉。清热解毒，祛湿，杀虫。用于治疗疮疡，烫火伤，阴囊湿疹，痢疾，白带，疥癣。用量 9 ～ 15 克，水煎服，或研粉入丸、散剂，1.5 ～ 2.5 克。外用适量，或煅炭存性研细末调香油涂敷患处。南酸枣果核亦供药用，内服用量 15 ～ 24 克，水煎服，可解酒醉。

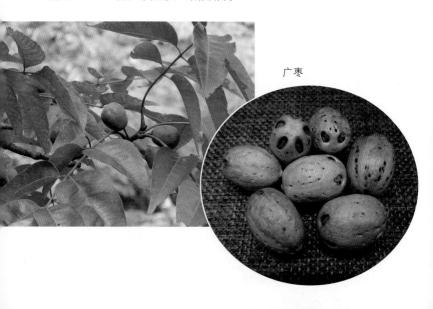

广枣

58. 抱树莲 *Lepidogrammitis drymoglossoides*（Bak.）Ching（鱼鳖草、石豆、抱石莲）

◉ 识别特征与采制

　　为水龙骨科蕨类多年生草本，植株高约5厘米。根状茎横走，<u>疏生棕色的鳞片，鳞片基部圆形并呈星芒状</u>，上部钻形。叶远生，明显二型，具短柄，<u>不育叶片矩圆形或倒卵形</u>，长1.5～3厘米，宽1～1.5厘米，先端圆或钝，基部狭楔形，下延，全缘；<u>能育叶片较长，披针形或舌形</u>，长2～3厘米，宽不及1厘米，但有时与不育叶同形，叶脉不明显，叶肉质，下面疏被小鳞片。<u>孢子囊群圆形，沿主脉两侧各成1行，位于主脉两侧</u>，通常分离，幼时具盾状隔丝覆盖。常附生于山谷或溪边林中树干上或岩石上。分布湖北、湖南、江苏、江西、四川、贵州、广东、广西。主产浙江、安徽、江西、福建、广东等地。全年可采，以8—9月为佳，拔取全草，清除泥沙，晒干。

✚ 性味功用

　　淡，平。清热解毒，祛风化痰。用于治肺结核咯血，淋巴结炎，尿路结石，关节痹痛，疔疮痈肿。用量15～30克，水煎服，或捣烂敷患处。

抱树莲

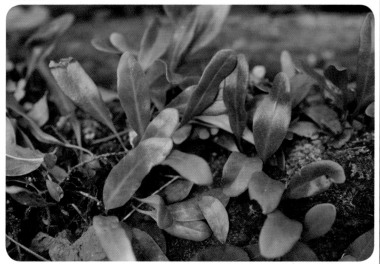

59. 粪箕笃 *Stephania longa* Lour.（田鸡草、畚箕藤、七厘藤、黎壁叶）

识别特征与采制

为防己科多年生草质攀援藤本。叶纸质，三角状卵形至披针形，长3～9厘米，宽2～6厘米，顶端钝，有小凸尖，基部近截平或有时微凹，两面无毛，掌状脉通常10条，叶柄盾状着生，基部稍扭曲。花单生，雌雄异株，伞形聚伞花序腋生，雄花序通常有3～6条纤细的假伞梗，雌花序的假伞梗较粗壮，多达10条；雄花有6～8枚萼片和4枚微小的花瓣，盾状聚药雄蕊有柄；雌花有3～4枚萼片和同数的花瓣，均较雄花小。核果红色，倒卵状球形，内果皮背部有2列小瘤体和2列小横肋，每列9～10条，胎座迹穿孔。花、果期9～12月。常生于村边、林缘或旷野的灌木丛中。分布于广东、台湾、福建、海南、广西等省区。全年可采收。割取藤叶，去除泥土，晒干。

性味功用

涩，寒。清热解毒，利尿消肿。用于肠痈，血痢，毒蛇咬伤。肾盂肾炎，膀胱炎，慢性肾炎，肠炎，痢疾。外用治化脓性中耳炎，疖疮痈肿，外伤感染。用量15～30克，水煎服。外用适量鲜品捣烂敷患处或用药汁滴耳。

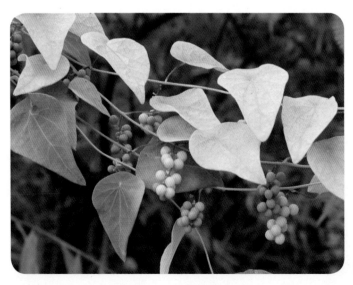

粪箕笃

60. 楼梯草　*Elatostema involucratum* Franch. et Sav.（细水麻叶、赤车使者、冷草）

 识别特征与采制

为荨麻科多年生草本。茎具棱，不分枝或有时上部具分枝，嫩枝被疏柔毛，后变无毛。叶互生，2列，草质，斜披针状长圆形或斜长圆形，长 6～13 厘米，宽 2～5 厘米，顶端长渐尖，基部歪斜，狭楔形或钝，边缘具粗锯齿，上面棕绿色，下面无毛，钟乳体线状，上面明显。花单性同株或异株，花序腋生，头状，具花多数，密集，雄花序有短花梗，雌花序近无花梗，雄花被片 5 枚，雌花被片 3 枚。瘦果卵形。花期 5～10 月。生于山地沟边，石边和林下。分布于云南、贵州、广东、广西、湖北、安徽、江西等地。全年可采收。割取地上部分，除去杂质，晒干。

性味功用

微苦，微寒。清热解毒，利水消肿，活血止痛。主治高热惊风，湿热腹痛，黄疸、风湿痹痛，水肿，淋证，带状疱疹，毒蛇咬伤，跌打损伤，骨折。用量 6～12 克，水煎服。

楼梯草

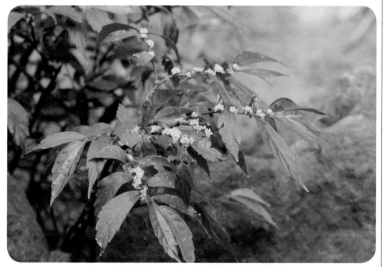

61. 菩提树皮 *Ficus religiosa* L.（菩提蓉、毕钵罗树、觉树、思维树）

👁 识别特征与采制

为桑科落叶或半落叶大乔木，高达 15 ～ 25 米，胸径为 30 ～ 50 厘米，幼时常附生于其他树上。叶互生，革质，三角状卵形或心形，叶片表面深绿色，光亮，背面淡绿色，先端骤尖，顶部延伸为尾状，尾尖长 2 ～ 5 厘米，基部宽截形至浅心形，全缘或为波状，基生叶脉三出，侧脉 5 ～ 7 对，叶柄纤细，有关节，与叶片等长或长于叶片，托叶小，卵形，先端急尖。花序单生或对生于叶腋，少为 3 个聚生，近球形，榕果球形至扁球形，成熟时红色，雄花、瘿花和雌花生于同一榕果内壁，子房光滑，球形，花柱纤细，柱头狭窄。花期 3 ～ 4 月，果期 5 ～ 6 月。分布于广东、广西、云南等地，多为栽培。春、夏二季采收。剥取树皮，晒干。

✚ 性味功用

苦，寒。清热解毒，补虚止咳，活血散瘀，止痛，坚固牙齿。用于体虚久咳，牙痛，牙齿松动等。用量 15 ～ 24 克，水煎服。外用适量或用酒浸搽。菩提花可入药，有发汗解热之功。菩提树的叶子可以用于治疗多种心脏疾病。枝干上流出的乳状汁液，可制成硬性树胶。木材灰白色，质稍坚硬，可作器具用材。

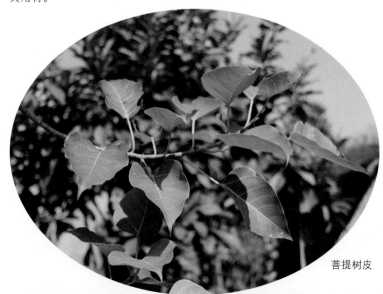

菩提树皮

62. 猫尾草 *Uraria crinita*（L.）Desv.（布狗尾、土狗尾、狼尾草）

👁 识别特征与采制

　　为蝶形花科直立亚灌木，高 1 ～ 1.5 米，茎和枝略粗，分枝少，被灰色短柔毛。<u>叶互生，单数羽状复叶，小叶对生，有 3 ～ 7 枚</u>，近革质，长矩圆形，先端略尖，上面无毛，下面被柔毛，侧脉每边 6 ～ 9 条，两面突起，全缘。<u>总状花序顶生，呈穗状</u>，长 15 ～ 30 厘米，粗壮，密被灰白色长硬毛，先端弯曲，形如"猫尾"；花萼浅杯状，5 裂，<u>花冠紫色</u>，长 6 毫米。荚果略被短茸毛，有荚节 2 ～ 4 个，荚节椭圆形，具网纹。花、果期 4 ～ 9 月。多山于旷野坡地、路旁或灌丛中。分布于台湾、福建、江西、广东等地。秋季花期采收。挖取全草，除去泥土，晒干。

✿ 性味功用

　　甘、淡，微寒。清热化痰，凉血止血，杀虫。用于外感风热咳嗽痰多，痰疟，小儿疳积，血热吐血，咯血，尿血。用量 30 ～ 60 克，水煎服。

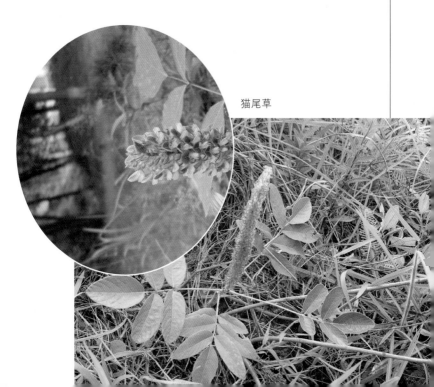

猫尾草

63. 海红豆 *Adenanthera pavonina* var. microsperma（Teijsm. et Binn.）Nielsen（孔雀豆、相思格、红豆）

👁 识别特征与采制

为含羞草科落叶乔木，高 5～20 米。二回羽状复叶，羽片 3～5 对，小叶 4～7 对，互生，长圆形或卵形，长 2.5～3.5 厘米，宽 1.5～2.5 厘米先端极钝，两面均被微柔毛，具短柄。总状花序单生于叶腋或在枝顶排成圆锥花序式，被短柔毛，花小、白色或黄色、有香味，具短梗，花瓣披针形，基部稍合生，雄蕊 10 枚，与花冠等长或稍长，花柱丝状，柱头小。荚果狭长圆，二侧扁压，直或稍弯，开裂后果瓣旋卷，种子鲜红色，有光泽。花期 4～7月，果期 7～10 月。多生于山沟、溪边、林中或栽培于圆庭。分布于云南、贵州、广西、福建和台湾。主产于广东、广西、云南等地。秋季果实成熟时采收，打下种子，晒干。

⬛ 性味功用

辛、微苦、微寒；有小毒。疏风清热，燥湿止痒，润肤养颜。面部黑斑，痤疮，酒渣鼻，头面游风，花斑癣。本品有毒，多研末调制外敷。心材暗褐色，质坚而耐腐，可作支柱、船舶、建筑用材和箱板。种子鲜红色而光亮，可作装饰品。

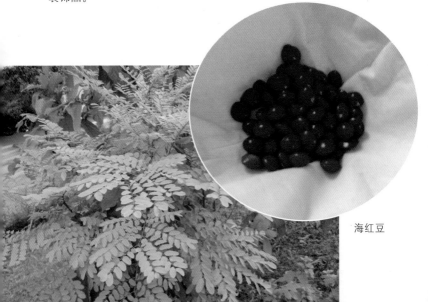

海红豆

64. 麻大戟 *Lespedeza formosa*（Vog.）Koehne（美丽胡枝子、草大戟）

👁 **识别特征与采制**

为蝶形花科直立灌木，高 1～2 米，多分枝，枝伸展，被疏柔毛。**羽状复叶具 3 小叶**，托叶 2 枚，线状披针形，叶柄长 2～7 厘米，被短柔毛，小叶椭圆形、长圆状椭圆形或卵形，先端钝圆或微凹，具短刺尖，基部近圆形或宽楔形，全缘，上面绿色，下面淡绿色，被贴生短柔毛。**总状花序腋生，比叶长**，常构成大型较疏松的圆锥花序，总花梗长可达 10 厘米，花萼钟状，长 5～7 毫米，5 裂，裂片通常短于萼筒，上方 2 裂片合生成 2 齿，裂片卵形或三角状卵形，先端尖，外面被白毛；**花冠红紫色，长 10～15 毫米**。荚果倒卵形或倒卵状长圆形，稍扁，长 8 毫米，宽 4 毫米，表面具网纹且被疏柔毛。花期 7～9 月，果期 9～10 月。生于山地林缘、路旁、灌丛及杂木林中。分布于福建、浙江、江苏、安徽、广西、广东等省区。主产广东、广西等省。夏、秋季采收。挖取根部，趁鲜时剥取根皮，晒干。

✿ **性味功用**

苦、微涩、微寒。清热凉血，消肿止痛。用于肺热咳血，疮痈疔肿，胃热痛，风湿骨痛，肺脓疡，大便隐血。外用治跌打损伤。用量 15～30 克，水煎服。外用适量鲜根和酒糟捣烂敷患处。

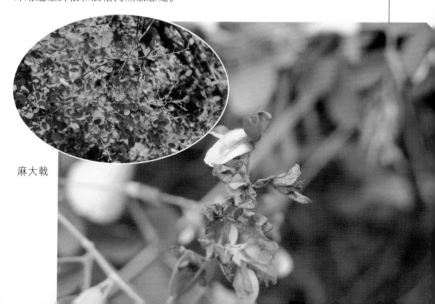

麻大戟

65. 田菁 *Sesbania cannabina*（Retz.）Poir.（小野蚂蚱豆、向天蜈蚣、碱菁、涝豆）

👁 识别特征与采制

为蝶形花科一年生草本，高 3 ～ 3.5 米。**茎绿色，有时带褐红色，微被白粉**，具不明显淡绿色线纹，平滑，折断有白色黏液，枝髓粗大充实。**羽状复叶，叶轴长 15 ～ 25 厘米，小叶 20 ～ 30 对**，对生或近对生，线状长圆形，先端钝至截平，具小尖头，基部圆形，两侧不对称，上面无毛，下面幼时疏被绢毛，后秃净，两面被紫色小腺点，下面尤密。总状花序长 3 ～ 10 厘米，具 2 ～ 6 朵花，花萼斜钟状，无毛，萼齿短三角形，先端锐齿，各齿间常有 1 ～ 3 线状附属物；花冠黄色，雄蕊二体，花药卵形至长圆形；雌蕊无毛，柱头头状，顶生。**荚果细长圆柱形，长 12 ～ 22 厘米**，宽 2.5 ～ 3.5 毫米，微弯，外面具黑褐色斑纹，喙尖，长 5 ～ 7 (～ 10) 毫米，有种子 20 ～ 35 粒，种子绿褐色，有光泽，短圆柱状，种脐圆形，稍偏于一端。花果期 7 ～ 12 月。栽培或逸为野生于水田、水沟等潮湿低地边。分布于江苏、浙江、江西、福建、台湾、广西、云南等省区。主产于福建、台湾、广东等省区。药用根、叶和种子。

✜ 性味功用

甘、苦，平。利尿清热，凉血解毒。用于治疗胸腹炎，高热，关节挫伤，关节疼痛。用量 9 ～ 15 克，水煎服。外用适量鲜品捣烂敷患处。茎、叶尚可作绿肥及牲畜饲料。

田菁

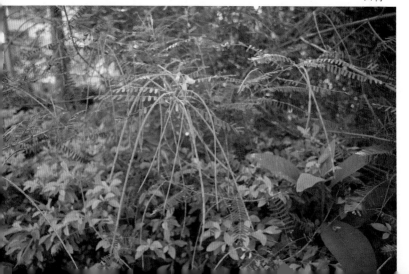

66. 羊蹄甲 *Bauhinia purpurea* L.（洋紫荆、紫花羊蹄甲、红花羊蹄甲、玲甲花）

👁 识别特征与采制

为苏木科常绿乔木，高 5 ~ 10 厘米，树皮灰暗色，近光滑。叶硬纸质，**近圆形或阔心形，先端 2 裂**，为叶全长的 1/3 ~ 1/2，裂片先端圆钝，下面疏被短柔毛，基部浅心形，基出脉 9 ~ 11 条；叶柄长 3.5 ~ 4 厘米，被褐色短柔毛。总状花序顶生或腋生，有时复合成圆锥花序，被短柔毛；花大，美丽；花蕾纺锤形，具 4 ~ 5 纵棱或狭翅，顶端钝；萼一侧开裂呈佛焰状，长约 2.5 厘米，有淡红色和绿色线条；**花瓣红紫色，具短柄，倒披针形**，连柄长 5 ~ 8 厘米，近轴的 1 片中间至基部呈深紫红色；能育雄蕊 5 枚，其中 3 枚较长。**荚果带状，扁平**，长 12 ~ 25 厘米，略弯曲，**果皮木质，开裂时扭曲**，种子近圆形，扁平。花期 9 ~ 11 月，果期 2 ~ 5 月。分布于我国南方，广东及海南均有栽培。全株多处可入药根、树皮全年可采，叶及花夏季采收，晒干。

✚ 性味功用

微酸、苦、涩，平。止血，健脾，清热敛疮。用于咯血，消化不良，外用治烫火伤，脓疮。用量 9 ~ 15 克，水煎服。外用适量鲜品捣烂敷患处。

羊蹄甲

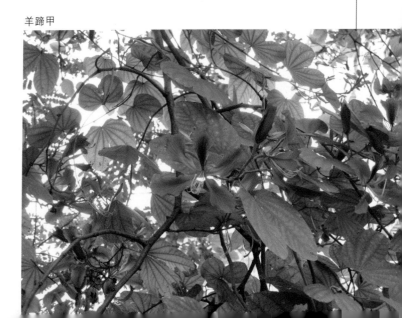

三、泻下药

1. 火殃簕 *Euphorbia antiquorum* L.（霸王鞭、金刚纂、龙骨树、肉麒麟）

👁 识别特征与采制

　　为大戟科小乔木，高1～3米。含白色乳汁。枝粗壮，具5锐棱，<u>小枝肉质，具3～5纵翅状锐棱，绿色</u>，直径5～7厘米，棱高2厘米。叶小，肉质，疏生于嫩枝的棱上，倒卵状椭圆形，长0.5～1.5厘米，无叶柄，早落，<u>托叶刺成对生于基座上</u>。杯状聚伞花序，每3枚簇生于落叶腋部，总花梗短而粗壮，<u>总苞半球形，黄色，5浅裂</u>，裂片边缘撕裂，具小齿，腺体5枚，浅黄色，无附属体。蒴果球形，分果稍压扁。花期10月至翌年2月。多作为观赏植物或绿篱在庭园或公园等地栽培。分布于福建、广西、广东、海南等省区。全年可采收。割取茎部，除去小枝及叶，削去外皮及刺，切片，晒干。

❖ 性味功用

　　苦，寒；有毒。清热止泻，消肿拔毒。用于湿热泄泻。外用治疮疡肿毒，皮癣。用量3～6克，水煎服，或入丸剂。外用适量，研末调敷患处。孕妇禁用。

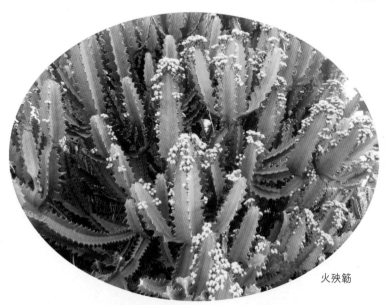

火殃簕

2. 樟柳头 *Costus speciosus*(Koen.)Smith(广东商陆、闭鞘姜、 山冬笋、姜商陆)

识别特征与采制

为姜科多年生高大草本。根茎块状，横生，茎基部近木质。**单叶，螺旋状排列**，长圆形或披针形，先端钝尖或尾尖，基部近圆形，全缘，平行羽状脉由中央斜出，叶背面密被绢毛，叶鞘闭合。**穗状花序顶生**，长 5 ～ 15 厘米，苞片卵形，革质，红色，覆瓦状排列，具增厚而锐利的短尖头，每 1 苞片内有花 1 朵，**花冠管短而大，裂片近等长，白色或微带红色**，唇瓣先端具裂齿，呈皱波纹，雄蕊花瓣状，上面密被短柔毛，白色，基部橙红色。蒴果稍木质，红色，种子黑色，光亮。花期 7 ～ 9 月，果期 9 ～ 11 月。生于山谷疏林下、路边、荒坡、水沟边等处或栽培。分布于广西、云南、广东、江西、台湾等省区。全年可采收，但以秋季为佳。挖取根茎，去净须根、茎叶、泥沙，晒干。

性味功用

辛，寒；有小毒。利水消肿，清热解毒。主治水肿腹胀，淋症，白浊。外用治痈肿恶疮。用量 9 ～ 15 克，水煎服。外用适量鲜品捣烂敷患处。

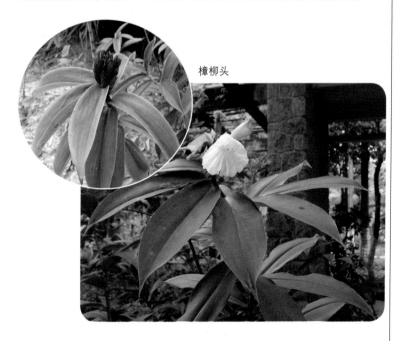

樟柳头

3. 铁海棠 *Euphorbia milii* Desmoul.（虎刺梅）

👁 识别特征与采制

为大戟科披散灌木。茎多分枝，长60～100厘米，直径5～10毫米，稍肉质，浅黑色，具纵棱，密生硬而尖的锥状刺，常呈3～5列排列于棱脊上，呈旋转状。叶互生，通常集中于嫩枝上，倒卵形至长圆状匙形，全缘，托叶钻形，长3～4毫米，极细，早落。杯状聚伞花序具2枚阔卵形或近肾形的鲜红色苞片，2、4或8个组成二歧状复聚伞花序，生于枝上部叶腋；总苞钟状，边缘5裂，裂片琴形，上部具流苏状长毛，且内弯；腺体5枚，椭圆形，红色，无附属体。雄花多枚；苞片顶部丝状，先端具柔毛；雌花1枚。蒴果三棱状卵形，平滑无毛，成熟时分裂为3个分果片，种子卵柱状，灰褐色，具微小的疣点，无种阜。花果期几乎全年。现广泛栽培于我国南部各省区的公园及庭园。

✦ 性味功用

全株入药。根、茎、叶及乳汁苦、凉、有毒。苦，凉；有毒。排脓，解毒，逐水。用于痈疮，肝炎，水肿。花苦、涩，平，有小毒。具有止血作用。主治子宫出血。外敷可治瘀痛、骨折及恶疮等。用量9～15克，水煎服。外用适量鲜品捣烂敷患处。

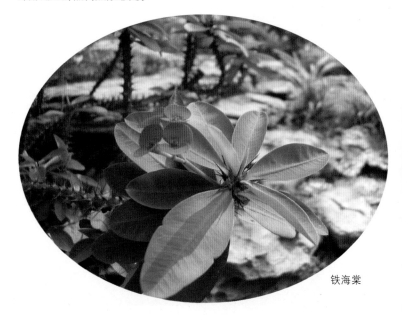

铁海棠

4. 巴豆 *Croton tiglium* L.（双眼龙子、猛子树、大叶双眼龙、刚子）

👁 识别特征与采制

为大戟科小乔木，高 3 ～ 10 米。叶卵形或椭圆形，长 7 ～ 14 厘米，宽 3 ～ 8 厘米，**顶端急尖至长渐尖，基部阔楔形至钝圆或浅心形，基出脉 3 条**，边缘具细锯齿或有时近全缘，基部中脉两侧的叶缘上具 1 个无柄的杯状腺体。**总状花序顶生**，长 5 ～ 20 厘米，花序轴被稀疏微星状毛，雄花：1 至数朵簇生于苞腋，花梗细长，花蕾球形，萼片卵状三角形，花瓣长圆形，内面及边缘被绵毛；雌花：5 ～ 20 朵生于花序下部，花梗较短，萼片长圆状三角形。**蒴果椭圆形**，有三钝角，长 1.7 ～ 2 厘米，果皮稍粗糙或疏生微星状毛，干后浅黄色，3 室，每室具种子 1 粒，**种子椭圆形，长约 1.2 厘米，具褐色斑纹**。花期 4 ～ 6 月，有时秋季可再开一次花，果期 9 ～ 11 月。散生于低山区或平原区的疏林中或溪岸，常栽植于村屋旁。分布于长江以南各省区。主产于广东、海南各地。

✿ 性味功用

辛，热；有大毒。峻下积滞，逐水消肿，豁痰利咽，解毒蚀疮。用于寒积便秘，胸腹胀满，小儿乳食停滞，痰多惊悸，下腹水肿，喉痹，痰塞气道而呼吸急促或窒息。外用治痈肿，脓成未溃，恶疮疥癣，疣痣。用量霜制品 0.1 ～ 0.3 克，多入丸、散剂。外用适量生品，研末涂搽或捣烂以纱布包搽患处。

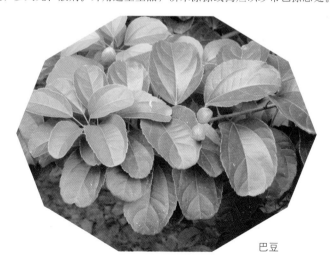

巴豆

5. 麒麟角　*Euphorbia neriifolia* L. var. cristata（玉麒麟）

识别特征与采制

为大戟科多年生肉质灌木，具丰富的乳汁。茎与分枝具 5～7 棱，**每棱均有微隆起的棱脊，脊上具波状齿**，其变态茎初期为绿色，而后渐渐**木质化变为黄褐色掌状扇形**，枝上密生瘤状小突起。叶互生，**密集于分枝顶端，倒披针形至匙形**，长 5～15 厘米，宽 1～4 厘米，先端钝或近平截，基部渐窄，边缘全缘，侧脉不明显，肉质，**托叶刺状**，长 3～5 毫米，成对着生于叶迹两侧，宿存。花序二歧聚伞状着生于节间凹陷处，且常生于枝的顶部，花序基部具柄，长约 5 毫米，总苞杯状，高与直径均约 2.5 毫米，黄色，腺体 5 枚，宽圆形，暗黄色。蒴果三棱状，直径 1.5 厘米，长 1.0～1.2 厘米，平滑无毛，灰褐色。种子圆柱状，褐色，腹面具沟纹，无种阜。花果期 5～7 月。分布于广西、四川、云南、广东等地。多作为观赏植物栽培。全年可采收，割取茎部，除去小叶，晒干。

性味功用

苦，寒。消肿，拔毒。各种内外伤，妇科疾病等。外用治疮疡肿毒，跌打损伤。用量 3～6 克，水煎服，或入丸剂。外用适量，研末调敷患处。

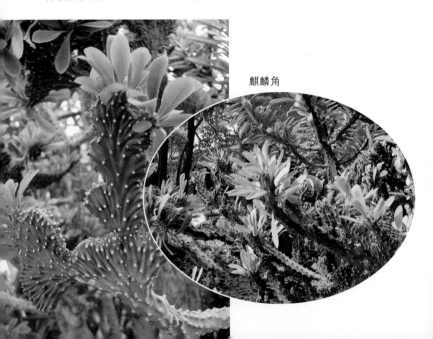

麒麟角

6. 山乌桕 *Sapium discolor* (Champ.　ex Benth) Muell. Arg. （山桕子、红叶乌桕、红蕊乌桕、膜叶乌桕）

识别特征与采制

　　为大戟科乔木或灌木，高 3 ~ 12 米，全体均无毛。小枝灰褐色，有皮孔。叶互生，纸质，嫩时呈淡红色，叶片椭圆形或长卵形，长 4 ~ 10 厘米，宽 2.5 ~ 5 厘米，顶端钝或短渐尖，基部短狭或楔形，背面近缘常有数个圆形的腺体，中脉在两面均凸起，于背面尤甚，侧脉纤细，8 ~ 12 对，略呈弧状上升，离缘 1 ~ 2 毫米处弯拱网结，网脉很柔弱，通常明显，叶柄纤细，长 2 ~ 7.5 厘米，顶端具 2 枚毗连的腺体。花单性，雌雄同株，密集成长 4 ~ 9 厘米的顶生总状花序，雌花生于花序轴下部，雄花生于花序轴上部或有时整个花序全为雄花。雄花：花梗丝状，苞片卵形，顶端锐尖，基部两侧各具一长圆形或肾形腺体，每一苞片内有 5 ~ 7 朵花，花萼杯状，具不整齐的裂齿，雄蕊 2 枚，少有 3 枚，花丝短，花药球形；雌花：花梗粗壮，圆柱形，长约 5 毫米，苞片几与雄花的相似，每一苞片内仅有 1 朵花，花萼 3 深裂，几达基部，裂片三角形，顶端锐尖，边缘有疏细齿。蒴果球形，成熟时黑色，种子外被蜡质。花期 4 ~ 6 月，果期 8 ~ 9 月。生于山地及丘陵地的疏林中。分布于云南、四川、广东、海南、江西等地。全年可采收。剥取根皮及茎皮，晒干。

性味功用

　　苦，寒；有小毒。利水通便，祛瘀消肿。主治热结便秘，小便不通。外用治跌打损伤，皮肤湿痒，毒蛇咬伤。用量 3 ~ 6 克，水煎服。外用适量煎水洗或取鲜品捣烂敷患处。孕妇禁用。种子富含油脂，可作工业原料。

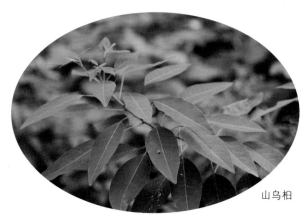

山乌桕

7. 石栗子 *Aleurites moluccana*（L.）Willd.（黑桐油、烛果树、海胡桃）

 识别特征与采制

为大戟科常绿乔木，高达 20 米，幼嫩部和花序均被星状短柔毛，后呈粉状脱落。单叶互生，薄革质，卵形至阔披针形，长 10 ～ 20 厘米，基部短尖至心形，顶端渐尖，老叶上面无毛，下面被锈色星状柔毛，全缘或 3 ～ 5 裂；叶柄长 6 ～ 12 厘米，顶端有淡红色无柄的小腺体 2 枚。花单性，雌雄同株；聚伞状圆锥花序顶生，被柔毛；花小、白色；雄花：花萼近球形，被茸毛，3 裂，花瓣 5 枚，倒卵状披针形，雄蕊 15 ～ 20 枚，生于隆起而又被毛的花托上，最外 5 枚雄蕊与花瓣对生，与花盘的 5 个腺体互生；雌花：花被与雄花同，花盘的腺体 5 个，极微小，子房每室有胚珠 1 枚，花柱 2 裂。核果肉质，卵形或球形，直径约 5 厘米，有种子 1 ～ 2 枚。花期 4 ～ 7 月，果期 9 ～ 11 月。分布于香港、台湾、福建、广西、云南等省区。大多作为行道树或风景树栽培。秋季果实成熟时采收，取出种子晒干。

性味功用

甘，寒；有小毒。活血，润肠。用于闭经，肠燥便秘。用量 5 ～ 7 颗种子，内服煎汤或煅烧存性制成粉末服用。

石栗子

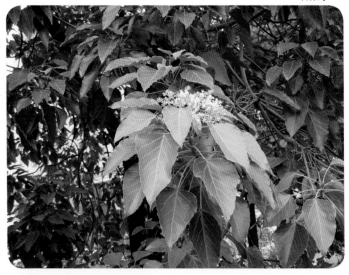

8. 木油桐 *Vernicia montana* Lour.（千年桐、山桐、油桐子）

为大戟科落叶乔木，高达 20 米。嫩枝、叶被浅黄色短柔毛，后变无毛。叶阔卵形至圆心形，基部钝圆至心形，2～5 浅裂或不分裂，裂片顶端短渐尖，弯缺处常有腺体，<u>叶柄顶端具 2 枚高脚杯状腺体</u>。花雌雄异株，间或有同株，排成圆锥花序。雄花：花萼佛焰苞状，无毛，长 1.3～1.5 厘米，顶端 2～3 浅裂，<u>花冠白色，花瓣倒卵形，基部常淡红色，脉纹明显</u>，雄蕊 8～10 枚，2 轮，内轮花丝下半部合生，被柔毛。雌花：花萼佛焰苞状，凋落，花冠同雄花，子房 3 室，密被褐色柔毛。果实圆锥状，具 3 棱，顶端具喙，<u>果皮厚革质，具皱纹</u>，不开裂或近基部室间裂缝，种子扁球形，种皮厚，具瘤体。花期 4～5 月。野生于疏林、林缘或小面积栽种于山地、村旁和路旁。分布于陕西、河南、江苏、广东、云南等地。秋季果实成熟时收集，将其堆积于潮湿处，泼水，覆以干草，经 10 天左右，外壳腐烂，除去外皮收集种子晒干。

甘，寒。祛风痰，消肿毒，通二便。用于风痰喉痹，疥癣，疮肿，食积腹胀，二便不通。内服 1～2 枚，水煎服；磨水或捣烂冲水服。外用研末吹喉、捣敷或磨汁水涂。

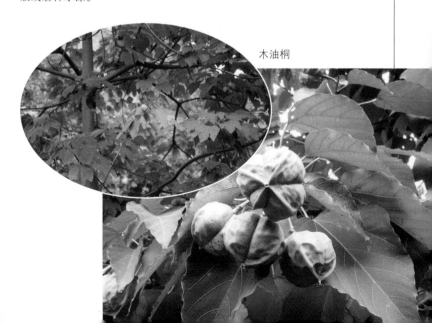

木油桐

9. 落葵 *Basella alba* L.（藤菜、木耳菜、潺菜、豆腐菜、胭脂）

👁 识别特征与采制

为落葵科一年生缠绕草本。茎长可达数米，光滑无毛，肉质，绿色或略带紫红色。**叶肉质，卵形或近圆形**，长3～9厘米，宽2～8厘米，顶端渐尖，基部微心形或圆形，下延成柄，全缘，背面叶脉微凸起。穗状花序腋生，长3～15厘米，小苞片2，萼状，长圆形，宿存，**花被片淡红色或淡紫色**，卵状长圆形，全缘，顶端钝圆，内摺，下部白色，联合成筒；雄蕊着生花被筒口，花丝短，基部扁宽，白色，花药淡黄色；柱头椭圆形。**果实球形，直径5～6毫米，红色至深红色或黑色，多汁液**，外包宿存小苞片及花被。花期5～9月，果期7～10月。广东、海南各地均有栽培，有时逸为野生。采集全草，鲜用或晒干。

✦ 性味功用

甘、酸，寒。滑肠通便，清热利湿，凉血解毒，活血。用于大便秘结，小便短涩，痢疾，热毒疮疡，跌打损伤。用量9～12克，鲜者30～60克。外用鲜品适量捣敷，或捣汁涂抹。落葵叶肥厚，可作蔬菜食用。果实熟时紫黑色，尚可作食品染料，民间常以糖脯后，用麻薂果渍汁印在糕团上。

落葵

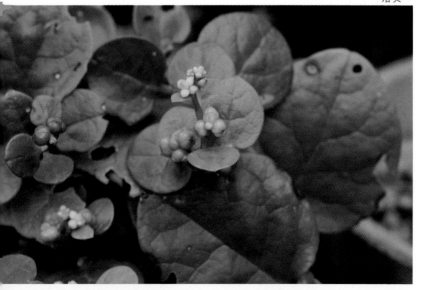

10. 商陆 *Phytolacca americana* L. （美洲商陆、垂序商陆、花商陆）

👁 识别特征与采制

为商陆科多年生草本，高 1～1.5 米，全株无毛。根肥大，肉质，圆锥形，外皮淡黄色或灰褐色，内面黄白色。**茎直立，圆柱形，有纵棱，红紫色**，多分枝。叶薄纸质，互生，叶片卵状椭圆形、长椭圆形或披针状椭圆形，长 10～30 厘米，宽 5～15 厘米，顶端渐尖且具细尖头，基部狭，背面中脉凸起，叶柄粗壮，上面有槽，下面半圆形，基部稍扁宽。总状花序顶生或与叶对生，密生多花；花两性，直径约 8 毫米；**花被片 5 枚，初白色，后变紫红色**，椭圆形、卵形或长圆形，花后常反折，雄蕊 10 枚，与花被片近等长，花丝白色，钻形，基部成片状，宿存，花药椭圆形，粉红色；雌蕊绿色，心皮 10 枚，联合。**果序下垂**，浆果扁球形，直径约 8 毫米，**成熟时紫色或紫黑色**，种子肾形，黑色而有光泽，长约 3 毫米，具 3 棱。花期 5～6 月，果期 9～10 月。喜生于林下，村边，路旁的阴湿肥沃处。几分布我国大部地区。春、秋季采收。挖取根部，除去泥土及须根，洗净，切片，晒干。

✚ 性味功用

苦，寒；有毒。泻下利水，消肿散结。用于水肿胀满，大便秘结，小便不利，脚气，乳腺增生症，喉痹，痈肿，恶疮。用量 3～9 克，水煎服。外用适量煎水洗或鲜品捣烂敷患处。

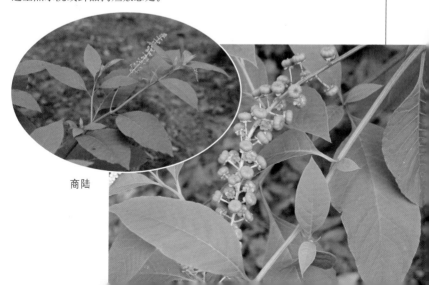

商陆

11. 油茶 *Camellia oleifera* Abel（茶子树、茶油树、白花茶）

👁 识别特征与采制

为山茶科灌木至乔木，嫩枝有长毛。叶革质，椭圆形，长圆形或倒卵形，顶端尖而有钝头，有时渐尖或钝，基部楔形，长 5～7 厘米，宽 2～4 厘米，**上面深绿色，发亮**，中脉有粗毛或柔毛，**下面浅绿色**，无毛或中脉有长毛，侧脉 5～6 对，边缘有细锯齿。花顶生，近于无柄，苞片与萼片约 10 片，由外向内逐渐增大，阔卵形，长 3～12 毫米，背面有贴紧柔毛或绢毛，花后脱落，**花瓣白色，5～7 片，倒卵形**，长 2.5～3 厘米，先端凹入或 2 裂，基部狭窄，近于离生，背面有丝毛，至少在最外侧的有丝毛，雄蕊长 1～1.5 厘米，外侧雄蕊仅基部略连生，无毛，**花药黄色，背部着生，子房有黄长毛**，3 室。**蒴果球形或卵圆形**，直径 2～4 厘米，3 室或 1 室，3 片或 2 片裂开，每室有种子 1 粒或 2 粒，果片厚 3～5 毫米，木质，中轴粗厚。花期 12 月。生长在中国南方亚热带地区的高山及丘陵地带，是中国特有的一种纯天然高级油料树种。主要集中分布于浙江、江西、河南、湖南、广西，多为栽培。果实成熟后采收种子，晒干。

❖ 性味功用

苦，平。行气导滞，清热杀虫。气滞腹痛泄泻，皮肤瘙痒，烧烫伤。外用收湿杀虫。浸出液灭钉螺、杀蝇蛆。用量 6～10 克，水煎服或入丸、散，外用适量煎水洗或研末调涂患处。种子含油 30% 以上，供食用，尚可制作蜡烛、肥皂及洗发润发制品，也可作机油的代用品。

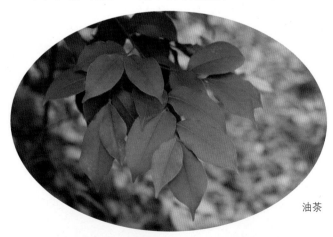

油茶

12. 黄槐 *Cassia surattensis* Burm. f.（黄槐决明）

◉ 识别特征与采制

为苏木科灌木或小乔木，高 5～7 米，分枝多，小枝有纵棱，树皮光滑，灰褐色。羽状复叶，长 10～15 厘米，叶轴及叶柄呈扁四方形，<u>在叶轴上面最下 2 或 3 对小叶之间和叶柄上部有棍棒状腺体 2～3 枚</u>；小叶 7～9 对，长椭圆形或卵形，长 2～5 厘米，宽 1～1.5 厘米，下面粉白色，被疏散而又紧贴的长柔毛，全缘。总状花序生于枝条上部的叶腋内，苞片卵状长圆形，外被微柔毛，长 5～8 毫米，萼片卵圆形，大小不等，内生的长 6～8 毫米，外生的长 3～4 毫米，有 3～5 脉，<u>花冠鲜黄至深黄色，卵形至倒卵形</u>，长 1.5～2 厘米，雄蕊 10 枚，全部能育，最下 2 枚有较长花丝，花药长椭圆形，2 侧裂。荚果扁平，条形，开裂，长 7～10 厘米，宽 8～12 毫米，顶端具细长的喙，果颈长约 5 毫米，果柄明显，种子 10～12 颗，有光泽。花、果期几乎全年。广西、广东、福建、台湾等地有栽培。主产于广西、云南等地。以叶与种子入药。

✦ 性味功用

苦、甘，寒。解毒，润肺，泻下。用于肺痈咳嗽，肠燥便秘。用量 3～10 克，少量缓下，大量峻下。水煎服或泡水服。

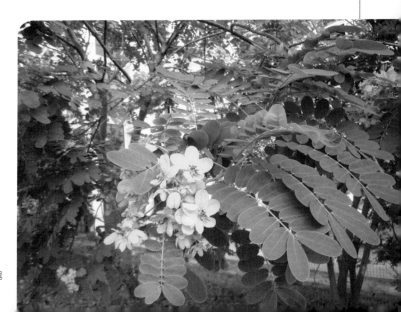

黄槐

13. 芦荟 *Aloe barbadensis* Mill（翠叶芦荟、库拉索芦荟、肝色芦荟）

识别特征与采制

为百合科多年生肉质常绿草本植物。茎较短，叶簇生于茎顶，呈莲座状，肥厚多汁，每片重可达 0.5～1.5 千克，呈狭披针形，长 14～36 厘米，宽 2～6 厘米，顶端长渐尖，基部宽阔，粉绿色，边缘有刺状小齿。花茎单生或稍分枝，高 60～90 厘米，总状花序顶生，花下垂，花被管状，黄色或有红色斑点，6 裂，裂片稍外弯，雄蕊 6 枚，花药丁字着生，雌蕊 1，3 室，每室有多数胚珠。蒴果长圆形，具三钝棱，室背开裂，种子半圆形，具棱角，表面光滑。花期 2～3 月。常生于滨海沙地或岩石缝隙中。分布于广东、海南、云南、广西、江西、福建、台湾等省区。常有栽培。全年均可采收。割取叶片，收集其流出的液汁，置锅内熬成稠膏，倾入容器，冷却凝固。

性味功用

苦，寒。清肝泄热，泻下通便。用于肝火头痛，目赤肿痛，烦热惊风，热结便秘，虫积腹痛，小儿疳积，湿疮疥癣，痔瘘。外用治湿癣，烧烫伤。用量 1～3 克，内服多入丸、散剂，少入煎剂。外用适量，研末调敷患处，或用鲜叶断面流出的液汁外涂或捣烂敷患处。孕妇及脾胃虚寒、食少便溏者禁用。

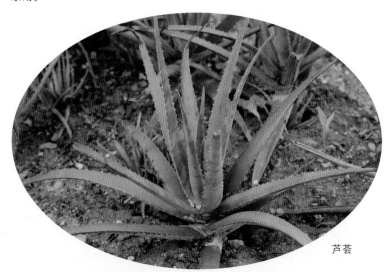

芦荟

14. 乌桕子 *Sapium sebiferum*（L.）Roxb.（腊子树、乌茶子、木蜡树）

👁 识别特征与采制

为大戟科乔木，高可达 15 米，全株无毛，具乳状液汁。枝广展，有皮孔。叶互生，纸质，**叶片菱形或菱状倒卵形**，长 3 ~ 8 厘米，宽 3 ~ 9 厘米，顶端急尖，基部阔楔形，全缘，中脉两面微凸起，侧脉 6 ~ 10 对，纤细，网状脉明显，**叶柄纤细，长 2 ~ 7 厘米，顶端具 2 枚腺体**。花单性，雌雄同株，聚集成顶生的总状花序，雌花通常生于花序轴下部，雄花生于花序轴上部或有时整个花序全为雄花。雄花：花梗丝状，苞片卵形，顶端锐尖，基部两侧各具一长圆形或肾形腺体，每一苞片内有 10 ~ 15 朵花，小苞片 3 枚，不等大，边缘撕裂状，花萼杯状，3 浅裂，雄蕊 2 枚，少有 3 枚，花丝短，伸出花萼外，花丝分离，与球状花药近等长；雌花：花梗粗壮，圆柱形，长 3 ~ 3.5 毫米，苞片深 3 裂，裂片渐尖，每一苞片内仅有 1 朵雌花，花萼 3 深裂，裂片卵形，顶端短尖，边缘有疏细齿。**蒴果梨状球形，种子扁球形，外被白色蜡质层**。花期 4 ~ 6 月，果期 9 ~ 10 月。生于平原、河谷、山地及丘陵地的疏林中。分布于广东、海南、江西等地。秋季果实成熟时采收种子，除去杂质，晒干。

✤ 性味功用

甘，凉。通利大便，杀虫，利水。主治大便秘结，水肿，疥疮，湿疹，皮肤皲裂等。内服用量 3 ~ 6 克，水煎服。外用适量，榨油涂抹、捣烂敷搽或煎水洗。从种子的蜡质层中提取的固体脂肪称皮油，为工业原料，供制高级香皂、蜡纸、蜡烛等。

乌桕子

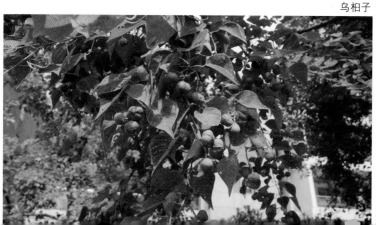

四、祛风湿药

1. 丁公藤 *Erycibe obtusifolia* Benth.（包公藤、班鱼烈、麻辣子藤、麻辣子）

👁 识别特征与采制

为旋花科木质藤本。小枝干后黄褐色，明显有棱，不被毛。单叶互生，革质，**叶片椭圆形或倒长卵形，长 6～10 厘米**，顶端钝圆，基部渐狭成楔形，两面无毛，侧脉 4～5 对，在下表面明显，**远离边缘结网**，**边缘背卷**，全缘。花序腋生的为总状花序，顶生的为圆锥花序，花序轴和花梗被淡褐色柔毛，花萼球形，萼片 5 枚，外面被淡褐色柔毛并有缘毛，**花冠黄白色，5 裂**，裂片长圆形，全缘或浅波状，雄蕊 5 枚，不等长，花丝之间有鳞片。浆果卵状椭圆形，成熟时黑色，无毛。花期 5 月，果期 10～11 月。生于山地或平原区的林下或山谷灌丛中。分布于广东、广西。全年均可采收，割取藤茎，除去杂质，切段或片，晒干。

✚ 性味功用

辛，温；有小毒。祛风除湿，消肿止痛。用于风湿痹痛，半身不遂，跌仆肿痛。用量 3～6 克，水煎服，或泡酒剂服。外用适量，浸酒搽患处。因有强烈的发汗作用，虚弱者慎用，孕妇禁用。

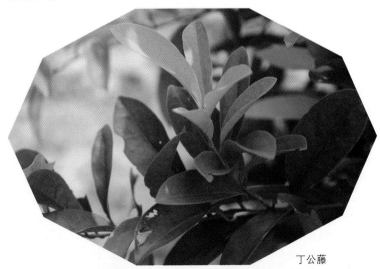

丁公藤

2. 千年健 *Homalomena occulta* (Lour.)Schott(美人姜、美兰香、一包针)

👁 识别特征与采制

为天南星科多年生草本。根状茎匍匐，肉质，鳞叶线状披针形。叶互生，膜质至纸质，**叶片箭状心形至心形**，长 15 ~ 30 厘米，宽 8 ~ 28 厘米，顶端渐尖，基部心形，侧脉 7 对；叶柄肉质，下部膨大，呈翼状，基部扩大成叶鞘。**肉穗花序生于鳞叶之腋，佛焰苞绿白色，长圆形至椭圆形**，花前卷成纺锤形，**盛花时上部略展开成短舟状**，雄花生于花序上部，雌花生于下部，紧密连接，无花被。浆果，种子褐色，长圆形。花期 7 ~ 9 月。生于沟谷密林下、竹林和山坡灌丛中。分布于广西、云南、广东、海南等省区。全年均可采收，但以秋季采收者为佳。挖取根茎，除去须根及外皮，切片，晒干。

✖ 性味功用

苦、辛，温。祛风湿，壮筋骨。用于风寒湿痹，腰膝冷痛，拘挛麻木，筋骨痿软。用量 9 ~ 10 克，水煎服。

千年健

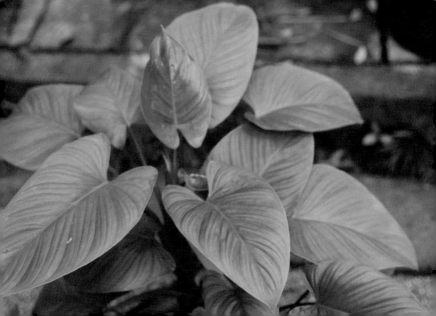

3. 广东王不留行 *Ficus pumila* L.（馒头果、木莲、凉粉果）

👁 识别特征与采制

为桑科多年生攀援或匍匐木质藤本。幼时以不定根攀援于墙壁或树上，枝、叶均含白色乳汁。**叶二型，营养枝上叶小而薄**，长 1～2.5 厘米，互生，卵状心形，基部稍不对称；**果枝上叶厚革质**，卵状椭圆形，长 4～12 厘米，宽 1.5～4.5 厘米，顶端短尖或钝，全缘，下表面被黄色柔毛，基生脉 3 条，侧脉 4～5 对，在上面下陷，下面突起，**网脉蜂窝状；托叶 2 枚**，披针形，被黄色丝状毛。**榕果（隐头花序托）单生于叶腋**，梨形或倒卵形，顶端平截，略具短钝头或为脐状突起，基部收缩成一短柄，成熟时黄绿色或微红；瘦果细小，倒卵形，有黏液。花、果期几乎全年。常攀附于残墙破壁上、老树树干上或岩石上。分布于我国长江流域及其以南各省区。秋季采收，摘取近成熟的隐头花序托，除去杂质及果柄，纵剖 2 瓣或 4 瓣，除去瘦果，晒干。

◆ 性味功用

甘、涩，平。祛风利湿，活血解毒。用于风湿痹痛，泻痢，淋病，跌打损伤，痈肿疮疖。用量 9～15 克，水煎服。外用适量，煎水洗患处。孕妇及有崩漏者不宜用。

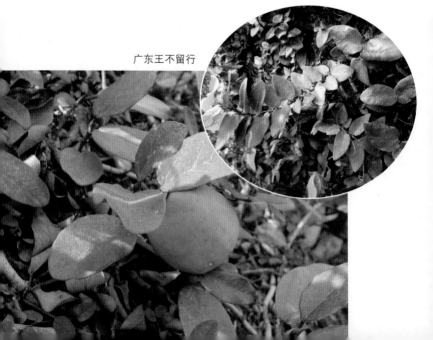

广东王不留行

4. 广东海风藤 *Kadsura heteroclita*（Roxb.）Crab（大饭团、大风沙藤、大叶过山龙、异型南五味子）

识别特征与采制

为木兰科木质大藤本，长约10米，全株无毛。根圆柱状，稍肉质，辛香，嫩枝褐色，**老茎栓皮层厚而松软，内皮棕红色**。叶互生，革质，卵状椭圆形至阔椭圆形，长6～15厘米，顶端渐尖或短尖，基部圆钝或稍楔尖，全缘或具疏离的小齿，侧脉每边7～11条。花**单性，雌雄异株，淡黄色**，单生于叶腋；雄花花被11～15片，排成4～5轮，最外面的2～5片，长圆状三角形，内面为椭圆形至倒圆形，最内数片稍退化，雄蕊50～60枚，排成6～10轮；雌花与雄花相似，由30～55枚心皮组成，排成4～6轮，柱头盾状，膜质。**聚合果近球形，有长而下垂的果柄，外果皮肉质，种子长圆形**。花期5～8月，果期8～12月。生于山谷林中，多攀援于树上。分布于广东、海南、广西、云南、贵州等省区。全年可采收。砍取老藤茎，刮去栓皮，截成长段，晒干。

性味功用

苦、辛，温。祛风通络，行气止痛。用于风湿痹痛，关节不利，筋脉拘挛，腰膝疼痛，跌打损伤。用量9～15克，水煎服。

广东海风藤

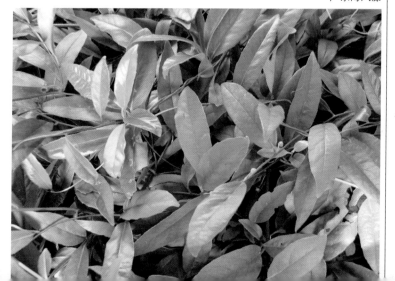

5. 半枫荷 *Pterospermum heterophyllum* Hance（翻白叶树、半边枫荷、白背枫、红半枫荷）

识别特征与采制

为梧桐科常绿乔木，树皮灰色或灰褐色，小枝被红色或黄褐色短柔毛。单叶互生，革质，二型；**幼枝或萌发枝上的叶盾形**，直径15厘米，掌状3～5裂，叶柄长达12厘米，基部截形或近半圆形，**下表面密被黄褐色星状短柔毛**；成长树上的叶长圆形至卵状长圆形，长7～15厘米，宽3～10厘米，顶端钝或渐尖，基部钝形、截形或斜心形，下表面密被黄褐色短柔毛。花单生或2～4朵组成腋生的聚伞花序，小苞片鳞片状，萼片5，线形，两面被柔毛，花瓣5片，倒披针形，与萼片等长，雄蕊15枚，其中退化雄蕊5枚，线状，比能育雄蕊稍长，花柱无毛。**蒴果木质，长圆状卵形，被黄褐色绒毛**，顶端钝，基部渐狭，果柄粗壮，**种子具膜质长翅**。生于山坡、平原、丘陵地疏林或密林中。分布于广东、海南、福建、广西等省区。全年可采收，挖取根部，趁鲜切成片、段，晒干。

性味功用

甘，微温。祛风除湿，舒筋活络，消肿止痛。用于风湿痹痛，腰腿痛，腰肌劳损，半身不遂，肢体麻痹，跌打损伤，产后风瘫。用量30～60克，水煎服。半枫荷的茎、叶亦供药用，常用其浸酒后，内服或外搽治风湿性关节痛，风湿性腰腿痛。叶能收敛止血，尚可用鲜品捣烂或焙干研末外敷患处。

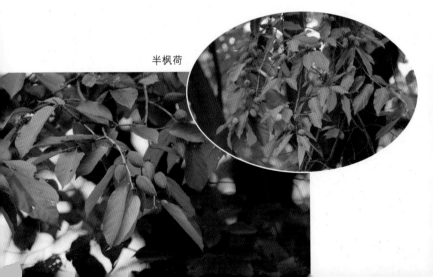

半枫荷

6. 汉桃叶 *Schefflera kwangsiensis* Merr. ex Li.（广西鹅掌柴、广西鸭脚木、七叶莲）

👁 识别特征与采制

为五加科常绿矮小灌木，有时略呈攀援状。茎圆柱形，幼枝绿色至绿褐色，有明显环状叶痕。**掌状复叶，具小叶 5～9 枚**，幼时密生短柔毛，革质，叶片长圆状披针形，顶端渐尖，基部楔形，全缘，边缘向下表面反卷，网状脉稠密，在两面明显突起。**伞形花序顶生，圆锥状排列**，花序具花 5～8 朵，**花瓣 5 枚，白色或淡紫色**，雄蕊 5 枚，子房 5 室，花盘稍隆起，无花柱，柱头 5，直立。果实卵圆形，有 5 棱，黄红色，无毛。花期 2～3 月，果期 3～5 月。生于山坡、灌木丛中。分布于广西、广东等省区。全年可采收，割取带叶茎枝，拣除杂质，切段，晒干。

✚ 性味功用

微苦，温。祛风止痛，舒筋活络。用于风湿痹痛，脘腹胀痛，跌打骨折，外伤出血。用量 9～15 克，水煎服。

汉桃叶

7. 白花丹 *Plumbago zeylanica* L.（假茉莉、蛇总管、一见消、白雪花、千槟梅）

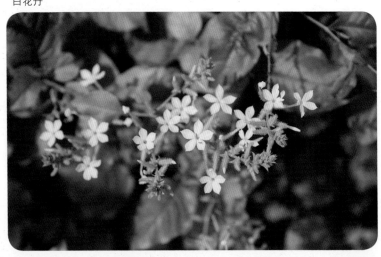

👁 识别特征与采制

为白花丹科多年生攀援状亚灌木。茎细弱，基部木质，多分枝，有细棱，节上带红色，除具腺外，光滑无毛。单叶互生，叶柄基部扩大而抱茎。叶片纸质，卵圆形至卵状椭圆形，先端尖，基部阔楔形，无毛，全缘。穗状花序顶生或腋生。苞片短于萼，边缘为干膜质，花萼管状，绿色，上部5裂，具5棱，棱间干膜质，外被腺毛，有黏性。花冠白色或白而略带蓝色，高脚碟状，管狭而长，先端5裂，扩展，雄蕊5枚，子房上位，1室，柱头5裂。蒴果长圆形，顶端急尖，成熟时上部裂成5果瓣。花期10月至翌年3月。生于村边阴湿的杂草丛中和山地半遮阴处，或栽培于庭院。分布于台湾、福建、广东、广西、贵州、云南、四川等省区。全年可采收，割取全草，除去杂质，切段，晒干。

✚ 性味功用

辛，苦，温；有毒。祛风止痒，散瘀消肿，解毒，杀虫。外用治疮疡肿毒，癣疥湿痒，跌打损伤，蛇咬恶疮，肛周脓肿，瘰疬未溃。用量5～10克，煎水外洗或取适量鲜品捣烂敷患处。使用时应注意新鲜枝叶有很强刺激作用，与皮肤接触时间长可致皮肤发赤而形成水疱，因此，外敷不可时间过长，敷后15～30分钟须将药除去。孕妇禁用。

白花丹

8. 买麻藤 *Gnetum parfoluim* (Warb.) C. Y. Cheng（麻骨风、大节藤、乌骨风、鸡节藤、接骨藤）

识别特征与采制

为买麻藤科常绿木质缠绕藤本，常较细弱。茎枝圆形，土棕色或灰褐色，**皮孔较明显，具膨大的关节状节**。叶互生，革质。叶片狭椭圆形、长卵形或微呈倒卵形，有光泽，先端急尖或渐尖而钝，稀钝圆，基部宽楔形至微圆，侧脉斜伸，**背面网脉明显**。花雌雄同株，球花排成穗状花序，常腋生，稀生枝顶，雄球花序不分枝或有分枝，其上有 5 ～ 12 轮环状总苞，每轮总苞内有雄花 40 ～ 70；雌球花序多生于老枝上，每轮总苞内有雌花 5 ～ 8。**种子核果状**，长椭圆形或微呈倒卵形，无柄或近无柄，**熟时假种皮红色**。花期 4 ～ 6 月，种子 9 ～ 11 月成熟。生于海拔较低的森林中，缠绕在大树上。分布于广东、海南、广西、江西、湖南各省区。全年可采收，割取带叶藤茎，趁鲜切斜片，晒干。

性味功用

苦，温。祛风除湿，活血散瘀，接骨。用于风湿骨痛，筋骨酸软，跌打损伤，毒蛇咬伤。外用治骨折。用量 6 ～ 9 克，鲜品 15 ～ 30 克，水煎服。茎皮纤维可编绳，种子炒后可食或榨油供食用。

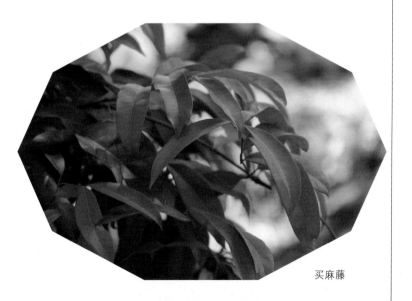

买麻藤

9. 羊角拗 *Strophanthus divaricatus* (Lour.)Hook. et Arn. (羊角树、羊角果、菱角扭、沥口花)

👁 **识别特征与采制**

为夹竹桃科直立或攀援状灌木，秃净，全株含白色乳汁。小枝通常棕褐色，密被灰白色皮孔。叶对生，厚纸质，叶片椭圆形或长圆形，顶端短渐尖或急尖，基部楔形，全缘，侧脉每边通常 7 ~ 9 条，斜扭上升，叶缘前网结。花序腋生和顶生，通常有花 3 朵；花萼的裂片 5 枚，披针形，黄红色，内面基部有腺体，花冠黄色，广漏斗形，花冠筒约 2 厘米，上部 5 裂，先端线形长尾状，尾状长 5 ~ 8 厘米，副花冠冠片 10 枚，分离，生于冠管喉部，雄蕊 5 枚，生于冠管的上部，花药箭头形，各药相连于柱头，花丝纺锤形，被柔毛。蓇葖果木质，圆锥形，长约 15 厘米，广展成羊角状，具纵条纹，种子纺锤状，扁平，上部渐狭而延长成喙，轮生白色丝状种毛，具光泽。花期 3 ~ 7 月，果期 6 月至翌年 2 月。生于丘陵地疏林中或山地森林边缘。分布于广东、海南、广西、福建等省区。全年可采收，割取带茎枝的叶，趁鲜时斩成长段，晒干。

✚ **性味功用**

苦，寒；有大毒。祛风湿，通经络，解疮毒，杀虫。外用治风湿肿痛，小儿麻痹后遗症，跌打损伤，痈疮肿毒，疥癣。本品不作内服。外用适量，研末以酒调敷或取鲜品捣烂敷患处。

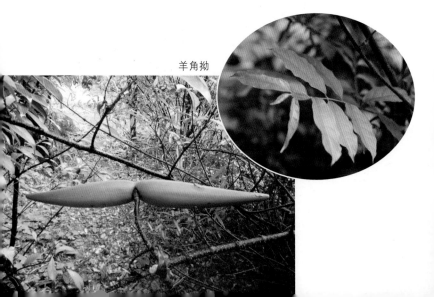

羊角拗

10. 过岗龙 Entada phaseoloides（L.）Merr.（榼藤子、过江龙、过山枫、扭骨风、过岗扁龙）

识别特征与采制

为含羞草科木质大藤本，茎旋转扭曲，表皮棕褐色，无毛。二回羽状复叶长 10 ～ 25 厘米，对生，羽片通常 2 对，顶端羽片变为卷须，小叶 2 ～ 4 对，革质，长椭圆形或倒卵形，顶端钝，微凹，基部略偏斜，主脉两侧的叶面不等大，网脉两面明显。穗状花序单生或排列成圆锥状花序，被疏绒毛；花小而多，密集于花序轴上部，有香气，花萼阔浅钟状，萼齿 5，花冠白色，裂片 5 枚，顶端渐尖，基本略有连合，雄蕊比花冠长，子房无毛，花柱丝状。荚果木质，长达 1 米，宽 8 ～ 12 厘米，扁平而弯曲，有荚节，成熟时逐节脱落，每节有 1 枚种子，近圆形，直径 4 ～ 6 厘米，深褐色，种皮坚硬，具网纹，有光泽。花期 3 ～ 6 月，果期 8 ～ 11 月。生于山涧或山坡混交林中，攀援于大乔木上。分布于台湾、福建、广西、云南、西藏等省区。全年均可采收，割取藤茎，趁鲜斩成厚片，晒干。

性味功用

苦，平；有小毒。祛风湿，通经络。用于风湿痹痛，腰腿疼痛，跌打损伤。用量 15 ～ 30 克，水煎服。种子名为榼藤子，甘、涩、平；有小毒。具有收敛止血的功效。主治便血，血痢，脱肛，痔疮下血。

过岗龙

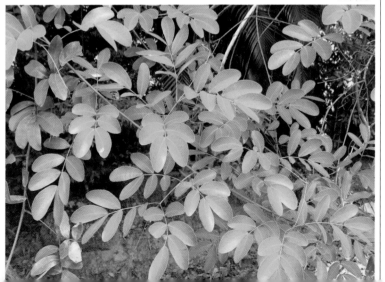

11. 豆豉姜 *Litsea cubeba* (Lour.) Pers. （山鸡椒、满山香、山苍树、荜澄茄）

👁 识别特征与采制

为樟科落叶灌木或小乔木，幼树皮纤细，黄绿色，光滑无毛，**枝叶具芬芳气味**。单叶互生，纸质，披针形，**叶片椭圆形状披针形或卵状长圆形，顶端渐尖，基部楔形，全缘**，上表面暗绿色，下表面淡绿色，具薄的白粉。伞状花序单生或簇生于叶腋短枝上，苞片4枚，坚纸质，边缘有睫毛，内面密被白色绒毛；**花单性，雌雄异株**，每一个伞形花序有花4～6朵，先叶开放或与叶同时开放，花梗密被绒毛，花被裂片6枚，宽卵形，花药瓣裂。**浆果状核果近球形**，直径4～6毫米，表面无毛，幼时绿色，成熟时黑色且芳香，果梗先端稍增粗，果托浅盘状。花期2～3月，果期7～8月。生于山坡、路旁的灌木丛或疏林中。分布于广东及我国长江以南各省区。全年可采收，挖取粗壮的地下根，筛去泥土，趁鲜切厚片，晒干。

✚ 性味功用

辛，温。祛风除湿，温中散寒，行气止痛，活血祛瘀。用于感冒风寒，水肿脚气，风寒湿痹，产后腹痛，血瘀痛经，气滞胃寒之脘腹胀满。用量9～15克，鲜品加倍，水煎服。外用适量，煎水洗患处。本品的果实名为荜澄茄，又名山苍子、山香椒、木姜子。辛，温。温中散寒，行气止痛。用于胃寒呕逆，脘腹冷痛，寒疝腹痛，寒湿郁滞，小便浑浊。用量3～6克，水煎服。

豆豉姜

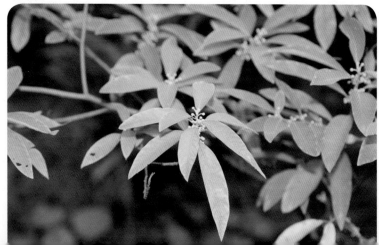

12. 走马胎 *Ardisia gigantifolia* Stapf.（白马胎、走马风、走马藤、大叶紫金牛、血枫）

识别特征与采制

为紫金牛科多年生大灌木或亚灌木，高约 1 米。具粗壮的匍匐生根的横走根茎，稍呈串珠状膨大。叶通常簇生于茎顶，膜质，叶片长椭圆形至倒卵状披针形，顶端钝短尖，长 25 ~ 48 厘米，宽 9 ~ 17 厘米，<u>基部楔形下延至叶柄成翅，边缘具细齿，齿具小尖头</u>，两面无毛，腺点在两边均隆起，<u>叶柄具波状狭翅，纸质</u>。多个亚伞形花序排列成总状圆锥花序。花白色或粉红色，核果状浆果球形，红色，具纵肋，无毛。花期 4 ~ 6 月，果期 11 ~ 12 月。常生于山间疏、密林下阴湿的地方。分布于福建、江西、广西、云南、广东等省区。全年可采收，以秋季采者质佳。挖取根部，除去杂质及须根，洗净，晒干。

性味功用

辛，温。祛风除湿，活血化瘀。用于风湿痹痛，跌打损伤，产后血瘀腹痛，痈疽疮疡。用量 9 ~ 15 克，鲜品 30 ~ 60 克，水煎服或研粉入丸散剂。

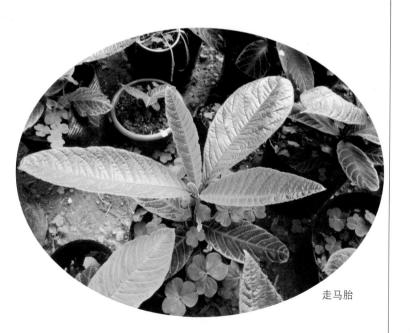

走马胎

13. 菝葜 *Smilax china* L.（金刚鞭、金刚根、土茯苓、金刚头）

👁 识别特征与采制

　　为百合科多年生攀援性落叶灌木，根茎坚硬，呈不规则块状。**地上茎长1～4米，疏生刺。**叶革质至坚纸质，叶片卵圆形，基部心形或近圆形，长3～10厘米，宽2～9厘米，**顶端急尖，圆形至微凹，基部锐尖至心形，**叶背淡绿色或苍白色，掌状脉5～7条，**叶柄占全长的1／2～1／3具鞘，有卷须。**伞形花序腋生，有花10朵或更多，花被片黄绿色，雄蕊6枚，雌花中有线形退化雄蕊，柱头3裂。**浆果球形，红色，有粉霜。**花期2～5月，果期9～11月。生于海拔1800米以下的林下、灌丛中、路旁、山坡及河岸林缘。分布于广东、海南、广西、江苏、浙江、安徽、江西、福建、湖北、湖南等省区。秋、冬二季采收，挖取根茎，除去杂质，洗净，趁鲜切片块，晒干。

✦ 性味功用

　　甘、淡，平。解毒，除湿，通利关节。用于湿热淋浊，梅毒及汞中毒所致肢体拘挛，筋骨疼痛，小便淋漓，带下量多，疔疮痈肿，疥疮。用量15～60克，水煎服。

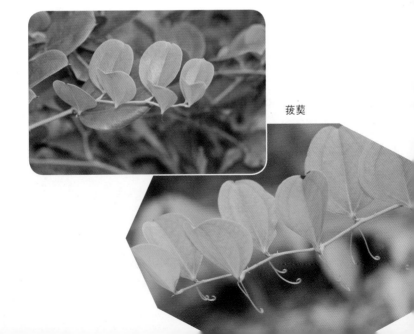

菝葜

14. 穿根藤 *Psychotria serpens* L.（广东络石藤、山荬实、蔓九节、匍匐九节）

👁 识别特征与采制

为茜草科多分枝的匍匐草本，小枝幼时呈压扁状，后变为圆柱形。叶对生，纸质，叶形变化极大，椭圆形、卵形、倒卵形至倒披针形，长 2.5 ~ 6 厘米，宽 1 ~ 3 厘米，顶端急尖或钝，基部楔形，侧脉每边 5 ~ 6 条，在叶的两面均不明显。聚伞花序顶生，略有分枝。苞片和小苞片线状披针形，萼管倒圆锥形，萼檐稍扩大，顶部 5 裂，花冠白色，狭管形，冠管长约 3 毫米，外被粉状微毛，喉部披长柔毛，顶部 5 裂，雄蕊 5 枚，花药伸出。核果小，浆果状，近球形或椭圆形，成熟时白色，有明显的纵棱。花期 4 ~ 6 月，果期几乎全年。生于山地、丘陵地、山谷的疏林中或灌木丛中，常以短小气根攀附于树干上或岩石上，在潮湿地或适当荫蔽处生长良好。分布于广东、海南、广西、福建、台湾、浙江等省区。全年可采收，割取全株带叶藤茎，除去杂质，切成短段，晒干。

✿ 性味功用

苦，微寒。祛风通络，凉血消肿。用于风湿热痹，筋脉拘挛，腰膝酸痛，喉痹，血热痈肿，跌仆损伤。用量 9 ~ 15 克，水煎服。外用适量，研末调敷或取鲜品捣烂敷伤处。

穿根藤

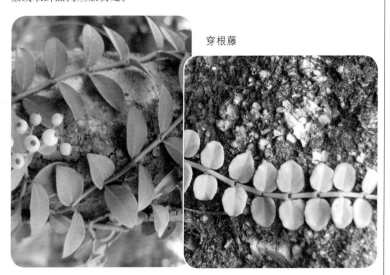

15. 香茅 *Cymbopogon citratus*（DC.）Stapf（茅香、香麻、柠檬茅、芳香草）

 识别特征与采制

　　为禾本科多年生草本，全株具有柠檬香味。杆直立粗壮，丛生，高达 2 米。叶线形，长达 1 米，宽 0.5～2 厘米，叶片顶端长渐尖，基部渐窄，两面均呈灰白色而粗糙。圆锥花序具多次复合分枝，由成对、下托佛焰苞的总状花序组成，分枝纤细，佛焰苞披针形，狭长，红色或淡黄褐色，3 至 5 倍长于总梗；小穗成对，穗轴间长 2～3 毫米，具稍长之柔毛，毛不遮蔽小穗，无柄小穗两性，线性或披针状线性，无芒，锐尖。花、果期夏季。栽培于耕地、园中或坡地。分布于广东、浙江、台湾、福建、广西、云南、四川等省区。全年可采收。挖取全草，洗净，晒干。

性味功用

　　辛，温。祛风解表，活血通络，行水消肿。用于外感风寒头痛，风湿痹痛，胃寒疼痛，腹痛腹泻，月经不调，产后水肿。外用治筋骨麻木疼痛，跌打瘀血肿痛。用量 6～10 克，水煎服。外用适量，煎水洗患处。

香茅

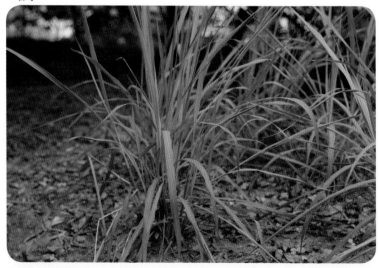

16. 宽筋藤 Tinospora sinensis（Lour.）Merr.（伸筋藤、宽根藤、中华青牛胆、吊天藤、透筋藤、松根藤）

识别特征与采制

为防己科<u>落叶草质藤本</u>，茎枝肥壮，嫩枝绿色，嫩枝绿色，有条纹，被柔毛，老茎草黄色，覆膜质的表皮有显著凸起的皮孔。叶互生，膜质或纸质，<u>叶片阔卵状圆形</u>，长 7～14 厘米，宽 5～13 厘米，顶端急尖，基部浅心形至深心形，弯缺有时很宽，<u>两面被短柔毛，下表面甚密，掌状脉 5～7 条，最外侧的一对常二叉分枝</u>。总状花序先叶抽出，花小，单生或簇生叶腋；花单性异株，雄花：萼片 6 枚，花瓣 6 枚，有爪，雄蕊 6 枚，花药纵裂；雌花：有心皮 3 枚。<u>核果鲜红色，近球形，内果皮卵状半球形，有明显的背肋和许多小瘤状突起</u>。花期春、夏期间，果期秋季。生于村落附近的疏林中或灌丛中。分布于广东、海南、广西、云南等省区。野生或栽培。全年可采收，除去杂质，洗净，润透，切成段或厚片，晒干。

性味功用

苦，微寒。舒筋活络，祛风止痛。用于风湿痹痛，筋脉拘挛，屈伸不利，跌打损伤。用量 9～15 克，水煎服。

宽筋藤

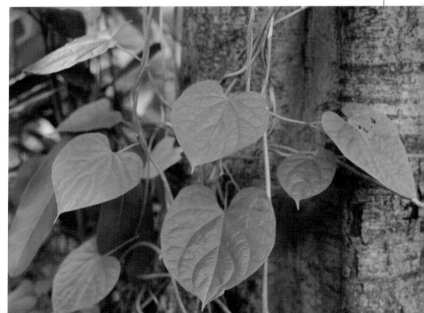

17. 海桐皮 *Erythrina variegata* L.（钉桐皮、刺桐、接骨药、刺铜皮）

识别特征与采制

为蝶形花科高大乔木，高达 20 米。茎皮灰褐色，枝淡黄色至土黄色，密生灰色茸毛，有明显的叶痕和短圆锥形黑色直刺，髓部疏松，常成空腔。三出复叶，互生或簇生于枝顶，小叶近膜质，阔卵形至斜方状卵形，全缘。总状花序腋生，长 10 ～ 16 厘米，生有茸毛，萼佛焰状，花密集于花序上部，通常 2 朵成对着生，花冠呈蝶形，鲜红色，旗瓣倒卵状披针形，稍反曲，翼瓣和龙骨瓣近等长，短于萼，雄蕊 10 枚，二体。荚果黑色，肿胀，种子间稍缢缩呈串珠状，种子暗红色至褐色，近肾形。花期 3 月，果期 8 月。生于海拔 60 米左右的林中溪边或栽培于庭院中。夏初剥取有钉刺的树皮，晒干。

性味功用

苦、辛、平。祛风湿，通经络，消炎解热，杀虫止痒。用于腰膝疼痛，四肢麻木，筋脉拘挛。外用治疗湿疹，疥癣等皮肤病。用量 9 ～ 30 克，水煎服。

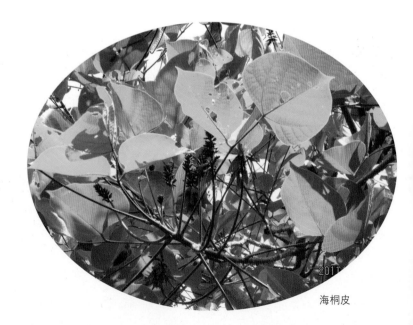

海桐皮

18. 臭茉莉 *Clerodendrum philippinum* Schauer var. *simplex* Moldenke（臭矢茉莉、尖齿泉茉莉、大髻婆、山茉莉、过墙风）

识别特征与采制

为马鞭草科落叶灌木，小枝稍方形或近圆柱，嫩部被柔毛。叶纸质，对生，叶片阔卵形，先端渐尖，基部截形或心形，边缘有粗齿，上面被伏贴的刚毛，揉之有臭气。聚伞花序排成伞房状，紧密，顶生，苞片披针形，长 1.5 ～ 1.7 厘米，散生大型腺体。花单瓣，白色或淡红色，排成密生的伞房状聚伞花序，花萼和花冠均较大，密生如绣球花，芳香，花萼紫红色，雄蕊 4，雌蕊 1。核果球形，直径 5 ～ 6 毫米，分裂为 4 小坚果，成熟时蓝黑色，大部被紫的宿存萼所包 。花期夏初。生于山坡、路旁、旷地或林缘，栽培或逸为野生。分布于福建、广东、台湾、广西、江苏、云南等省区。全年均可采收，挖取根部，除去叶及嫩枝，趁鲜时切片或段，干燥。

性味功用

微苦，平。祛风除湿，利水消肿。用于风湿骨痛，腰腿疼痛，脚气水肿。外用治湿疹疥疮，皮肤瘙痒。用量 15 ～ 30 克，水煎服。外用适量，煎水洗。

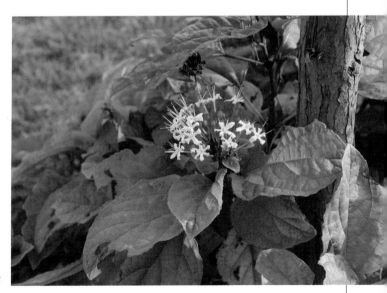

臭茉莉

19. 黑老虎 *Kadsura coccinea* (Lem.) A. C. Smith (过山龙、大钻、臭饭团、冷饭团、厚叶五味子)

识别特征与采制

为五味子科木质藤本，长达10余米，全株无毛。根常数条粗细相近而集生于膨大结节状的茎基上，**肉质，木部很小，有辛香味。**茎皮灰黑色或暗褐色，有环状缢痕和不规则裂纹，并有瘤状凸起。叶互生，革质，叶片长椭圆形至卵状披针形，长5～18厘米，顶端急尖或短渐尖，基部阔楔形，边全缘而稍背卷，侧脉每边6～7条，上表面深绿色，有光泽。花单性，雌雄异株，单生于叶腋。花梗粗短，**花被10～16片，绯红色或红黄色，**轮式排列，雄花有雄蕊14～48枚，花丝结合成圆柱状雄蕊柱，顶端常有钻形附属物，雌花雌蕊群卵形至近球形，心皮离生，50～80个，排成5～7轮。**聚合果近球形，成熟时红色或紫黑色，**种子卵形，红色。花期4～7月，果期7～11月。生于山地林中。分布于广东、广西、湖南、湖北、江西等省区。全年均可采挖，挖取根部，除去杂质，洗净，趁鲜切段或切片，晒干。

性味功用

辛，温。行气活血，祛风止痛，祛风湿。用于脘腹疼痛，产后瘀痛，风湿痹痛，痛经，跌打损伤。用量9～15克，水煎服。

黑老虎

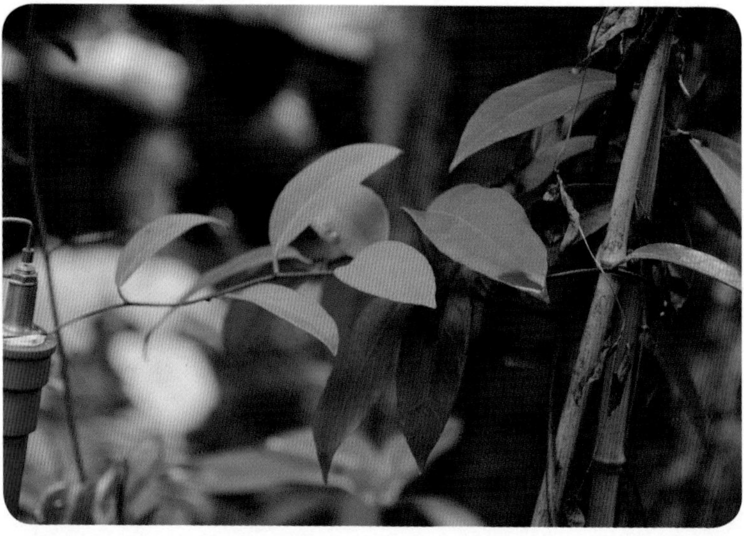

20. 豨莶草 *Siegesbeckia pubescens* Makino.（黄花草、腺梗豨莶）

🔍 识别特征与采制

为菊科一年生草本。茎方形，茎与分枝密被短柔毛。叶质薄，对生，叶片阔卵状三角形至披针形，长 5～18 厘米，宽 4～12 厘米，边缘具不规则钝齿至浅裂，两面被长柔毛，沿脉上被白色长柔毛，背面常有细小腺点。头状花序排列成圆锥形，顶生或腋生，花黄色，总花梗密被长柔毛和腺点，外苞片 5 枚，线状匙形，舌状花长约 3.5 厘米。瘦果长约 3.5 厘米。花期 4～9 月，果期 6～11 月。生于海拔 200～400 米的山野、荒地、灌丛、林缘及林下。分布于湖南、湖北、江西、福建、广西、广东等省区。夏、秋二季花开前和花期均可采收，割取地上部分或拔取全草，除去杂质，晒干。

✛ 性味功用

苦，微寒。祛风湿，利关节，解热平肝，镇静安神。用于风湿痹痛，筋骨无力，腰膝酸软，肝火头痛，四肢麻痹，心烦失眠，半身不遂。外和风疹湿疮，疮疖肿痛。用量 9～15 克，水煎服。外用适量，煎水熏洗风湿痹痛处，或取鲜品捣烂敷疮肿处。

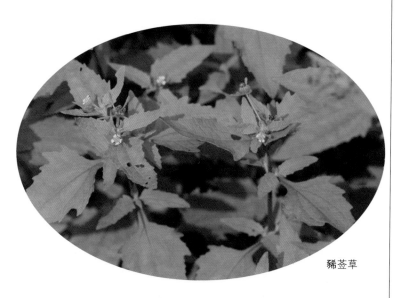

豨莶草

21. 鹰不泊 *Zanthoxylum avicennae*（Lam.）DC.（土花椒、鸟不宿、簕檔、山花椒）

识别特征与采制

为芸香科常绿乔木或大灌木，高 3 ～ 10 米，茎干上有粗厚的三角形的红褐色皮刺。单数羽状复叶，互生，叶轴具狭翼，上面具纵槽，无刺，小叶通常 13 ～ 19，对生，厚纸质至薄革质，长圆形，近菱形，长 2 ～ 6 厘米，顶端渐尖或尾状渐尖，尖头钝或微凹，基部楔尖，两侧常明显不对称，边缘有小齿，上表面深绿色，有光泽，下表面浅绿色，两面无毛。伞房状聚伞花序顶生，萼片 5 枚，卵形，花小而多，淡绿色，花瓣 5 片，椭圆形，雄蕊伸出，药隔凸尖，无腺体。蓇葖果由 1 ～ 2 个成熟心皮组成，紫红色，顶部有一小的喙状尖头，种子卵形，黑色而有光泽。花期 8 ～ 9 月，果期 11 ～ 12 月。生于山坡、丘陵、平地、路旁的疏林中或灌木丛中。分布于广东、福建、台湾、云南、广西、海南等省区。全年可采收，挖取根部，除去杂质，趁鲜切片，晒干。

性味功用

苦、辛，微温。祛风消肿，行气止痛，利湿退黄。用于黄疸，咽喉肿痛，疟疾，风湿骨痛，跌打挫伤。用量 30 ～ 60 克，水煎服，或浸酒服并搽瘀痛处。

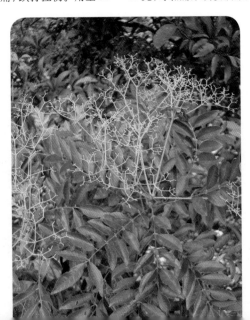

鹰不泊

22. 蜈蚣草 *Pteris vittata* L.（蜈蚣蕨、长叶甘草蕨）

👁 识别特征与采制

　　为凤尾蕨科多年生陆生草本。根状茎短，直立，密被褐色鳞片。叶丛生，叶柄长 10～30 厘米，近基部被灰色鳞片，叶片轮廓为椭圆形或倒卵形，长可达 100 厘米，<u>一回羽状</u>，<u>羽片多数</u>，<u>革质</u>，<u>暗绿色</u>，光滑，近对生或互生，无柄，中部的最大，狭线形，长 6～15 厘米，顶端渐尖，基部截平或心形，有时呈耳状，能育叶全缘，不育叶有小齿，<u>叶脉密</u>，<u>纤细</u>，<u>斜升</u>，<u>通直</u>，常一回分枝，叶轴稻秆色，光滑，稍被鳞片。<u>孢子囊群线形</u>，<u>生于能育羽片的边缘</u>，囊群盖线形，膜质，黄褐色，由叶边缘形成向叶背反摺，掩盖孢子囊群，向内开裂。常生于山坡、路边的钙质土或石灰岩的岩石裂缝中及墙壁的砖隙等处，是典型的钙质土指示植物。分布于广东、广西、海南、湖南、湖北等省区。全年可采收。挖取全草，抖净泥沙，晒干。

✦ 性味功用

　　甘、淡、微寒。清热利湿，解毒消肿。用于湿热痢疾腹痛。外用治蜈蚣咬伤，疥疮，无名肿毒。用量 12～30 克，水煎服。外用适量鲜品捣烂敷或煎水洗患处。

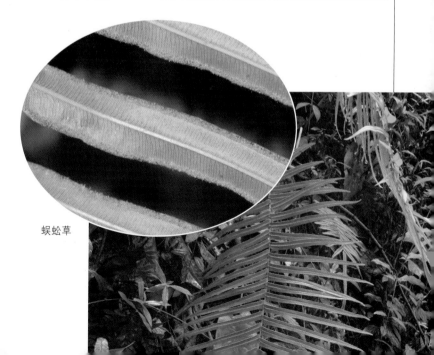

蜈蚣草

23. 铺地蜈蚣 *Palhinhaea cernua*（L.）A. Franco et Vasc.（灯笼石松、垂穗石松）

👁 识别特征与采制

为石松科多年生草本，高可达60厘米。茎平卧，二歧状多分枝，枝常下垂。叶密生，排成多行，线状钻形，长2～3毫米，干时常有皱棱，全缘。夏、秋季于小枝顶端着生圆柱形、卵形或球形的孢子囊穗，长3～20毫米，直径2～3毫米，能育叶和不育叶异形，顶端长渐尖，基部阔卵形，密生缘毛，孢子囊肾形，外面有网纹。生于山野间丛林、荒山等处，多见于阳光充足的酸性土壤的荒坡上。分布于广东、广西、云南等省区。全年可采收，以夏、秋采收者为佳。将全株连根拔起，去净泥土，晒干。

✚ 性味功用

甘、微苦，平。祛风利湿，舒筋活络，祛瘀止血。用于风湿骨痛，吐血，衄血，便血，湿热黄疸，痢疾，淋病。外用治扭伤肿痛。用量15～30克，水煎服。外用适量，煎水洗患处。孕妇禁用。

铺地蜈蚣

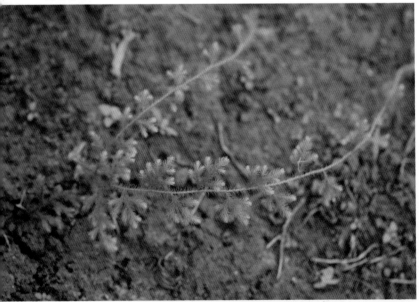

24. 白毛蛇 *Humata tyermanni* Moore（圆盖阴石蕨、石祁蛇、百胖头）

识别特征与采制

为骨碎补科多年生常绿附生草本，高 10 ~ 23 厘米。**根状茎长而横走，密被蓬松的银灰色或白棕色的鳞片**，鳞片基部盾形稍被缘毛，向上渐狭，不具喙。**叶远生，叶柄长 5 ~ 8 厘米，棕色或深禾秆色，基部有关节。**叶革质，无毛，轮廓为三角形或近心形，8 ~ 15 厘米，宽 7 ~ 10 厘米，三回或偶有四回羽状深裂，**基部羽片最大，披针状三角形**，长 5 ~ 8 厘米，宽 5 ~ 7 厘米，其余各对二回羽片长圆形，基部楔形，羽状深裂，裂片 3 ~ 4 对，钝头。孢子囊群位于小脉顶端，囊群盖近圆形，仅基部附着，余均分离，孢子两面型，有密集的疣状凸点。附生于溪边、山谷岩石上或阴湿大树上。分布于广东、江苏、浙江、福建、江西、广西等省区。全年可采收。挖采根状茎，洗净，晒干。

性味功用

微苦、甘，平。祛风除湿，止痛止血。用于风湿痹痛，腰膝酸痛，跌打损伤，吐血，便血，尿血。外用治疮疖。用量 15 ~ 30 克，水煎服。外用适量，鲜品捣烂敷患处。

白毛蛇

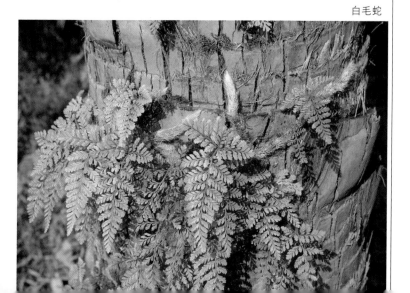

25. 苏铁叶 *Cycas revolute* Thunb.（凤尾蕉）

👁 识别特征与采制

为苏铁科棕榈状灌木，高2～8米，茎粗壮，圆柱形，单生或极少有分枝，有明显的叶柄残痕。**羽状叶多数，聚生于树干顶端，厚革质**，坚硬，线形，长9～18厘米，宽4～6毫米，顶端有刺尖，基部窄，边缘显著地向下反卷，下面被稀疏的绒毛，中脉隆起，叶柄两侧有齿状刺，刺长2～3毫米。花雌雄异株，**雄花序圆柱形**，长30～70厘米，直径8～15厘米，**由无数紧贴的覆瓦状排列的鳞片状的小孢子叶构成**，每一小孢子下面遍布多数、球状的一**室花药；雌花序为半球状的头状体**，大孢子叶阔卵形，密被褐色毛，篦状深裂。**种子卵形或倒卵圆形**，稍扁，长2～4厘米，有黄色短绒毛。花期6～7月，种子10月成熟。多栽培于庭院。分布于福建、台湾、广西、江西、江苏、浙江、云南、贵州及四川等省区。夏秋季采收，摘取叶片，晒干。

✤ 性味功用

甘，微温。行气止痛，活血祛瘀。用于肝胃气痛，血瘀经闭，吐血，便血。外用治跌打损伤。用量9～15克，水煎服。外用适量，烧存性研末调敷患处。

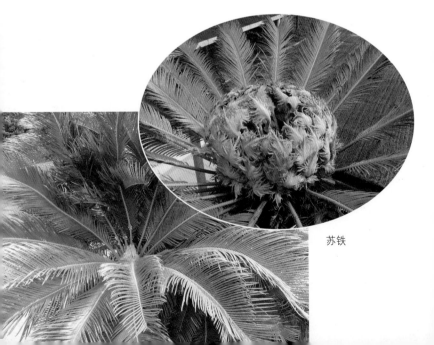

苏铁

26. 南洋杉 *Araucaria cunninghamii* Sweet

👁 识别特征与采制

为南洋杉科常绿乔木。**茎干树皮灰褐色或暗灰色，粗糙，横裂，**大枝平展或斜密伸，幼树冠尖塔形，老龄则成平顶状，侧生小枝密生，下垂，近羽状排列。叶 2 型：幼树和侧枝上的叶排列疏松，开展，钻状、针状、镰状或三角状，长 7 ~ 17 毫米，基部宽约 2.5 毫米，微弯，微具四棱或上（腹）面的棱脊不明显，上面有多数气孔线，下面气孔线不整齐或近于无气孔线；大枝及**花果枝上之叶排列紧密而叠盖，**斜上伸展，微向上弯，卵形，三角状卵形或三角状，无明显的脊背或下面有纵脊，长 6 ~ 10 毫米。雄球花单生枝顶，圆柱形。**球果卵形或椭圆形，**长 6 ~ 10 厘米，直径 4.5 ~ 7.5 厘米；苞鳞楔状倒卵形，两侧具薄翅，先端宽厚，具锐脊，中央有长尾状尖头，尖头显著地向后反曲，种子椭圆形，两侧具膜质翅。广东、福建、台湾、海南、云南、广西等省区有栽培。

✚ 性味功用

提取物制作成南洋杉酊，用于治疗皮肤过敏，其木材尚可供建筑、家具等用。

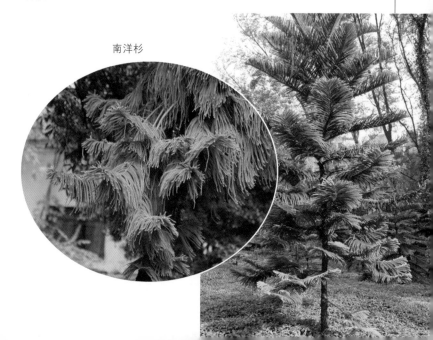

南洋杉

27. 竹柏 *Nageia nagi* (Thunb.) Kuntze (船家树、铁甲树、罗汉柴)

👁 识别特征与采制

为罗汉松科乔木，高达 20 米，胸径 50 厘米。树皮近于平滑，红褐色或暗紫红色，裂成小块薄片，枝条开展，树冠广圆锥形。叶对生，革质，长卵形、卵状披针形或披针状椭圆形，长 3.5～9 厘米，宽 1.5～2.5 厘米，无中脉，有多数平行的细脉，上面深绿色，有光泽，下面浅绿色，上部渐窄，基部楔形或宽楔形，向下窄成柄状。雄球花穗状，圆柱形，单生叶腋，常呈分枝状；雌球花单生叶腋，花后苞片不肥大成肉质种托。种子球形，直径 1.2～1.5 厘米，假种皮暗紫色，有白粉，柄长 7～13 毫米，骨质外种皮黄褐色，顶端圆，基部尖，其上密被细小的凹点，内种皮膜质。花期 3～4 月，果期 10 月。生于滨海冲积地或常绿阔叶林中。分布于浙江、福建、江西、广西、四川、广东和海南等省区。全年可采收，割取枝叶，洗净，鲜用或晒干。

✖ 性味功用

甘、淡、涩，平。祛风除湿，止血，接骨。主治风湿痹痛，外伤出血，骨折。外用适量，鲜品捣敷；或干品研末调敷。竹柏边材淡黄白色，心材色暗，纹理直，结构细，硬度适中，可作为建筑、造船、家具、器具及工艺用材。

竹柏

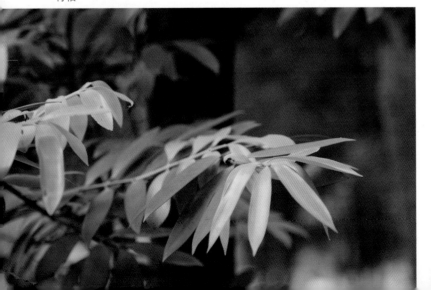

28. 黄缅桂 *Michelia champaca* L.（大黄桂、卖仲哈傣、黄桷兰、 蕾卜、黄兰、黄玉兰）

👁 识别特征与采制

为木兰科常绿乔木，高达 20 米，嫩枝、芽、叶和叶柄均被淡黄色的平伏柔毛。叶互生，薄革质，叶片披针状卵形或披针状长椭圆形，长 10～20 厘米，宽 5～9 厘米，顶端长渐尖或近尾状渐尖，基部阔楔形，叶柄长 2～4 厘米，托叶痕达叶柄中部以上。花单生于叶腋，橙黄色，极香，花被片 15～20，披针形，雄蕊的药隔顶端伸出成长尖头，雌蕊群柄长约 3 毫米。聚合果长 7～16 厘米，蓇葖倒卵状长圆形，长 1～1.5 厘米，种子 2～4 颗，有皱纹，外有白色斑点，种子有红色假种皮。花期 6～7 月，果期 9～10 月。常栽培于村边、庭园中。分布于云南、广东、广西、福建、海南、台湾等地。根全年可采收，切片晒干；果夏秋采收，去皮晒干研粉。

✚ 性味功用

苦，凉。根祛风湿，利咽喉。用于风湿骨痛，骨刺梗喉。根 25～50 克，泡酒服治风湿骨痛；或用根切片含口中，徐徐咽下药液治骨刺梗喉。果健胃止痛，用于消化不良，胃痛。果研粉冲开水服，每次用 1～2 克。

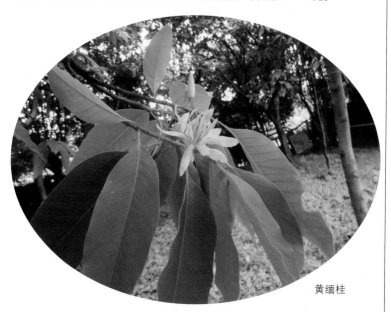

黄缅桂

29. 铁箍散 *Schisandra propinqua*（Wall.）Baill. var. *sinensis* Oliv.（香血藤、香巴戟、小血藤、野五味、球蕊五味子）

👁 识别特征与采制

为五味子科藤本。根为短圆柱形或扁圆柱形，多数自然缢缩呈念珠状，缢缩处常有表皮包被不露出木部。叶互生，革质，叶片狭披针形至矩圆形，长4～12厘米，顶端渐尖或尾尖，基部圆形或楔形，边缘具有疏锯齿或近全缘，叶柄长不超过1厘米。花单生，雌雄异株或同株，花小，叶腋生，黄绿色，雄花花被6～10枚，雄蕊柱肉质球状。雄蕊6～9枚，着生于半月形凹腔内，雌花的花被8～11枚，具有30～45枚心皮，心皮具有一个喙状突起。果实为浆果，种子淡黄色，光滑。分布于湖北、四川和湖南等省区。秋季采挖根及藤茎，洗净晒干；夏季采叶，鲜用或晒干研粉。

✿ 性味功用

甘，辛，平。祛风活血，解毒消肿，止痛。根：风湿麻木，跌打损伤，胃痛，月经不调，血栓闭塞性脉管炎；叶：外用治疮疖，毒蛇咬伤，外伤出血。9～15克，水煎服或泡酒服；外用适量，鲜叶捣烂敷患处，或干叶研粉撒患处。

铁箍散

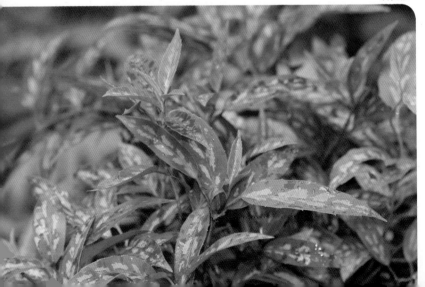

30. 酒饼叶 *Desmos chinensis* Lour.（假鹰爪、鸡爪风、串珠酒饼叶）

👁 识别特征与采制

为番荔枝科直立或攀援灌木，全株无毛，枝皮粗糙，有灰白色凸起的皮孔。叶互生，薄革质，叶片长圆形或椭圆形，长 4～13 厘米，宽 2～5 厘米，顶端钝或急尖，基部圆形或稍偏斜，上面有光泽，下面粉绿色。花单朵，与叶对生或近对生，花梗长 2～4 厘米，花萼 3 枚，卵圆形，外面被微柔毛，花瓣 6 片，2 轮，外轮的花瓣比内轮的花瓣大，长圆形或长圆状披针形，长 3～5 厘米，宽 1～1.8 厘米，外面被微柔毛，雄蕊多数，楔形，药室线状，药隔的顶端近球形，心皮多数，每心皮有胚珠 1～7 颗。果为肉质聚合果，具柄，种子圆球形，长约 5 毫米，成熟的心皮通常延长，并在种子间收缩成念珠状。花期夏至秋季，果期 6 月至翌年春季。生于山地、山谷林缘灌木丛中或旷地上。分布于云南、贵州、广西等省区。全年可采收，摘取叶片，晒干。

✚ 性味功用

辛，微温；有小毒。祛风止痛。用于产后腹痛，风湿骨痛。外用治跌打损伤。用量 9～15 克，水煎服。外用适量鲜品捣烂，加酒调敷患处。根称为酒饼叶根亦入药。用量 9～18 克，浸酒服，治风湿性关节炎、肠胃寒痛。

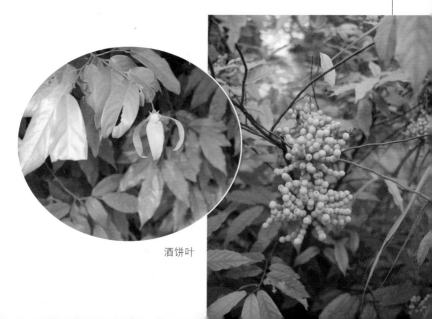

酒饼叶

31. 樟树叶 *Cinnamomum camphora*（L.）Presl（樟木、香樟）

识别特征与采制

为樟科常绿大乔木，高可达30米，枝、叶、木材均有樟脑味。树冠广卵形，树皮黄褐色，有不规则的纵裂纹，幼枝常带淡褐色。叶互生，薄革质，叶片卵形或卵状椭圆形，长6～12厘米，宽2.5～5.5厘米，顶端急尖，基部楔形或略呈圆形，全缘或呈微波状，两面均无毛，具离基三出脉，脉腋有明显的腺体。圆锥花序腋生，花小，青白色或带黄色，直径约3毫米，花被6片，椭圆形，内面密生短柔毛，能育雄蕊9枚，花药4室，退化雄蕊箭头状，子房圆球形，无毛，花柱短，柱头头状。浆果球形或卵形，紫黑色，直径6～8毫米，果托杯状。花期4～5月，果期8～11月。生于丘陵地、平地或山谷溪旁。分布于广东、广西、福建、台湾、江西、湖南、海南等省区。大多栽培。全年均可采收，临用时割取枝叶入药。

性味功用

辛，温。祛风湿，通经络。外用治脚气感染，疥癣风疹，鲜叶捣烂敷患处。根治风湿痛，跌打损伤，感冒头痛。用量15～30克，水煎服。全植株可提取芳香油，油中因含右旋龙脑，可作为天然冰片的原料。

樟树叶

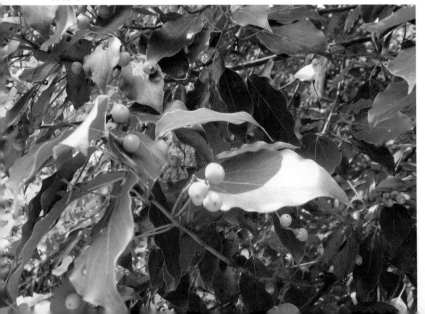

32. 阴香叶 *Cinnamomum burmanni*（Nees）Bl.（阴草、胶桂、山肉桂、假桂枝）

识别特征与采制

为樟科常绿乔木，高达 14 米，**树皮光滑，灰褐色至黑褐色，内皮红色，味似肉桂**。枝条纤细，绿色或褐绿色，具纵向细条纹，无毛。叶互生或近对生，革质，叶片卵形、长圆形至披针形，长 6～10 厘米，宽 2～5 厘米，顶端短渐尖，基部宽楔形，上面亮绿，下面粉绿色，两面无毛，**具离基三出脉，中脉及侧脉在上面明显，下面十分凸起**，叶柄长 0.5～1.2 厘米，腹平背凸，近无毛。圆锥花序腋生或近顶生，花少，疏散，密被灰白微柔毛，最末分枝为 3 花的聚伞花序；**花绿白色，花被片 6 枚，内外两面密被灰白微柔毛**，能育雄蕊 9 枚，排成 3 轮，每三轮的每一花丝基部有腺体 2 个，花药长圆形，4 室，瓣裂。果为浆果，卵球形，果托漏斗状，成熟时黑色。花期 8～11 月，果期 11 月至翌年 2 月。生于疏林、密林、灌丛中或溪边及路旁，亦常种植于村庄宅旁。分布于广东、海南、香港、湖南、广西、福建、湖北、四川等省区。全年均可采收，割取枝叶，鲜用或晒干。

性味功用

辛，温。温中散寒，祛风除湿。用于寒湿腹泻，腹痛痢疾，风湿骨痛。用量 3～9 克，水煎服。外用煎水洗浴有祛风，祛湿，散寒，舒筋，活血的功效。皮、叶、根均可提取芳香油，称为广桂油。

阴香叶

33. 豹皮樟 *Litsea rotundifolia var. oblongifolia* （Nees） Allen（大灰木、百叶仔、白柴、香叶子）

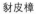 **识别特征与采制**

为樟科常绿灌木，高达3米。树皮灰褐色，常有褐色斑块，小枝芽鳞外面被丝质黄色短柔毛。叶革质，互生，叶片呈倒卵状长圆形，长3～7厘米，宽1.5～3厘米，顶端钝或短渐尖，基部楔形或钝，<u>叶上表面有光泽，下面带苍白色，羽状脉</u>，侧脉每边6～8条，中脉在下面明显凸起。花单性，雌雄异株；伞形花序腋生或节间生，总花梗及花梗不明显；花被片6枚，长约2厘米，有稀疏柔毛，能育雄蕊9枚，花药4室，均内向瓣裂。果实球形，直径约6毫米，近无柄，<u>初时红色，熟时黑色</u>。花期8～9月，果期9～11月。生于低山丘陵灌木林或疏林中，或林缘及路旁。分布于湖南、广西、浙江、江西、福建等省区。主产广东、海南各地。全年可采收，挖取根部，洗净，阴干。

性味功用

辛，温。祛风除湿，行气止痛，活血通经。用于风湿性关节炎，腰腿痛，跌打损伤，痛经，胃痛，腹泻，水肿。用量25～50克，水煎或泡酒分2次服。

豹皮樟

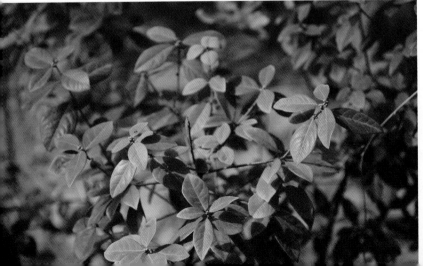

34. 石楠藤 *Piper puberulum*（Benth.）Maxim.（毛蒟、山蒟）

👁 识别特征与采制

为胡椒科攀援性藤本，通常 4～5 米。**茎枝扁圆柱形，节膨大，**嫩枝被短柔毛。叶互生，纸质或厚纸质，卵形至卵状披针形。长 5～11 厘米，宽 2～6 厘米，顶端短渐尖，基部浅心形，两侧不等，两面被短柔毛，老时上面脱净，叶脉 5～7 条，**最内侧 1 对自中脉离基 1.5～3 厘米处分出，**余者均自基出，叶柄长 5～10 毫米，密被短柔毛。花甚小，无花被，单性，雌雄异株，**密聚成与叶对生的穗状花序；**雄花序纤细，长约 7 厘米，总花梗与花序轴均被疏柔毛；苞片圆盾状，无毛，雄蕊 2 枚，花丝极短；雌花序长 4～6 厘米，总花梗、花序轴和苞片与雄花序的相同，子房球形，柱头 4。浆果球形，直径约 2 毫米。花期 3～5 月，果期 6～8 月。生于山谷林中潮湿处，常以气根攀附于树干或岩石上。分布于广东、浙江、江西、福建、贵州等省区。全年可采收，割取带叶藤茎，晒干。

✚ 性味功用

辛，温。祛风湿，通经络，止痹痛，止咳嗽。用于风湿腰痛，四肢拘挛疼痛，感冒风寒咳嗽。用量 9～15 克，水煎服。外用适量鲜品捣烂敷患痛处。

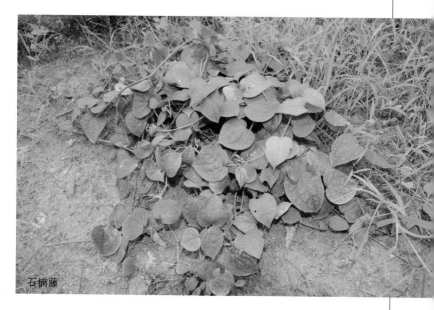

石楠藤

35. 阳桃 *Averrhoa carambola* L.（五敛子，杨桃，洋桃，三廉子）

👁 识别特征与采制

为酢浆草科常绿小乔木，分枝甚多，通常高5米左右。奇数羽状复叶，互生，小叶5～13片，卵形至椭圆形，长3～7厘米，宽2～3.5厘米，顶端渐尖，基部圆，一侧歪斜，表面深绿色，背面淡绿色，疏被柔毛或无毛，全缘。花小，两性，数朵至多朵组成聚伞花序或圆锥花序，自叶腋出或着生于枝干上，花枝和花蕾深红色；萼片5枚，覆瓦状排列，基部合成细杯状，花瓣背面淡紫红色，边缘色较淡，有时为粉红色或白色，雄蕊5～10枚，子房5室，每室有多数胚珠，花柱5枚。浆果肉质，下垂，卵形至长椭球形，有5棱，横切面呈星芒状，直径5～8厘米，淡绿色或蜡黄色，种子黑褐色。花期4～12月，果期7～12月。分布于广东、广西、福建、台湾、云南等省区，大多栽培。全年可采收，割取枝叶，鲜用或晒干。

✤ 性味功用

甘、酸，寒。祛风利湿，消肿止痛。用于风热感冒，急性胃肠炎，小便不利，产后浮肿，跌打肿痛，痈疽肿毒。用量30～60克，水煎服或鲜品榨汁服。外用鲜品捣汁敷患处。

阳桃

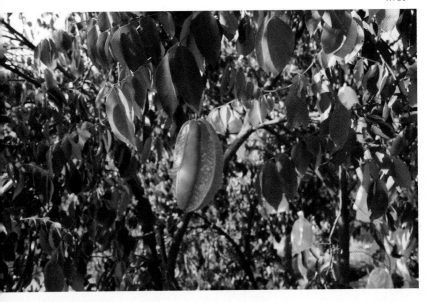

36. 珠兰 *Chloranthus spicatus*（Thunb.）Makino（珍珠兰、金粟兰、鱼子兰、鸡爪兰）

👁 识别特征与采制

为金粟兰科半灌木，直立或稍平卧，高 30 ~ 60 厘米。叶对生，厚纸质，叶片椭圆形或倒卵状椭圆形，长 5 ~ 11 厘米，宽 2.5 ~ 5.5 厘米，顶端急尖或钝，基部楔形，<u>边缘具圆齿状锯齿，齿端有一腺体，</u>腹面深绿色，光亮，背面淡黄绿色，侧脉 6 ~ 8 对，两面稍凸起；叶柄长 8 ~ 18 毫米，基部多少合生。<u>穗状花序排列成圆锥花序状，通常顶生，</u>少有腋生；苞片三角形；<u>花小，黄绿色，极芳香，</u>雄蕊 3 枚，药隔合生成一卵状体，上部不整齐 3 裂，中央裂片较大，有时末端又浅 3 裂，有 1 个 2 室的花药，两侧裂片较小，各有 1 个 1 室的花药，子房倒卵形。花期 4 ~ 7 月，果期 8 ~ 9 月。多生于山坡、沟谷密林下。大多为栽培。主产于云南、四川、贵州、福建、广东等省。全年可采收，拔取全株，除去杂质，晒干。

✚ 性味功用

甘、辛，温；有毒。祛风湿，接筋骨。用于风湿关节痛，跌打损伤，刀伤出血，顽癣等。用量 15 ~ 30 克，水煎服或入丸、散。外用适量，捣敷或研末撒患处。因本品有毒，用时宜谨慎。

珠兰

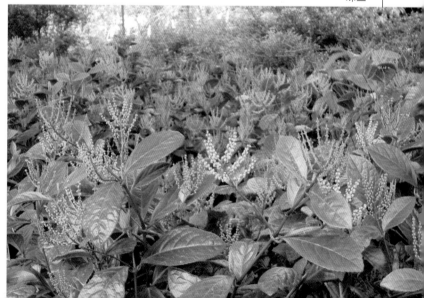

五、芳香祛湿药

1. 广藿香 *Pogostemon cablin*（Blanco）Benth.（藿香、枝香、牌香、南香）

识别特征与采制

为唇形科多年生草本，茎基部平卧，节上生根，上部上升，多分枝，密被黄色平展长硬毛。叶草质，对生，揉之有特异香气，叶片卵圆形或长椭圆形，顶端短尖或钝圆，基部阔而钝，叶缘具不整齐的粗钝齿，两面皆被毛茸，叶脉于下表面凸起，没有叶脉分布的叶肉部分则于上表面稍隆起，故叶面不平坦。轮伞花序密集，组成顶生和腋生的穗状花序；花萼筒状，花冠筒伸出萼外，冠檐近二唇形，上唇 3 裂，下唇全缘，雄蕊 4 枚，外伸，花丝被髯毛。小坚果近球形，稍压扁，褐色。花、果期 4 ～ 11 月。常生于沟溪边及湿地。分布于江西、福建、台湾、广西等地。主产于广东及海南各地。枝叶茂盛时采割，日晒夜闷，反复至干。除去残根和杂质，先抖下叶，筛净另放；茎洗净，润透，切段，晒干，再与叶混匀。

性味功用

辛，微温。芳香化浊，和中止呕，发表解暑。用于湿浊中阻，脘痞呕吐，暑湿表证，湿温初起，发热倦怠，胸闷不舒，寒湿闭暑，腹痛吐泻，鼻渊头痛。用量 6 ～ 9 克，水煎服。

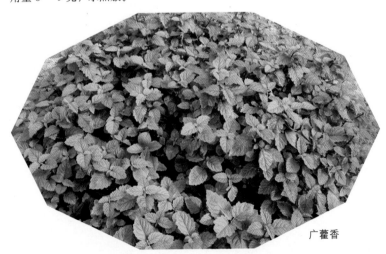

广藿香

2. 砂仁 *Amomum villosum* Lour. （春砂仁、连壳砂、阳春砂、土密砂）

👁 识别特征与采制

为姜科多年生草本。根状茎圆柱形，匍匐地面，节上有筒状、紫褐色膜质鳞片。直立茎基部膨大呈球状。叶二列，披针形或线形，边缘波状，具斜出平行脉；叶鞘开放，抱茎；叶舌膜质。<u>花为自根状茎抽出的松散穗状花序，每穗有花 7～13 朵</u>；总花梗长 3～10 厘米，萼白色，顶端 3 浅裂，花冠白色，圆匙形，<u>唇瓣中央有黄色、红色、紫色、绿色的斑点</u>，雄蕊 1 枚，花药 2 室，子房下位，花柱顶端漏斗状，花柱上部和柱头嵌生于雄蕊隔沟中。<u>蒴果初为绿色，后渐变为红色至紫色，充分成熟时为深紫色，近球形或卵圆形外面有柔刺。</u>种子 15～56 粒，不规则卵形、长方形或多角形。花期 4～6 月，果期 6～9 月。多栽培于山地阴湿之地。分布于福建、广西、云南等省区。主产于广东、海南等地。夏、秋二季果实成熟时采收，晒干或低温干燥。

✚ 性味功用

辛，温。化湿开胃，温脾止泻，理气安胎。用于湿浊中阻，脘痞不饥，脾胃虚寒，呕吐泄泻，妊娠恶阻，胎动不安。用量 3～6 克，水煎服，宜后下。

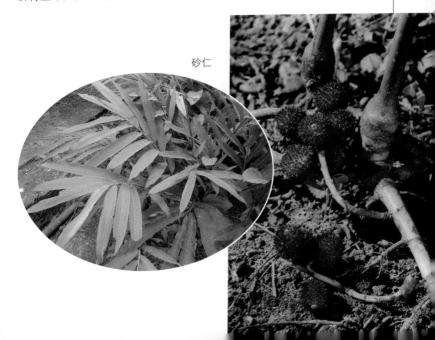

砂仁

3. 草豆蔻 *Alpinia katsumadai* Hayata（豆蔻、漏蔻、弯子、草蔻仁）

👁 识别特征与采制

为姜科多年生丛生草本。叶 2 列，叶片狭椭圆形或线状披针形，顶端具短尖头，基部渐狭，两边不对称，有缘毛，两面无毛或仅在下面被极疏的粗毛；叶舌广卵形，革质，外被粗毛。**总状花序顶生，花序轴密被粗毛；**小苞片乳白色，阔椭圆形，顶端钝圆，基部连合；花萼钟状，一侧开裂，先端有不规则 3 钝齿，**花冠白色，裂片 3 枚，**倒卵状长圆形，唇瓣**三角状卵形，顶端微 2 裂，黄色而具有从中央向边缘放射的紫色条纹，**花丝扁圆形，粗大，具槽。蒴果近圆形，直径约 3 厘米，外被粗毛，熟时黄色，**种子卵状多角形，聚生成种子团，**种子表面灰棕色，被有灰白色假种皮。生于山地林中、溪边灌木丛中。分布于广东、海南、广西、福建、台湾、云南等省区。夏、秋二季果实呈黄绿色时采收，摘下果实，用水略烫，晒至半干，除去果皮，取出种子团，晒干。

✚ 性味功用

辛，温。燥湿行气，温中止呕。用于寒湿内阻，脘腹胀满，冷痛，暖气呕逆，不思饮食，泄泻。用量 6～9 克，水煎服。汤剂宜后下，止泻宜煨用。

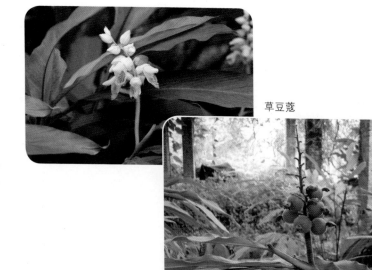

草豆蔻

4. 佩兰 *Eupatorium fortunei* Turcz.（兰草、泽兰、圆梗泽兰、省头草）

👁 识别特征与采制

为菊科多年生草本，高40～100厘米。根状茎横走，地上茎直立，常带红紫色，下部光滑无毛。叶对生或上部叶互生，在下部的叶常枯萎，中部的叶有短柄，<u>叶片较大，通常3全裂或3深裂，中裂片较大</u>，长椭圆形或长椭圆状披针形，长5～10厘米，宽1.5～2.5厘米；上部的叶较小，常不分裂，或全部茎叶不分裂，先端渐尖，边缘有粗齿或不规则细齿，两面无毛，无腺点。<u>头状花序多数在茎顶及枝端排成伞房花序</u>，花序径3～6厘米，总苞片2～3层，覆瓦状排列，外层短，卵状披针形，中、内层苞片渐长，全部苞片紫红色，外面无毛，先端钝；每个花序具花4～6朵，<u>花冠淡红色，全部为管状花</u>，两性，先端5齿裂，雄蕊5，聚药，雌蕊1，子房下位，柱头2裂，伸出花冠外。瘦果圆柱形，熟时黑褐色，5棱，冠毛刺毛状，白色。花、果期7～11月。生于林缘、路边灌丛或山溪边。野生或栽培。分布于河北、山东、江苏、广东、广西、四川、贵州、云南、浙江、福建等省区。夏季植株生长茂盛、花未开时采收。割取地上部分，除去杂质，晒干。

✤ 性味功用

辛，平。芳香化湿，醒脾开胃，解暑辟秽。用于湿浊中阻，脘痞呕恶，口中甜腻，口臭，多涎，暑湿表症，头胀胸闷，舌苔白腻。用量3～9克，水煎服。鲜品可用15～20克。

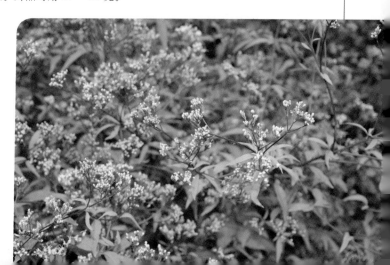

佩兰

5. 白兰花 Michelia alba DC.（白兰花、缅桂花、白兰花、白玉兰）

👁 识别特征与采制

为木兰科常绿乔木，胸径可达50厘米，树皮灰色，嫩枝及芽密被淡黄白色微柔毛，老时毛渐脱落。叶薄革质，互生，叶片长椭圆形或披针状椭圆形，长10~27厘米，宽4~9.5厘米，顶端长渐尖或尾状渐尖，基部楔形，上面无毛，下面疏生微柔毛，干时两面网脉均很明显，叶柄长1.5~2厘米，疏被微柔毛，托叶痕达叶柄中部。花白色，极芳香；花被片10片以上，披针形，长3~4厘米，宽3~5毫米；雌雄蕊多数，螺旋状排列在伸长的中轴上，雄蕊群位于中轴的下部，药隔顶端伸出成长尖头，雌蕊群位于中轴上部，有毛，通常不结实。花期4~9月，夏季盛开。多栽培于路旁或庭院中，供观赏。分布于福建、广东、广西、云南以及长江流域以南各省区。夏末秋初花近开放时采收，鲜用或晒干。

✚ 性味功用

辛，温。芳香化浊，下气止咳。用于肺热咳嗽，虚劳久咳，妇女湿浊带下，以及小儿慢性支气管炎和前列腺炎等症。用量15~30克，水煎服。根与叶亦可作药用，可用于治疗泌尿系感染，小便不利，疮痈肿毒等症，根用量60克，叶用量30克，水煎服。外用适量，鲜品捣烂敷患处。

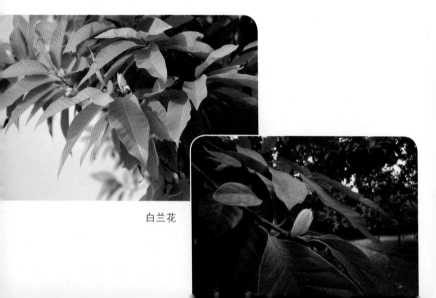

白兰花

6. 红豆蔻 *Alpinia galanga* Willd. （山姜子、红蔻、大高良姜）

识别特征与采制

为姜科多年生草本，高可达 2 米。根茎粗壮而横走，块状，淡红棕色，稍有香气。叶 2 列，叶片长圆形或披针形，长 25 ~ 35 厘米，宽 6 ~ 10 厘米，两面均无毛或于叶背被长柔毛，干时边缘褐色，叶舌近圆形，长约 5 毫米。圆锥花序密生多花，长 20 ~ 30 厘米，花序轴被毛，分枝多而短，长 2 ~ 4 厘米，每一分枝上有花 3 ~ 6 朵，花绿白色，有异味，花萼筒状，果时宿存；花冠管长 6 ~ 10 毫米，裂片 3 枚，长圆形，侧生退化雄蕊线形，紫色，唇瓣倒卵状匙形，长达 2 厘米，白色而有红线条，深 2 裂，雄蕊 1 枚。果实长圆形，长 1 ~ 1.5 厘米，中部稍收缩，果皮熟时棕色或枣红色，平滑而质薄，内有种子 3 ~ 6 粒。花期 5 ~ 8 月，果期 9 ~ 11 月。生于山野沟谷阴湿林下或灌木丛和草丛中，或栽培。分布于广西、广东、台湾、云南、福建等省区。秋季果实变红时采收，摘取果枝，除去杂质，阴干。

性味功用

辛，温。散寒燥湿，醒脾消食。用于脘腹冷痛，食积胀满，呕吐泄泻，饮酒过多。用量 3 ~ 6 克，水煎服，宜捣碎后下。

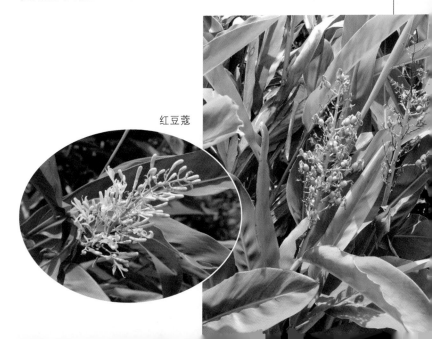

红豆蔻

六、利水渗湿药

1. 广金钱草 Desmodium styracifolium（Osb.）Merr.（马蹄草、铜钱草、落地金钱、龙鳞草）

👁 识别特征与采制

蝶形花科半灌木状草本。分枝多，枝条密被白色或淡黄色长柔毛。叶通常具单小叶，有时具3小叶，叶互生，厚纸质或近革质，叶片近圆形，先端微缺，基部心形，上面无毛，下表面密被贴伏白色绢丝状绒毛，边全缘，侧脉每边8～10条。总状花序腋生或顶生，长1～3厘米，苞片卵状三角形，每个苞内有两朵花，花萼钟状，萼齿披针形，长为萼筒的两倍，花小，花冠紫色，有香气。荚果腹缝线直，背缝线呈波状，具短柔毛和钩状毛。花、果期6～9月。生于山坡地的草丛及灌丛中。分布于广西、云南、广东等省区。夏、秋二季采收，割取地上部分，除去杂质，切段，晒干。

✤ 性味功用

甘、淡，凉。利湿退黄，利尿通淋。用于黄疸尿赤，热淋，石淋，小便涩痛，水肿尿少。用量15～30克，水煎服。

广金钱草

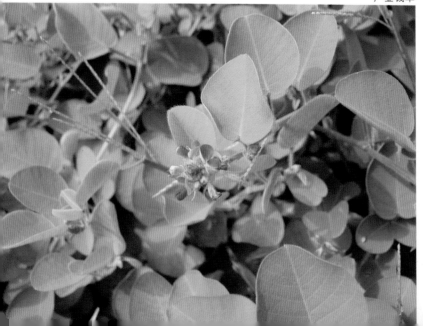

2. 天胡荽 *Hydrocotyle sibthorpioides* Lam.（假芫荽、小金钱草、星宿草、满天星）

识别特征与采制

为伞形科多年生草本，有特异气味。茎细长而匍匐，平铺地上成片，节上生根。**叶互生，薄纸质，圆肾形或近圆形**，基部心形，不分裂或 3 ~ 7 裂，裂片阔卵形，**边缘有钝齿**，叶表面光亮无毛，背面及叶柄顶端疏被白柔毛，叶柄纤细，长 1 ~ 6 厘米，有薄膜质褐色的小托叶。**伞形花序与叶对生**，单生于节上，花序梗纤细，短于叶柄，有花 10 ~ 15 朵，聚成头状，总苞片 4 ~ 10 枚，花瓣卵形至卵状披针形，绿白色，有腺点，雄蕊 5 枚，子房下位。**双悬果略呈心形，两侧扁压**，中棱在果熟时极为隆起，成熟时有紫色斑点。花、果期 4 ~ 9 月。通常生于湿润草地上和小溪边石缝中。分布于长江以南各省区。全年可采收，以春、夏季采收为佳。拔取全草，除去杂质，晒干。

性味功用

甘、淡、微辛，微寒。清热利湿，祛痰止咳。用于下焦湿热，热淋，石淋，小便不利，外感风热，肺热咳嗽；也可用于黄疸型传染性肝炎，胆石症，急性咽喉炎，急性扁桃体炎，角膜翳。外用治带状疱疹，皮肤湿疹。用量 9 ~ 15 克，水煎服。外用适量，煎水洗或取鲜品捣烂调敷患处。

天胡荽

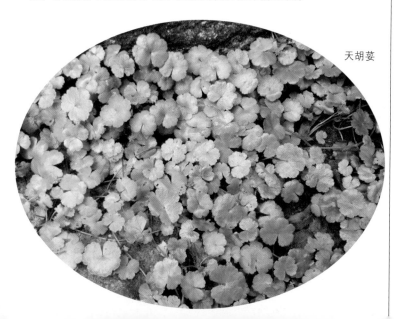

3. 木棉花 Gossampinus malabarica（DC.）Merr.（攀枝花、红茉莉、红棉花、英雄树花）

👁 识别特征与采制

为木棉科落叶大乔木，高 10 ～ 25 米，树皮深灰色，幼树干和老树枝常有短而粗大的圆锥状硬刺，分枝平展。掌状复叶，互生，小叶 5 ～ 7 片，薄革质，叶片长圆形至长圆状披针形，长 10 ～ 20 厘米，宽 4 ～ 7 厘米，顶端渐尖，基部阔楔形或渐狭，全缘，两面无毛，网脉极细，两面微凸起。花生于近枝顶叶腋，先叶开放，红色或橙红色；萼杯状，厚，外面无毛，萼裂片 3 ～ 5，半圆形，花瓣肉质，倒卵状长圆形，两面被星状柔毛，雄蕊多数，下部合生成短管，排成 3 轮，内轮部分花丝上部分 2 叉，中间 10 枚雄蕊较短，不分叉，最外轮集成 5 束，每束花丝 10 枚以上，较长，花柱长于雄蕊。蒴果长圆形，木质，长 10 ～ 15 厘米，直径 4.5 ～ 5 厘米，密被灰白色长柔毛和星状柔毛，室背 5 瓣开裂，内有种子多数，倒卵形，黑色，藏于柔毛内。花期 3 ～ 4 月，果期 5 ～ 7 月。多生于低海拔的林缘或旷野。分布于广西、广东、福建、台湾、贵州、江西等省区。春季花盛开时采收。收集落地的花朵，除去杂质，晒干。

✦ 性味功用

甘、淡，凉。清热利湿，解毒。用于泄泻，痢疾，痔疮出血。用量 6 ～ 9 克，水煎服。木棉树干皮也入药用，习称"广东海桐皮"，其辛、微苦，微寒，具有祛风祛湿，通经活络，利水消肿的功效。主治风湿痹痛，腰膝疼痛，皮肤水肿，产后浮肿等症，用量 9 ～ 15 克。

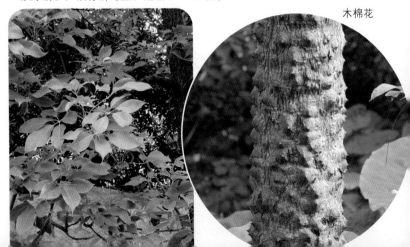

木棉花

4. 木槿花 *Hibiscus syriacus* L.（槿树花、白篱笆花、水锦花、鸡肉花）

识别特征与采制

为锦葵科落叶灌木，小枝密被黄色星状绒毛。叶互生，被星状柔毛，叶片菱状卵圆形或三角状卵形，长 5～10 厘米，宽 2～4 厘米，先端具深浅不同的 3 裂或不裂，基部楔形，边缘具不整齐齿缺，下面沿叶脉微被毛或近无毛。花单生于枝端叶腋，直径 5～8 厘米，被星状短绒毛，小苞片 6～7 枚，线形，密被星状疏绒毛，花萼钟形，裂片 5 枚，三角形，花冠淡紫色、白色或淡红色，且有重瓣，花心常呈深红色，雄蕊多数，花丝连合成单体雄蕊，子房 5 室，花柱 5 裂，柱头头状。蒴果卵圆形，顶端具短喙，密被黄色星状绒毛，种子肾形，深褐色，有长柔毛。多见于村旁空地。我国南北各省区均有种植。主产于广东、广西等地。夏、秋季花半开放时采收花朵，晒干。

性味功用

甘、苦，微寒。清热利湿，凉血消疮。用于痢疾，湿热带下，腹泻痢疾，痔疮出血，外用治疮疖肿痛。用量 6～9 克，水煎服。外用适量，研末敷患处。木槿的干燥茎皮或根皮称为川槿皮，具有清热，利湿，解毒，止痒的功效。主要用于治疗肠风泻血，痢疾，脱肛，白带，疥癣，痔疮等症。用量 6～9 克，水煎服。外用适量，煎水洗或用 75% 乙醇浸液搽患处。

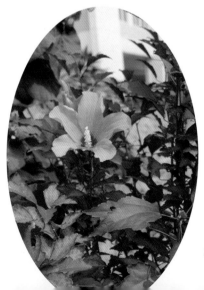

木槿花

5. 火炭母 *Polygonum chinense* L.（乌炭子、乌白饭草、火炭星、火炭藤）

为蓼科多年生草本或亚灌木，高达 1 米。茎近直立或斜卧地面或依附而生，茎圆柱形，略具棱沟，光滑或被疏毛或腺毛，下部质坚实，多分枝，匍地者节处生根，嫩枝呈紫红色。叶互生，薄纸质，叶片卵状长椭圆形或卵状三角形，顶端渐尖，基部截形、矩圆形或近心形，全缘或具细圆齿，上表面鲜绿色或有 V 形黑纹，下表面主脉有毛，基部两侧常具 2 耳状裂片。托叶膜质，鞘状，顶部斜截形，无毛。花多朵密聚成头状花序，再组成圆锥或伞房花序，腋生，主轴和分枝均被腺毛，小花白色、紫红色或紫色，5 深裂，雄蕊 8 枚，子房上位，花柱 3 裂。瘦果初为三角形，成熟时球形，黑色，具三棱，全部包藏于多汁、透明、白色或蓝色的宿存花被内。多生于水沟旁或湿地。主产于广东、海南各地。夏、秋季采收，拔取全草，除去泥沙，切成长段，干燥。

酸、甘，寒。清热利湿，凉血解毒。用于湿热泄泻，痢疾，黄疸，咽喉肿痛，湿热疮疹。用量 15 ~ 30 克，鲜品 30 ~ 60 克，水煎服。外用适量煎水洗或鲜品捣烂敷患处。

火炭母

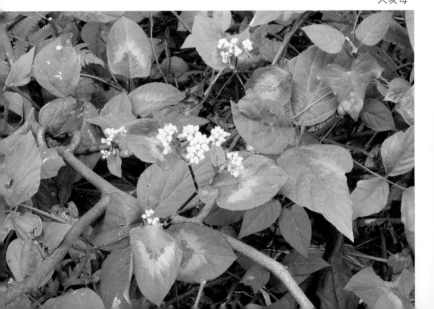

6. 田基黄 *Hypericum japonicum* Thunb. ex Murray（地耳草、雀舌草、斑鸡窝、水榴子）

👁 识别特征与采制

为金丝桃科一年生草本，高 10～45 厘米，茎直立至外倾或平卧，无毛，常有 4 棱，节明显，基部近节处生细根。**单叶对生，叶片卵形或卵状披针形，**长 7～10 毫米，宽 1.5～6 毫米，顶端钝，基部近心形，抱茎，全缘，两面无毛，**叶背面有稀疏的小黑点，**有基出脉 5 条。聚伞花序顶生，**花小、黄色，**萼片 5 枚，披针形，花瓣 5 片，倒卵状长椭圆形，内曲，几与萼片等长，雄蕊 10 个以上，基部连合成 3 束，花柱 3 枚。**蒴果长圆形，外面包围有等长的宿萼，**成熟时开裂。花期几乎全年。多生于田边、沟边或潮湿处。分布于我国中部以南地区，主产于广东及海南各地。春、夏二季花开时采收。拔取全株，除去杂质，切段，晒干。

✛ 性味功用

甘、微苦，微寒。清热利湿，散瘀解毒。用于湿热黄疸，目赤肿痛，泄泻痢疾，毒蛇咬伤，疮疖痈肿。外伤积瘀肿痛，毒蛇咬伤，带状疱疹。用量 30～60 克，鲜用加倍，水煎服。外用适量鲜品捣烂敷患处。

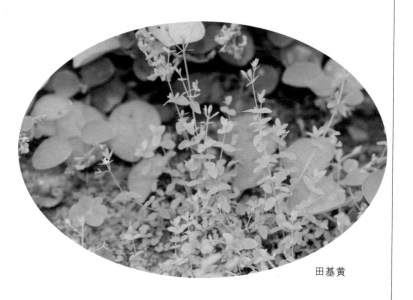

田基黄

7. 鸡骨草 *Abrus cantoniensis* Hance（黄食草、蜻蜓藤、油甘藤、广州相思子）

👁 识别特征与采制

为蝶形花科木质小藤本，高 1～2 米。主根粗壮，茎细长，深红紫色，幼嫩茎密被黄褐色短粗毛，老时脱落。叶为偶数羽状复叶，小叶 7～12 对，小叶片长圆形或倒卵状矩圆形，膜质，先端截平而又具小锐尖，基部浅心形，上面被疏柔毛，下面被紧贴的粗毛，叶脉于两面均突起，几无柄。总状花序腋生；花萼钟状，黄绿色，顶端截平，有 4～5 个不明显的小齿，花冠浅紫红色，旗瓣宽椭圆形，翼瓣狭，龙骨瓣弓形，雄蕊 9 枚，花丝下部合生成管状，与旗瓣贴连，上部分离。荚果矩圆形，扁平，先端有喙，被黄色短疏毛，种子 4～6 枚，矩圆形，扁平，褐黑色或黄褐色，光滑。花期 7～8 月，果期 10～12 月。多生于低海拔山坡草丛中或小灌木林中。分布于广西、湖南。主产广东各地。全年均可采收。拔取全株，摘除果实，缠绕成短束或扎成小把，晒干。

✚ 性味功用

甘、淡，微寒。利湿退黄，清热解毒，疏肝止痛。用于湿热黄疸，胁肋不舒，胃脘胀痛，膀胱湿热之小便刺痛，乳痈肿痛。用量 15～30 克，水煎服。因种子有大毒，用时需将豆荚全部摘除，以免中毒。

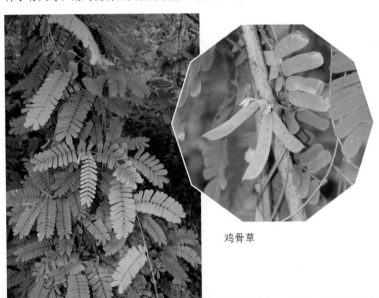

鸡骨草

8. 鸡蛋花 *Plumeria rubra* L. cv. *acutifolia* Poir.（蛋黄花、缅栀子、大季花）

识别特征与采制

为夹竹桃科落叶小乔木，高 5～8 米，全株无毛。树皮灰褐色，小枝肉质，具白色乳汁。叶互生，聚生于小枝顶部，纸质，叶片椭圆形至卵状长圆形，长 20～35 厘米，顶端渐尖，基部楔形，叶脉在下表面隆起，侧脉近边缘处连结成一边脉。具短粗叶柄。花生于枝端，排成 2 歧或 3 歧聚伞花序；花大，芳香，萼小，5 裂，花冠白色，漏斗状，5 裂，裂片倒卵形，花冠管喉部黄色，雄蕊 5 枚，着生于冠筒基部，子房上位。蓇葖果成对生于果柄上，革质，无毛，种子长圆形，扁平，顶部具长圆形的膜质翅。花期 3～9 月，果期 7～12 月。分布于我国南部各省区有栽培。主产于广东、广西、福建、云南等省区。夏、秋季花盛开时采收。摘取花朵或拾捡落地花杂，除去杂质，晒干。

性味功用

甘、微苦，微寒。清热利湿，润肺解毒。用于湿热下痢，里急后重，肺热咳嗽。用量 9～15 克，水煎服。

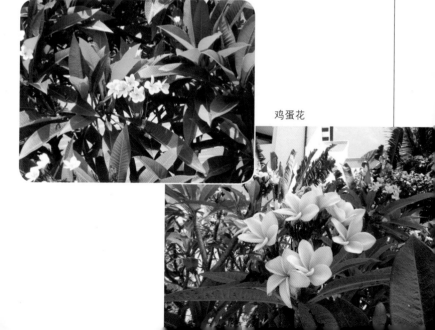

鸡蛋花

9. 肾茶 *Clerodendranthus spicatus*（Thunb.）C. Y. Wu ex H. W. Li（猫须草、猫须公、牙努秒）

👁 识别特征与采制

为唇形科多年生草本，高 1～1.5 米。茎直立，四棱形，具浅槽及细条纹，被倒生短柔毛。叶对生，纸质，叶片卵形、菱状卵形或卵状椭圆形，长 2～6 厘米，宽 1.5～3.5 厘米，顶端短尖，基部宽楔形或下延至叶柄，边缘在基部以上具粗齿状，齿端具小突尖，两面被短柔毛及凹陷腺点。轮伞花序通常具 6 朵花，在主茎和侧枝顶端组成间断的总状花序，苞片下面密被短柔毛，边缘具缘毛，花萼钟形，外面被微柔毛及腺点，结果时增大，檐部二唇形，上唇圆形，下唇 4 裂，先端具芒尖，花冠浅紫色或白色，外面被微柔毛，花冠筒极狭，上唇大，外反，3 裂，中裂片较大，先端微缺，下唇直伸，微凹，雄蕊 4 枚，花丝伸出花冠之外，形似猫须，子房 4 裂。小坚果卵形，深褐色，具皱纹。花、果期 5～8 月。生于阳光充足的旷地或林下、沟边湿润处。分布于广东、海南、广西、云南、台湾等省区。夏、秋二季采收。挖取全草，清除杂质，晒干。

✚ 性味功用

甘、微苦，微寒。清热解毒，利水通淋。用于膀胱湿热所致的尿急，尿热，尿痛，热性水肿等。用量 30～60 克，鲜品 90～120 克，水煎服。

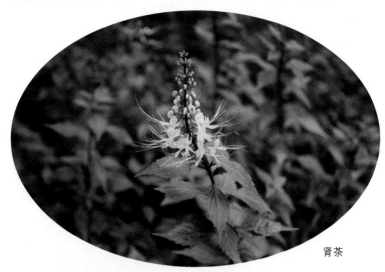

肾茶

10. 苦石莲子 *Caesalpinia minax* Hance（南蛇簕、老鸦枕头、喙荚云实、苦莲子）

识别特征与采制

为苏木科木质大藤本，全株散生钩刺且被短柔毛。叶为二回偶数羽状复叶，互生，托叶锥状而硬，小叶 5 ～ 8 对，近无柄，椭圆形或长圆形，顶端钝圆或急尖，基部圆形，微偏斜，叶柄甚短，其下有 1 枚小倒钩刺。总状花序或圆锥花序顶生；苞片卵形状披针形，先端短渐尖，萼片 5 枚，密生黄色绒毛，**花冠蝶形、白色，有紫色斑点**，最上 1 枚倒卵形，外表面和边缘有毛，雄蕊 10 枚，离生，2 轮排列，较花瓣稍短。荚果椭圆形，长约 10 厘米，宽约 4 厘米，扁平，顶端圆钝而有短喙，**果瓣外面密生茶褐色针状刺**，种子 4 ～ 8 颗，长椭圆形，**种皮坚硬、黑褐色，有光泽**。花期 4 ～ 5 月，果期 7 月。生于疏林、河溪边或路旁灌木丛中。分布于广东、云南、广西、海南等省区。秋、冬季种子成熟时采收。摘取成熟果实，晒至果实裂开，取出种子，晒干。

性味功用

苦，寒。清热祛湿，散瘀止痛，泻火解毒。用于湿热泄泻，呃逆，痢疾，淋浊，尿血，外用治跌仆损伤。用量 9 ～ 15 克，水煎服。外用适量，煎水洗或鲜品捣烂敷患处。

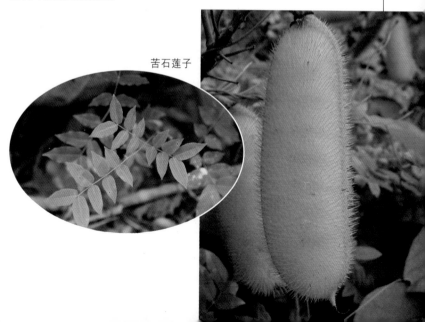

苦石莲子

11. 虎杖 *Polygonum cuspidatum* Sieb. et Zucc.（花斑竹、酸筒杆、蛇总管）

识别特征与采制

为蓼科多年生草本或亚灌木，高 1.5 ~ 2 米。根茎横卧地下，木质，黄褐色，节明显。茎直立，丛生，基部带木质，中空，无毛，散生多数红色或带紫色斑点。单叶互生，纸质，叶片阔卵形至近圆形，长 6 ~ 12 厘米，宽 5 ~ 9 厘米，顶端短尖，基部圆形或阔楔形，托叶鞘状，膜质，褐色，早落。花单性，雌雄异株，排成圆锥花序，顶生或腋生，长 3 ~ 8 厘米，苞片杯形，花梗纤细，中部有关节，上部有翅；花小而密，白色，花被 5 片，外轮 3 片，背面有翅，结果时增大，雄花有雄蕊 8 枚，雌花子房上部有花柱 3 枚。瘦果卵圆形，具 3 棱，黑褐色，光亮，包裹在宿存翅状的花被中。花期 6 ~ 7 月。生于山区草地上。分布于陕西、河北、河南及西南东南部各省区。全年可采收。挖出根及根茎，除去须根，洗净，趁鲜切短段或厚片，晒干。

性味功用

苦，寒。祛风利湿，清热解毒，散瘀止痛，止咳化痰。用于湿热黄疸，淋浊带下，肺热咳嗽，风湿痹痛，痈肿疮毒，水火烫伤，经闭瘕瘕，跌打损伤，热结便秘。用量 9 ~ 30 克，水煎服。外用适量，研末调敷或鲜品捣烂敷患处。

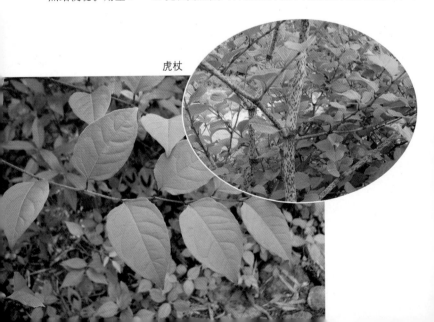

虎杖

12. 积雪草 *Centella asiatica*（L.）Urb.（崩大碗、马蹄草、铜钱草、落得打）

👁 识别特征与采制

为伞形科多年生匍匐草本。茎细长，节上生根，无毛或稍有毛。单叶互生，膜质，叶片肾形或近圆形，直径 1 ～ 5 厘米，<u>边缘具钝锯齿或阔钝齿，基部阔心形，具掌状脉 5 ～ 7</u>，两面无毛，或疏生短柔毛，叶柄基部鞘状。<u>伞形花序单生或 2 ～ 4 个簇生花腋</u>，苞片 2 ～ 3 枚，卵形，膜质，通常把花序包围，每个伞形花序有花 3 ～ 6 朵，聚集成头状，花瓣 5 枚，卵形，紫红色或乳白色，顶端向内凹入，雄蕊 5 枚，着生于花盘周围且与花瓣互生。果实为双悬果，由 2 个不开裂的心皮组成，扁圆形，基部楔形或平截，每侧有纵棱数条，棱间有明显的小横脉，网状，平滑或稍有毛。花期 6 月。多生于路旁、沟边、田边潮湿处。分布于华东、中南及西南各省区。全年可采收。拔取全株，除去泥沙，晒干。

✚ 性味功用

苦、辛，寒。清热利湿，解毒消肿。用于感冒高热，湿热黄疸，中暑腹泻，石淋血淋，痈肿疮毒，跌仆损伤。外用治刀伤出血，毒蛇咬伤。用量 15 ～ 30 克，鲜品 30 ～ 60 克，水煎服。外用适量鲜品捣烂敷患处。

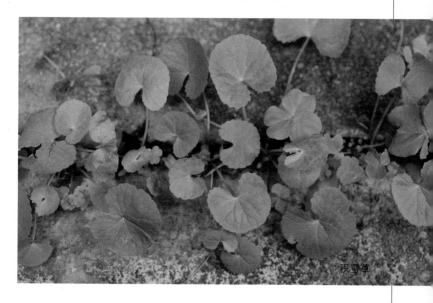

积雪草

13. 连钱草 *Glechoma longituba* (Nakai)Kupr.(透骨消、驳骨消、活血丹、地钱草)

👁 识别特征与采制

　　为唇形科多年生草本，幼嫩部分被疏长柔毛。匍匐茎着地生根，<u>上部茎斜上升或近直立，四棱形</u>。叶对生，草质，具长柄，<u>叶片圆心形或近肾形</u>，<u>顶端急尖或钝</u>，边缘有圆齿，两面被柔毛或硬毛，下面常紫色。轮伞花序通常 2 花，通常单生于叶腋，小苞片线形，被缘毛，花萼筒状，外面被长柔毛，内面略被柔毛，萼齿 5 枚，顶端芒状，具缘毛。<u>花冠蓝色或紫色，下唇具深色斑点</u>，花冠筒有长和短两型，上唇 2 裂，裂片近肾形，下唇伸长，3 裂，中间裂片最大，先端凹入。小坚果长圆状卵形，深褐色，藏于宿存萼内。常生于疏林、林缘、溪边或潮湿草地。分布于我国大部地区。以夏季茎叶茂盛时采收为佳，割取地上部分，除去杂质，晒干。

▣ 性味功用

　　辛、甘，微寒。利湿通淋，清热解毒，消瘀肿痛。用于热淋，石淋，湿热黄疸，疮痈肿痛，跌打损伤。用量 15 ～ 60 克，鲜品 90 ～ 150 克，水煎服。外用适量，研末调敷患处。

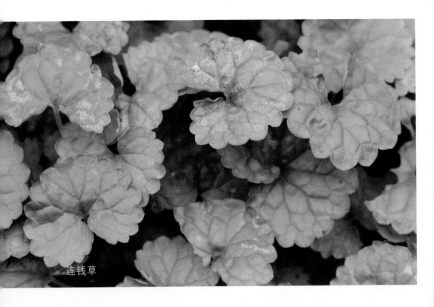

连钱草

14. 葫芦茶 *Tadehagi triquetrum*（L.）Ohashi（牛草虫、迫颈草、金剑草、蝗螂草）

识别特征与采制

为蝶形花科直立亚灌木或灌木，高约1米。幼枝三棱形，棱上被粗毛，后变秃净。单叶互生，纸质，叶片狭卵状披针形或披针形，长5.8～12厘米，宽1.1～3.5厘米，顶端急尖，基部浑圆或浅心形，上面无毛，下面主脉上被短柔毛，侧脉每边8～14条，有叶片状阔翅，与叶同质，使全叶形似倒转的葫芦，叶柄基部有大托叶2枚，翅顶有刺状小托叶2枚。总状花序顶生或腋生，长15～30厘米，被贴伏状丝状毛和小钩状毛，花2～3朵生于每节上，淡紫色或蓝紫色，萼阔钟形，上方裂片三角形，下方裂片线形，花冠蝶形，旗瓣圆形，先端微凹，翼瓣贴生于龙骨瓣；雄蕊10枚，2体，雌蕊1，花柱内弯。荚果长2～5厘米，有荚节5～8个，秃净或被毛，荚节近四方形，每节1粒种子。花期6～10月，果期10～12月。生于山地林缘、荒地、路旁的灌丛草丛中。分布于福建、江西、广西、贵州、云南等省区。主产广东和海南各地。夏、秋二季采挖，晒干或趁鲜切段，晒干。

性味功用

微苦，凉。清热利湿，消滞杀虫。用于感冒发热，湿热积滞之脘腹满痛，消化不良，膀胱湿热之小便赤涩，水肿腹胀，小儿疳积，妊娠呕吐。用量15～30克，水煎服。

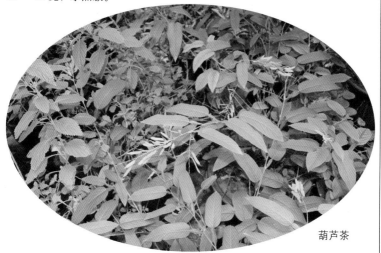

葫芦茶

15. 溪黄草 *Rabdosia serra*（Maxim.）Hara（熊胆草、黄汁草、手擦黄、线纹香茶菜）

👁 识别特征与采制

为唇形科多年生草本，根状茎肥大，粗壮，有时疙瘩状，木质，下部常匍匐生根，**茎方柱形，具4沟槽，被短柔毛。**叶对生，纸质，叶片卵形或阔卵形，顶端渐尖，基部骤然渐狭或楔状渐狭而下延，**两面被分节的短毛及密生红褐色腺点，揉之有黄色液汁，**边缘具粗锯齿。**下部叶的叶柄通常与叶片等长或较长。**花紫色，排成顶生圆锥花序，长 10～20 厘米，由 5 至多花的聚伞花序组成，苞片生于花序下部的呈叶状，具短柄，花萼钟状，外面满布灰白色或黄色腺点，萼齿 5 枚，二唇形，上唇 3 齿较小，**花冠疏生黄色腺点，檐部二唇形，上唇反折，**4 圆裂，下唇扁平，雄蕊及花柱均长伸出。小坚果卵状长椭圆形，栗黄色，具腺点及白色犀毛。花、果期 8～9 月。生于林下和山地路旁草丛中。分布于湖北、江苏、浙江、安徽、江西、广东、广西等省区。主产于广东省中东部各地。夏、秋二季采收，割取地上部分，除去杂质，晒干。

✚ 性味功用

苦，寒。清热利湿，退黄，凉血散瘀。用于湿热黄疸，湿热泻痢，跌打瘀肿。用量 15～30 克，鲜品 30～60 克，水煎服。

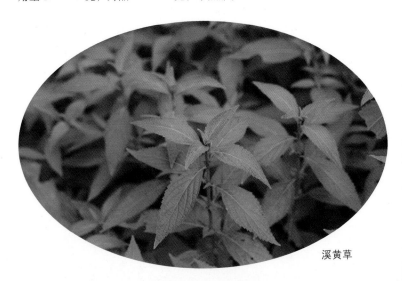

溪黄草

16. 翠云草 *Selaginella uncinata*（Desv.）Spring（龙须、蓝草、蓝地柏、绿绒草）

识别特征与采制

为卷柏科多年生伏地蔓生常绿草本。主茎伏地蔓生，有细纵沟，侧枝疏生并多次分叉，分枝处常生不定根，小枝互生，羽状。叶二型，在枝两侧及中间各 2 行；侧叶较大，近平展，指向两边，中叶较小，贴生于茎枝上，指向茎枝之顶，均卵状椭圆形，顶端短尖或渐尖，基部圆形或近心形，边缘透明，无齿缺，上面碧蓝色，下面深绿色。孢子叶穗有 4 棱，能育叶密生，向上，卵状披针形，有中肋，孢子囊二型，单个腋生，大孢子黄白色，表面有不规则的管状突起，小孢子基部有毛状突起，中部有多个成行的小刺。生于阴湿处，尤以石灰岩上常见。分布于广东、福建、浙江、安徽、海南、广西等省区。夏末秋初采收。除去全草，除去杂质，洗净，晒干。

性味功用

甘、微苦，微寒。清热利湿，解毒，消瘀，凉血止血，止咳。用于黄疸，痢疾，水肿，风湿痹痛，咳嗽吐血，喉痛，痔漏，烫伤，外伤出血。用量 9～15 克，水煎服。外用适量，研末调敷或取鲜品捣烂敷患处。翠云草叶色青翠碧蓝，故常在庭园中栽培以供观赏。

翠云草

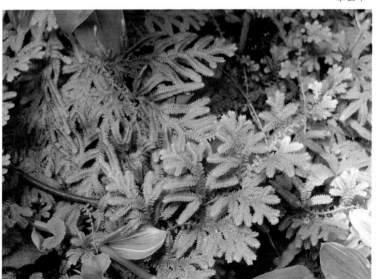

七、温里药

1. 大风艾 *Blumea balsamifera*（L.）DC.（艾纳香、冰片艾）

👁 识别特征与采制

为菊科多年生草本或亚灌木状草本，**全株密被灰黄色或灰黄褐色绵毛，揉碎时有冰片香气。**茎直立，多分枝，表皮灰褐色，有纵条棱，基部木质，被黄褐色密柔毛。**叶互生，椭圆形或长圆状披针形，**长 8～30 厘米，宽 3～6 厘米，顶端短尖或锐，边缘有细锯齿，叶基部渐狭，叶柄两侧有 2～3 个线性小裂片。**头状花序多数，排成伞房花序或圆锥花序，**总苞片 4～6 轮，外轮长圆形，背面密被柔毛，中轮线行，内轮长于外轮 4 倍，花托蜂窝状，缘花雌性，多数，黄色，花冠檐部 3 裂，盘花两性，冠檐 5 裂，聚药雄蕊 5 枚，雌蕊 1 枚，子房下位，柱头 2 裂。瘦果圆柱形，具棱 5 条，冠毛红褐色。花期几全年。多生于低海拔林缘、林下、河谷或草地。分布于广西、福建、台湾、四川、云南等省区。主产广东、海南各地。全年均可采收，但以夏、秋季枝叶茂盛时采收为佳。割取带叶嫩枝，除去杂质，晒干。

✦ 性味功用

辛、苦，温。温中散寒，祛风除湿，祛瘀消肿。用于寒湿泻痢，腹痛肠鸣，热病神昏，惊厥，中风痰厥，气郁晕厥，目赤口疮，咽喉肿痛，耳道流脓。外用治跌打损伤，瘀肿，疥癣，痛疮，皮肤瘙痒。用量 9～15 克，水煎服。外用适量，煎水洗或研末调敷或取鲜品捣烂敷患处。艾纳香叶可提制冰片，习称"艾片"，主含左旋龙脑成分，具有醒脑开窍，清热止痛，防腐生肌的作用。

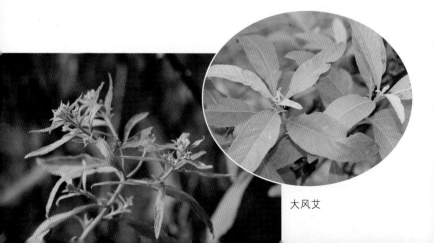

大风艾

2. 山奈 *Kaempferia galanga* L.（沙姜、三柰子、三赖、山辣）

👁 识别特征与采制

　　为姜科多年生草本。**根状茎块状，单个或数个相连，绿白色或淡绿色，芳香。**叶通常贴地面生长，近无柄，叶片近圆形或宽卵形，顶端急尖或近钝形，基部宽楔形或圆形，**上表面绿色，有时叶缘及先端紫色，**幼叶被短柔毛，后变无毛或背面被长柔毛，叶基部具苞状退化叶，膜质，长圆形。穗状花序自叶鞘中抽出，有花 5 ～ 12 朵，每花晨开午谢；小苞片披针形，绿色，花萼与苞片等长，花冠管细长，裂片窄披针形，白色，侧生退化雄蕊花瓣状，倒卵形，**白色，唇瓣阔大，中部深裂，2 裂瓣先端微凹，白色，喉部紫红色。**果为蒴果。花期 8 ～ 9 月。分布于广东、海南、广西、云南等省区。多为栽培。冬、春季采收。挖取定植 2 年后的根茎，除去茎叶及须根，切片，晒干。

◼ 性味功用

　　辛、甘、温。行气温中，消食止痛。用于胸膈胀满，脘腹冷痛，饮食不消。外用治跌打损伤肿痛，风虫牙痛。用量 6 ～ 9 克，水煎服。外用适量研末调敷患处。根茎提取出来的芳香油尚可作为日用工业品的调香原料。

山奈

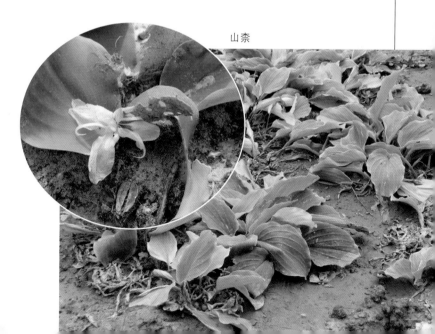

3. 高良姜 *Alpinia officinarum* Hance（小良姜、山姜、凤姜、蛮姜）

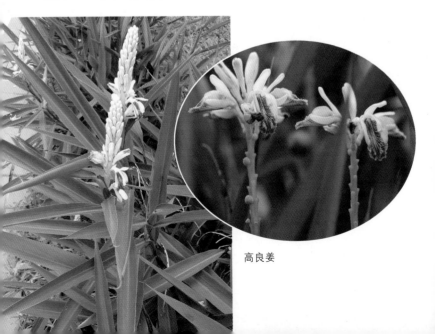

识别特征与采制

为姜科多年生草本，高40～110厘米。根状茎长而横走，圆柱形，表面棕红色，节上有环形膜质鳞片，节上生根。茎丛生，直立。叶无柄或近无柄，叶片线状披针形，长20～30厘米，宽1.2～2.5厘米，顶端渐尖或尾尖，基部渐窄，全缘，两面无毛，叶鞘开放，抱茎，具膜质边缘，叶舌膜质，不开裂。总状花序顶生，直立，长6～10厘米，花序轴被绒毛；花萼筒状，顶端不规则3齿裂，花冠管漏斗状，花冠裂片3枚，长圆形，后方的1枚兜状，唇瓣长卵形，白色而有红色条纹。蒴果球形，直径约1厘米，不开裂，被绒毛，熟时橙红色，种子具假种皮，有钝棱角，棕色。多生于山坡草地或疏林下和灌木丛中。分布于广东、海南、云南、广西、台湾等省区。野生或栽培。野生品全年可采收，栽培品于定植后4～6年采收，在夏末秋初挖取根茎，除去须根和残留的鳞片，洗净，切段，晒干。

性味功用

辛，热。温胃止呕，散寒止痛。用于脘腹冷痛，胃寒呕吐，嗳气吞酸。用量3～9克，水煎服。

高良姜

4. 胡椒 *Piper nigrum* L.（白胡椒、黑胡椒、古月、披垒）

👁 识别特征与采制

为胡椒科木质攀援藤本，茎、枝无毛，节显著膨大，常生小根。叶互生，近革质，叶片阔卵形至卵状长圆形，稀有近圆形，长 10 ~ 15 厘米，宽 5 ~ 9 厘米，顶端短尖，基部钝圆，稍偏斜，两面均无毛，基出脉 3 条或 5 条，最外侧的 1 对常极细小，网状脉明显，叶柄长 1 ~ 2 厘米，无毛，叶鞘延长，常为叶柄之半。花小，杂性，雌雄同株，排成与叶对生的穗状花序，短于叶或与叶等长，总花梗与叶柄近等长，无毛，苞片匙状长圆形，长 3 ~ 3.5 厘米，中部宽约 0.8 毫米，顶端阔而圆，与花序轴分离，呈漏斗状，下部狭长，与花序轴合生，仅边缘分离，雄蕊 2 枚，花药肾形，花丝粗短；子房球形，柱头 3 ~ 4 裂。浆果球形，无柄，直径 3 ~ 4 毫米，成熟时红色，未成熟时干后变黑色。花期 6 ~ 10 月。分布于云南、广西、福建、台湾、广东等省区。在果实成熟时采收，用水浸渍数天，擦去果肉，晒干，成灰白色，称"白胡椒"，在果实近成熟时采收，晒干或烘干，成黑褐色，称"黑胡椒"。

✚ 性味功用

辛，热。温中散寒，行气止痛，开胃，消痰。用于胃寒所致的脘腹冷痛，呕吐泄泻、癫痫痰多等。用量 3 ~ 6 克，水煎服，或研末吞服，每次 0.5 ~ 1 克。外用适量，研末调敷脐部。胡椒根亦入药，辛，热。温中散寒，行气止痛，用于风寒湿痹，脘腹冷痛。用量 9 ~ 15 克，水煎服。

胡椒

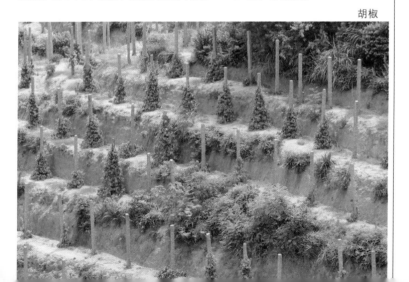

5. 蒲桃 *Syzygium jambos*（L.）Alston（水蒲桃、香果、响鼓、铃铛果）

👁 识别特征与采制

为桃金娘科乔木，高10米，主干极短，广分枝。叶对生，革质，叶片披针形至长圆状披针形，长12～25厘米，宽3～4.5厘米，顶端长渐尖，基部阔楔形，**叶面多透明细小腺点，侧脉12～18对**，以45°开角斜向上，靠近边缘2毫米处汇合成边脉，侧脉在下表面明显突起，网脉明显。聚伞花序顶生，有**花数朵，花绿白色，直径4～5厘米**，萼管倒圆锥形，长8～10毫米，萼齿4枚，半圆形，花瓣4枚，分离，呈阔卵形，雄蕊多数，在花蕾中内弯，花开放时伸直，比花瓣长，花药小，椭圆状长圆形，丁字着生，纵裂。**浆果球形，果皮肉质，直径3～5厘米，成熟时淡绿色或淡黄色**，有油腺点，内含种子1～2粒，摇之可作响。花期3～4月，果实5～6月。多生于山溪旁、村边和路边潮湿处。分布于广东、福建、台湾、海南、广西、云南等省区。多为栽培。夏末秋初采收。摘取成熟果实，切开2边或4块，除去果核，晒干。

✚ 性味功用

甘、酸，温。温中散寒，降逆止呃。用于胃寒呃逆，肺寒咳嗽。用量9～15克，水煎服。蒲桃种子、树皮及根均可入药。种子煎汤内服可治糖尿病。根皮及树皮煎水服主治痢疾。鲜根皮捣烂外敷或研粉撒敷治刀伤出血。

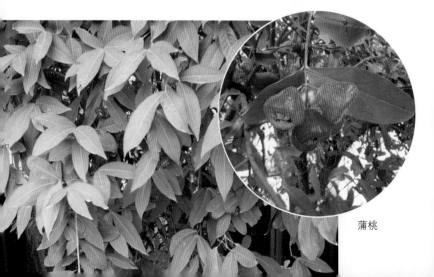

蒲桃

6. 楝叶吴茱萸 *Evodia meliaefolia* (Hance) Benth. （山苦楝、檫树、树腰子、獭子树）

识别特征与采制

为芸香科乔木，树高达 20 米，胸径 80 厘米，树皮灰白色，不开裂，密生圆或扁圆形、略凸起的皮孔。**奇数羽状复叶对生，纸质，小叶 7 ～ 11 片**，很少 5 片或更多，叶片斜卵状披针形，通常长 6 ～ 10 厘米，宽 2.5 ～ 4 厘米，两端尖，不对称，**基部一侧偏斜，边缘近全缘，常波浪状起伏，叶背灰绿色**，干后背面常带苍灰色，油点不显或甚稀少且细小，在放大镜下隐约可见，花序顶生，花甚多，单性；萼片及花瓣通常 5 片，花瓣白色，雄花的退化雌蕊短棒状，顶部 5 浅裂，雄蕊 5 枚，花丝中部以下被长柔毛；雌花的退化雄蕊鳞片状或仅具痕迹。**果实淡紫红色，有油点，果瓣两侧面被灰白色短毛**，有成熟种子 1 粒，褐黑色。花期 7 ～ 9 月，果期 10 ～ 12 月。多生于山坡平地灌木丛及村边路旁湿润处。分布于福建、广西、广东、云南等省区。9 ～ 10 月采收未成熟的果实，晒干。

性味功用

辛，温。温中散寒，行气止痛，导滞消积。用于治气滞胃痛，头痛呕吐。用量 3 ～ 9 克，水煎服。外用适量，研末调敷患处。

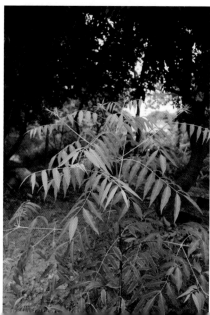

楝叶吴茱萸

7. 紫花山柰 *Kaempferia elegans* (Wall.) Bak.〔美丽三柰〕

🔎 识别特征与采制

为姜科多年生草本，高 20 ~ 50 厘米。根茎匍匐，不呈块状，无明显的地上茎。叶 2 ~ 4 片 1 丛，厚纸质，长圆形，长 13 ~ 15 厘米，宽 5 ~ 8 厘米，<u>叶片暗绿色</u>，表面有浅色斑纹，叶背稍淡，常有紫红色晕，叶柄长达 10 厘米，叶舌不显著。花通常 1 至数朵排成头状或穗状花序，有总花梗或无，有时先叶而出；<u>苞片绿色，披针形或长圆形，多数，螺旋排列</u>，小苞片膜质，顶端具 2 齿裂，花萼管状，上部一侧开裂，顶端具不等的 2 ~ 3 齿裂，花冠管纤细，长约 5 厘米，裂片披针形，长不逾 2 厘米，<u>侧生退化雄蕊倒卵状楔形，长约 1.2 厘米</u>；<u>唇瓣 2 裂至基部成 2 倒卵形的裂片，长 2 ~ 2.5 厘米，淡紫色，平展或下垂</u>，雄蕊着生于花冠管的喉部，花丝短或近于无，<u>药隔附属体近圆形</u>。蒴果球形或椭圆形，3 瓣裂，果皮薄，种子近球形，假种皮小，撕裂状。分布于四川、广东等地。多为栽培。宜栽培于排水良好、腐殖质丰富、疏松的沙质壤土。

✚ 性味功用

温中止痛，行气消食。主治胸膈胀满，脘腹冷痛。外用治跌打损伤等。

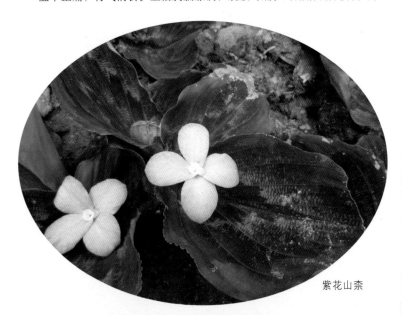

紫花山柰

8. 艳山姜 *Alpinia zerumbet* (Pers.) Burtt. et Smith（艳山红、枸姜、大草蔻）

识别特征与采制

为姜科多年生草本，株高 2～3 米，具根状茎。叶片披针形，长 30～60 厘米，宽 5～10 厘米，顶端渐尖而有一旋卷的小尖头，基部渐狭，边缘具短柔毛，两面均无毛，叶柄长 1～1.5 厘米，叶舌长 5～10 毫米，外被毛。圆锥花序呈总状花序式，下垂，长达 30 厘米，花序轴紫红色，被绒毛，分枝极短，在每一分枝上有花 1～2 朵，有时 3 朵，小苞片椭圆形，长 3～3.5 厘米，白色，顶端粉红色，蕾期包裹住花，无毛，花萼近钟形，长约 2 厘米，白色，顶粉红色，一侧开裂，顶端又齿裂，花冠管较花萼短，裂片长圆形，长约 3 厘米，后方的 1 枚较大，乳白色，顶端粉红色，唇瓣匙状宽卵形，长 4～6 厘米，顶端皱波状，黄色而有紫红色纹彩，侧生退化雄蕊钻状，长约 2 毫米，雄蕊长约 2.5 厘米，子房被金黄色粗毛，腺体长约 2.5 毫米。蒴果卵圆形，直径约 2 厘米，被稀疏的粗毛，具显露的条纹，顶端常冠以宿萼，熟时朱红色，种子有棱角。花期 4～6 月，果期 7～10 月。多长于地边、路旁、田头及沟边草丛中。也有栽培于庭院供作观赏植物。分布于我国东南部和西南部各地。夏、秋季果实为黄绿色时摘下，晒至半干或用沸水稍烫后，剥取果皮，将种子团晒干。根茎全年可采收，切片晒干或鲜用。

性味功用

辛，温。燥湿祛寒，行气止痛，除疫截疟，健脾暖胃。主治心腹冷痛，胸腹胀满，消化不良，呕吐腹泻，疫湿积滞，疟疾。果或根茎用量 3～9 克，水煎服。汤剂宜后下。止泻宜煨用。

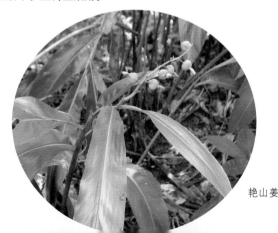

艳山姜

八、理气药

1. 九里香 Murraya exotica L.（七里香、石桂树、千年香、万年香）

👁 识别特征与采制

为芸香科灌木或乔木，树高 1 ～ 2 米，木材极硬，秃净或幼嫩部被小柔毛。单数羽状复叶；小叶互生，3 ～ 9 枚，有时退化为 1 枚，小叶变异大，由卵形、匙状倒卵形、椭圆形至近菱形，顶端钝或渐尖，有时稍凹入，基部阔楔尖或楔尖，有时略偏斜，全缘。伞房状聚伞花序短，顶生或生于上部叶腋内，通常有花数朵；花白色，极芳香，花萼 5 枚，基部合生，花瓣 5 枚，长 10 ～ 15 毫米，常有油点，盛花时反折，雄蕊 10 枚，花丝白色，子房上位，2 室，花柱柔弱，柱头头状。果卵形或球形，肉质，红色，顶端尖锐，果肉有黏胶质液，种子 1 ～ 2 枚，有短的柔毛。花期 4 ～ 8 月，有时秋冬亦开花，果期 9 ～ 12 月。多生于沿海岸较干燥的疏林、沙土灌木丛中。分布于福建、台湾、广西、广东等省区。大多为栽培。全年均可采收。割取枝叶，趁鲜切成短段，除去老枝，晒干。

✪ 性味功用

辛、苦、温；有小毒。除湿散寒，祛风活血，行气止痛，拔毒消肿。用于风湿痹痛，跌打肿痛，胃痛，外治牙痛，跌仆肿痛，虫蛇咬伤。用量 3 ～ 9 克，水煎服。外用适量煎水含漱，或取鲜叶捣烂敷患处。九里香根入药，辛、苦、温，有小毒。具有祛风除湿，散瘀止痛的功效。主治风湿痹痛，腰痛，跌打损伤，用量 6 ～ 12 克，水煎服。外用适量，煎水洗患处。

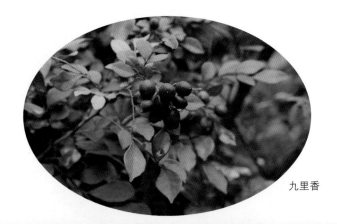

九里香

2. 乌药 Lindera aggregata（Sims）Kosterm.（台乌、天台乌、白叶子树）

👁 识别特征与采制

为樟科常绿灌木或小乔木，高可达5米，**根常有纺锤状或结节状膨大块根**，树皮灰绿色，小枝幼时密被锈色柔毛。单叶互生，革质或近革质，叶片卵形至卵圆形，长3～5厘米，宽1.5～4厘米，顶端长渐尖或尾尖，基部圆形，**叶面深绿色**，**有光泽**，**背面苍白色**，幼时有棕褐色柔毛，三出脉，中脉及第1对侧脉在叶面通常下凹，在背面明显凸起。聚伞花序有花6～7朵，具1苞片，**常6～8个集生于叶腋内短枝上**，**花黄色**，花被裂片外面及花梗有白色柔毛。浆果状核果卵形或近圆形，直径4～7毫米，成熟时黑色。花期3～4月，果期5～11月。生于低海拔向阳坡地、山谷或疏林与灌丛中。分布于湖北、湖南、广西、江苏、安徽、江西、福建等省区。主产广东、海南等地。全年均可采挖，以冬、春季采挖为多。挖取旁系支根，除去细根，洗净，趁鲜切片，晒干。

✚ 性味功用

辛，温。行气止痛，温肾散寒。用于寒凝气滞之胸腹胀痛，气逆喘息，膀胱虚冷之遗尿尿频，疝气疼痛，经寒腹痛。用量3～9克，水煎服。

乌药

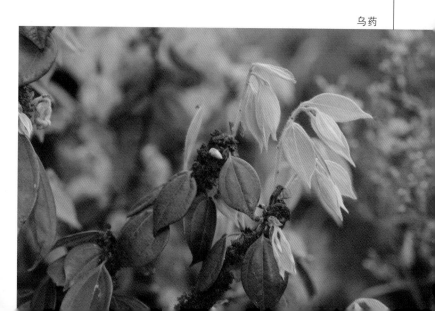

3. 化橘红 *Citrus grandis* 'Tomentosa'（毛橘红、化州柚）

👁 识别特征与采制

为芸香科常绿乔木，高 5 ～ 8 米。小枝较扁，被柔毛，有硬刺。叶互生，阔卵形或卵状椭圆形，长 8 ～ 20 厘米，宽 5 ～ 8 厘米，顶端钝或微凹入，基部浑圆，边缘有浅的钝锯齿，下表面沿主脉被短柔毛，<u>叶柄两边有阔翅而成倒心形，有毛</u>。花单生或簇生于叶腋，甚芳香，花萼 4 浅裂，<u>花瓣通常 5 片、白色，长椭圆形</u>，雄蕊 20 ～ 25 枚，花药大，线形，子房密被短柔毛。果圆球形，<u>未成熟时绿色至黄绿色，密被短柔毛，柠檬黄色</u>，果顶钝圆，稍内凹，具极厚的白皮层，与果肉不易分离，瓤囊 16 瓣，味极酸，种子多数，长椭圆形，白色。花期 4 ～ 5 月，果期 9 ～ 12 月。分布于广东、广西等地。多为栽培，主产于广东化州。夏季果实未成熟时采收，置沸水中略烫后，将果皮割成 5 或 7 瓣，除去果瓤和部分中果皮，压制成形，干燥。

✚ 性味功用

辛、苦，温。理气宽中，燥湿化痰。用于咳嗽痰多，食积伤酒，呕恶痞闷。用量 3 ～ 6 克，水煎服。橘红胎又名橘红珠，为化州柚的干燥幼果。采集自行脱落的幼果，置沸水中稍烫，晒干。温，苦。具有行气化痰，燥湿健胃的功效。用于湿痰咳喘，胸膈不舒，脾胃气滞之脘腹胀满，不思饮食。用量 3 ～ 6 克，水煎服。

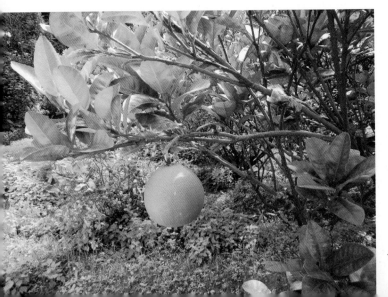

化橘红

4. 两面针 *Zanthoxylum nitidum*（Roxb.）DC.（入地金牛、山椒、野花椒、山胡椒刺）

识别特征与采制

为芸香科常绿木质藤本，长可达 5 米，<u>茎、枝、叶轴背面和小叶两面中脉上均有钩状皮刺。</u>奇数羽状复叶互生，小叶 5 ~ 11 片，对生，厚革质，小叶片卵形至卵状长圆形，长 4.5 ~ 11 厘米，宽 2.5 ~ 6 厘米，顶端骤然渐尖，尖头钝或微凹，基部圆或有时阔楔尖，<u>叶全缘或有疏离的圆锯齿，有油点。</u>圆锥状聚伞花序，腋生，单性，总轴及分枝均被柔毛，萼片 4 枚，宽卵形，花瓣 4 片，卵状长圆形，雄花雄蕊 4 枚，在雄花中伸出，药隔顶端有短的突尖体，退化心皮先端常为 4 叉裂；雌花的退化雄蕊极短小，心皮 4 枚。<u>蓇葖果紫红色或紫褐色，干后有皱纹和粗大腺点，顶端有或无喙状尖头，</u>种子卵圆形，黑色光亮。花期 3 ~ 4 月，果期 8 ~ 9 月。生于较干燥的山坡灌木丛中或疏林中。分布于广东、福建、台湾、云南、贵州、广西、湖南等省区。全年均可采收。挖取根部，除去杂质，切片，晒干。

性味功用

苦、辛，温；有小毒。活血祛瘀，行气止痛，祛风通络，解毒消肿。用于跌仆损伤，胃痛，牙痛，风湿痹痛，毒蛇咬伤。外治烧烫伤。用量 6 ~ 9 克，水煎服，研粉或浸酒服。外用适量，煎水湿敷患处。两面针的茎皮、叶亦供药用。茎皮功用与根近同。鲜叶外用于溃疡排脓。孕妇忌服。

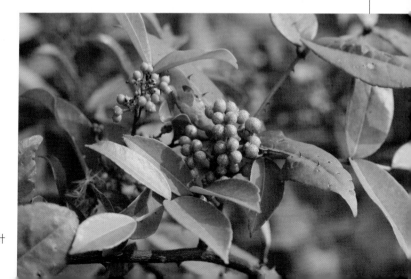

两面针

5. 佛手 *Citrus medica* L. var. sarcodactylis Swingle（佛手香橼、十指香橼、香圆、蜜筒柑、蜜罗柑）

识别特征与采制

为芸香科常绿小乔木或灌木。老枝灰绿色，幼枝略带紫红色，有短而硬的刺。单叶互生，革质，具透明油点，**叶片长椭圆形或花倒卵状长圆形，先端钝，通常有明显凹缺，**基部近圆形或楔形，边缘有浅波状钝锯齿，叶柄短，无翅，无关节。**花单生、簇生或为总状花序，**花萼杯状，裂片三角形。花瓣内面白色，外面紫色，雄蕊多数，子房椭圆形，上部窄尖，子房在花柱脱落后即行分裂，成果时裂片发育成手指状肉条。**柑果卵形或长圆形，顶端分裂如拳状，或张开似指状，**表面橙黄色，粗糙，果皮甚厚，果肉淡黄色，略绵质而爽，种子常不发育。花期 4 ~ 5 月，果期 9 ~ 11 月。多栽培于庭园和果园，长江流域以南地区多露地栽培，长江流域以北地区多为盆栽。秋季果实尚未变黄或变黄时采收。摘取果实，纵切成薄片，晒干或低温干燥。

性味功用

辛、苦、酸，温。疏肝理气，和胃止痛，燥湿化痰。用于肝胃气滞，胸胁胀痛，胃脘痞满，食少呕吐，咳嗽痰多。用量 3 ~ 10 克，水煎服。

佛手

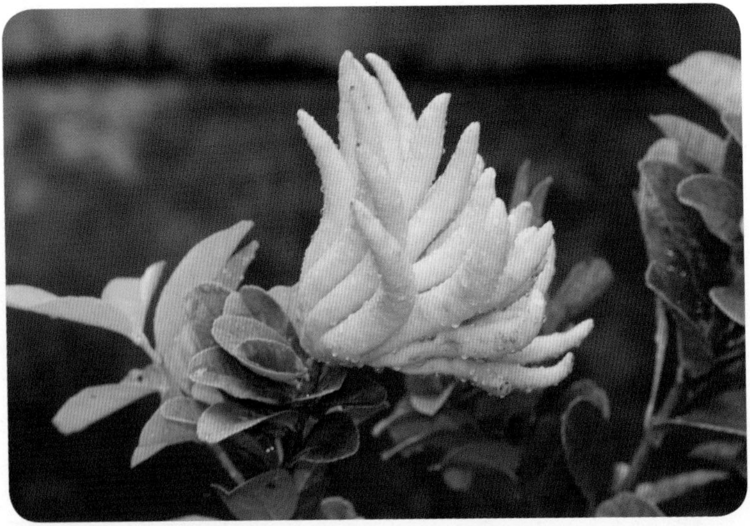

6. 沉香 *Aquilaria sinensis*（Lour.）Gilg（香树、沉水香、青桂香、马蹄香）

🔍 识别特征与采制

　　为瑞香科多年生常绿乔木，高可达20米。树皮灰褐色，平滑，具坚韧的纤维，木质部色白而泡松，横切面有微孔密布，小枝叶柄及花序均被柔毛或夹白色绒毛。叶互生，革质，叶片卵形、倒卵形或椭圆形，长5～13厘米，宽2～7厘米，顶端急尖，基部阔楔形，全缘，两面被疏毛，后渐脱落，光滑而亮。伞形花序顶生和腋生。伞形花序腋生，花被黄绿色，芳香，钟形，顶端5裂，花被管喉部有鳞片10枚，密被白色绒毛，基部连合成一环，雄蕊10枚，花丝极短或无，子房卵形，密被绒毛。蒴果扁倒卵形，木质，密被灰白色绒毛，基部具稍带木质的宿存花被，成熟时稍开裂为2果瓣，每果有种子1～2粒，种子黑褐色，卵形，先端渐尖，种子基部延长为尾状附属物，红棕色。花期3～4月，果期6～7月。喜生于土壤肥沃的山地、丘陵地的树林中。分布于广东、海南、云南、广西、福建等省区。野生或栽培。主产广东、海南。全年均可采收。割取含树脂的木材，除去不含树脂的部分，阴干。

✚ 性味功用

　　辛、苦，温。行气止痛，温中止呕，纳气平喘。用于胸腹胀闷疼痛，胃寒呕吐呃逆，肾虚气逆喘急。用量1～5克，水煎服，宜后下，或用1～3克锉研末泡服。

沉香

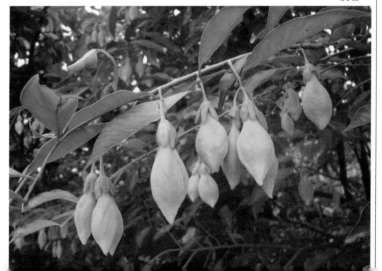

7. 陈皮 *Citrus reticulata* 'Chachi'（茶枝柑皮、广陈皮、新会柑、红橘皮）

👁 识别特征与采制

为芸香科常绿小乔木或灌木，枝扩展或下垂，有刺。单生复叶，互生，近革质，叶片披针形或椭圆形，长 4～8 厘米，宽 2.5～3 厘米，顶端渐尖，基部楔形，边缘多少有钝锯齿或圆齿，稀为全缘，中脉至叶片顶部凹缺处常叉状分枝，侧脉清晰，羽叶狭长，与叶片相连处有关节。花单生或数朵生于叶腋，白色或带淡红色，花萼 5 裂，花瓣长椭圆形，向外反卷，雄蕊 20～25 枚，长短不一，雌蕊 1 枚。柑果扁圆形，顶部略凹，花柱痕迹明显，成熟时深橙黄色，果皮薄而松软易剥离，囊瓣容易分离，种子卵圆形。花期 3～6 月，果期 12 月。广泛栽培于我国各地，主产于广东新会、江门、四会等地。在霜降后至翌年春季采收。采摘成熟果实，纵剖剥取果皮 3 瓣，使基部相连，晒干或低温干燥。

✦ 性味功用

苦、辛，温。理气健脾，燥湿化痰。用于脘腹胀满，食少吐泻，咳嗽痰多。用量 3～10 克，水煎服。

陈皮

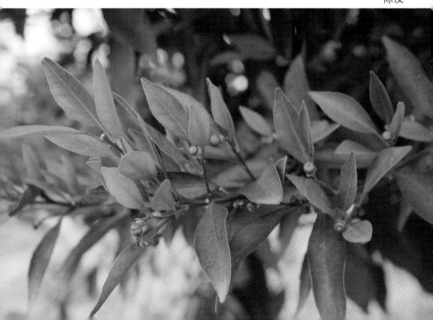

8. 柿蒂 *Diospyros kaki* Thunb.（柿萼、水柿蒂）

👁 识别特征与采制

为柿树科落叶大乔木，高可达 5 ～ 15 米。树皮深灰色至灰黑色，长方块状开裂，枝条开展，有深棕色皮孔，嫩枝有柔毛。单叶互生，纸质或革质，叶片卵状椭圆形至倒卵形或近圆形，长 7 ～ 17 厘米，宽 5 ～ 10 厘米，顶端具短尖头，基部渐狭或近圆形，全缘，上面深绿色，有光泽，主脉生柔毛，下面有短柔毛，沿脉密被褐色绒毛。花单性或杂性，雄花成聚伞花序，雌花单生叶腋；花萼下部短筒状，萼大而 4 裂，内面有毛，花冠黄白色，钟形，4裂。雄蕊在雄花中 16 枚，在两性花中 8 ～ 16 枚；雌花单生于叶腋，有 8 枚退化雄蕊。浆果果生，卵圆球形，稍压扁，果皮薄，橙黄色或淡红色，基部有宿存萼片，种子褐色，椭圆形。花期 6 ～ 7 月，果期 8 ～ 11 月。我国南北各地均有分布或栽培，主产于广东及海南各地。冬季果实成熟时采摘，食用时收集宿萼，洗净，晒干。

✚ 性味功用

苦、涩，平。降逆止呃。用于胃失和降所致的呃逆，反胃，胸满咳逆不止，百日咳。用量 5 ～ 10 克，水煎服。柿叶入药用。苦、酸、涩，微寒，具有清热平肝，下气止咳的功效，主治血热吐血，衄血，咯血，便血，肝阳上亢之头晕目眩，肺气上逆之咳嗽气喘。外用治妇女棕褐斑。用量 3 ～ 9 克，水煎服，或入丸散剂。外用适量鲜品捣烂敷或取干品研末调白凡士林涂搽患处。

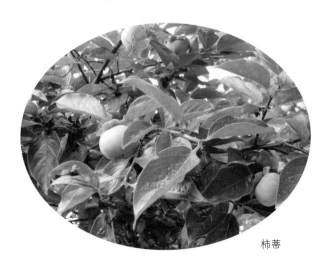

柿蒂

9. 荔枝核 *Litchi chinensis* Sonn.（大荔核、离枝核、丹荔核）

👁 识别特征与采制

为无患子科常绿乔木，通常高 5 ~ 10 余米，小枝圆柱状，密生白色皮孔。偶数羽状复叶互生，薄革质或革质，小叶 2 ~ 3 对，叶片披针形或卵状披针形，长 6 ~ 15 厘米，宽 2 ~ 4 厘米，顶端骤尖或尾状短渐尖，全缘，上面光亮，无毛，侧脉纤细，下面稍凸有光泽。花单性，雌雄同株，排成顶生、宽阔的圆锥花序，被金黄色短绒毛，花小，萼浅杯状，深 5 齿裂，镊合状排列，花瓣 5 枚，通常退化消失，基部内侧有阔而生厚毛的鳞片，雄蕊 6 ~ 8 枚，子房被小瘤体和硬毛。核果卵圆形或近球形，直径 2 ~ 3.5 厘米，果皮成熟时通常显暗红色至鲜红色，有小瘤状突起，种子全部被肉质味甜的假种皮包裹。喜生于温暖湿润、阳光充足的中性或微酸性土壤。分布于四川、云南、贵州、广西、海南、福建、广东等省。主产于北回归线以南的各地。夏季采摘成熟果实，收集种子，除去果皮和肉质假种皮，洗净，晒干。

✚ 性味功用

甘，微苦，温。行气散结，祛寒止痛。用于寒疝腹痛，睾丸肿痛。用量 5 ~ 15 克。用时捣碎，水煎服。

荔枝核

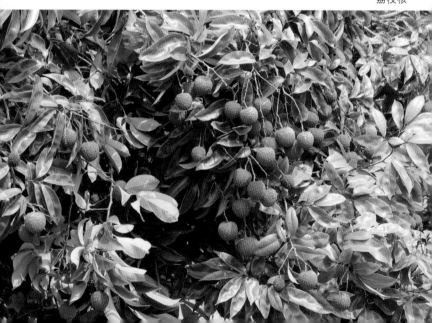

10. 香附 *Cyperus rotundus* L.（香附子、黑香附、白香附、莎草）

识别特征与采制

　　为莎草科多年生宿根草本。**根状茎匍匐而长，部分有纺锤形的块茎。**茎直立，高 10 ～ 65 厘米，三棱形，基部膨大。叶多数，基部丛生，叶片狭线形，基部抱茎，全缘，具平行脉，叶鞘常撕裂成纤维状。聚伞花序单一或复出，**穗状花序由 4 ～ 10 个小穗组成，在茎顶排列成伞形，**小穗线形或线状披针形，两侧压扁，长 10 ～ 25 毫米，有花 10 ～ 36 朵，**小穗轴具白色的翅，鳞片长卵形，膜质，**有 5 ～ 7 脉，雄蕊 3 枚，花药线形。小坚果三棱状倒卵形，长约 1 毫米，表面具密细小点。野生于山坡草地、田间、路旁及水边沙地上。分布于全国各地。全年可采收，以夏、秋季采挖为多，挖取块茎，用火燎去须根及鳞叶后，置沸水烫或蒸透后晒干。或用火燎后，直接晒干。

性味功用

　　辛、微苦、微甘，平。疏肝解郁，理气宽中，调经止痛。用于肝郁气滞，胸胁胀痛，疝气疼痛，乳房胀痛，脾胃气滞，脘腹痞闷，胀满疼痛，月经不调，经闭痛经。用量 6 ～ 10 克，水煎服。

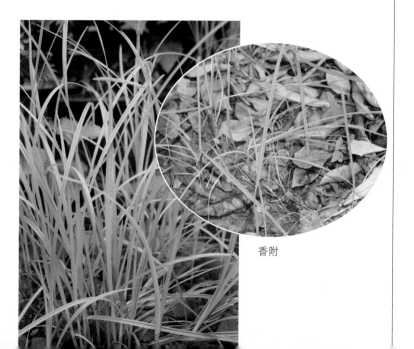

香附

11. 刀豆 Canavalia gladiata（Jacq.）DC.（夹剑豆、刀豆子、大刀豆）

👁 **识别特征与采制**

为蝶形花科落叶或半常绿缠绕藤本，高达 3 米以上。**羽状复叶 3 小叶，互生**，小叶卵形，长 8～15 厘米，宽 8～12 厘米，顶端渐尖或具急尖的尖头，基部宽楔形，两面薄被微柔毛或近无毛，侧生小叶偏斜，叶柄常较小叶片为短，被毛。总状花序具长总花梗，有花数朵生于花序轴中部以上，花萼唇形，具 2 枚阔而圆的裂齿，下唇 3 裂，齿小，急尖，**花冠蝶形，白色或粉红色**，旗瓣宽椭圆形，顶端凹入，翼瓣狭窄而分离，基部具不明显的耳及阔瓣柄，翼瓣和龙骨瓣均弯曲，具向下的耳。**荚果带状，略弯曲，长达 20～35 厘米，宽 4～6 厘米，种子椭圆形，种皮红色或褐色**。花期 7～9 月，果期 10 月。多栽培于气候温暖地带。分布于我国长江以南各省区。大多栽培。主产于广东、海南。秋季果实种子成熟时采收。将成熟果实摘下，剥取果壳，取出种子晒干。

✦ **性味功用**

甘，温。温中散寒，降逆止呕，下气止呃。用于治疗虚寒呃逆，呕吐等症。用量 6～9 克，水煎服。刀豆壳亦入药，甘，平。具有降逆止呕的功效，主治胃气上逆，呃逆不止，喉痹，肾虚腰痛。用量 9～15 克，水煎服。

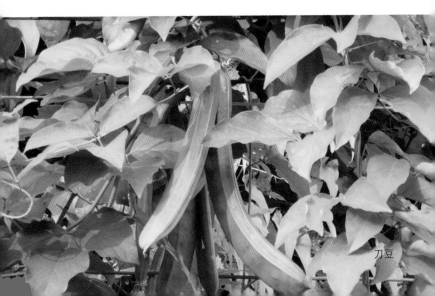

刀豆

12. 檀香 Santalum album L. （黄檀香、真檀、浴香、白银香）

👁 识别特征与采制

为檀香科常绿小乔木，高约 10 米，枝具条纹，表面有多数皮孔和半圆形的叶痕，小枝细长，节间稍肿大。单叶对生，膜质，叶片椭圆状卵形，长 4 ~ 8 厘米，宽 2 ~ 4 厘米，顶端锐尖，基部楔形或阔楔形，多少下延，叶缘波状，稍外折，背面有白粉，中脉在背面凸起，侧脉约 10 对，网脉不明显。圆锥花序腋生或顶生，苞片 2 枚，钻状披针形，早落，花被管钟状、淡绿色、花被 4 裂，内部初时绿黄色，后呈深棕红色，雄蕊 4 枚，外伸，花盘裂片卵圆形，深红色，柱头浅 3 裂。核果长 1 ~ 1.2 厘米，直径约 1 厘米，外果皮肉质多汁，成熟时深紫红色至紫黑色，先端稍平坦，宿存花枝基稍隆起，内果皮具纵棱 3 ~ 4 条。花期 5 ~ 6 月，果期 7 ~ 9 月。分布于四川、云南、广西、浙江、福建、台湾等省区。多栽培。主产于广东、海南等地。原产地印度一般种植 30 年，树高 10 ~ 15 米，胸径 25 ~ 35 厘米时采伐，锯成段或镑片，劈成小碎块。

✿ 性味功用

辛，温。理气，和胃。用于心腹疼痛，胸膈不舒，胸痹心痛，脘腹疼痛，呕吐食少。用量 1.5 ~ 3 克，多入丸散服。檀香树干的心材有强烈香气，是名贵的香料，同时也可作为雕刻工艺的材料。

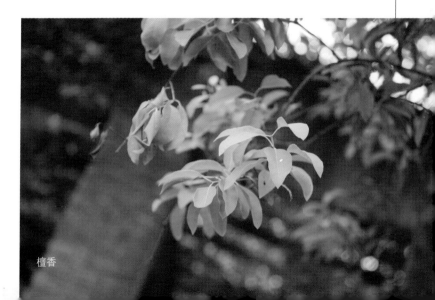

檀香

九、消食药

1. 布渣叶 *Microcos paniculata* L.（破布叶、崩补叶、火布麻、烂布渣）

👁 识别特征与采制

　　为椴树科灌木或小乔木，高 3 ～ 12 米，树皮灰黑色。**单叶互生，纸质，叶片卵形或卵状长圆形、卵状矩圆形**，长 8 ～ 18 厘米，宽 4 ～ 8 厘米，顶端渐尖，基部钝圆，幼叶两面均被星状柔毛，后无毛或近无毛，边缘有小锯齿，**基出脉 3 条，网脉明显**，托叶线状披针形，长约为叶柄之半。圆锥花序顶生或生于上部叶腋内，**花序和花梗均密被灰黄色星状柔毛；**萼片 5 枚，长圆形，被星状柔毛，花瓣 5 片，长圆形，长为萼片的 1/3 ～ 1/2，两面均被毛，雄蕊多数，离生，子房近球形，无毛，黑褐色。核果近球形或倒卵状圆球形，黑褐色，无毛。花期夏秋，果期冬季。生于山坡、沟谷及路边灌丛中。分布于广西、云南等省区。广东和海南等地主产。夏、秋二季采收。摘取叶片，除去枝梗和杂质，阴干或晒干。

✦ 性味功用

　　甘、淡，微寒。清热消滞，利湿退黄。用于感冒发热，饮食积滞，食少泻泄，湿热黄疸。用量 15 ～ 30 克，水煎服。

布渣叶

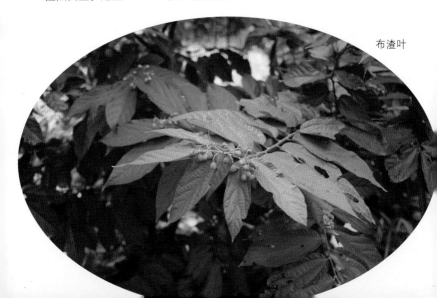

2. 杧果核 *Mangifera indica* L.（杧核、香杧核、望果）

识别特征与采制

为漆树科常绿大乔木，高 10～27 米，树冠稠密，树皮厚，灰褐色，成鳞片状脱落。单叶互生，或聚生于枝顶，革质，有光泽，**嫩叶紫红色，成长叶深绿色，**叶片长椭圆形至长圆状披针形，长 15～40 厘米，宽 3～9 厘米，顶端急尖或渐尖，基部阔楔形或偏斜，边全缘或呈波状，侧脉每边约 15 条。圆锥花序顶生，长 20～40 厘米，被柔毛，花小、杂性、芳香，萼片，**花瓣淡黄色或白色，增厚的脉纹初时黄色，后变紫色，**花盘肉质，5 裂，雄蕊 5 枚，但仅有 1 枚发育。**核果椭圆形或肾形，微扁，绿色至黄色，内果皮坚硬，并覆被粗纤维，**内藏种子 1 枚。花期春季，果期夏秋季。我国西南部、南部和东南部常有栽培。主产于广东、海南、云南、广西、福建等省区。夏季果实成熟时，食用果肉后或加工果酱后被遗弃的带内果皮的种子，洗净，晒干。

性味功用

酸、涩，平。行气散结，化痰消滞。用于外感食滞引起的咳嗽痰多，胃脘饱胀，疝气痛。用量 6～12 克，或 1～2 枚，水煎服。

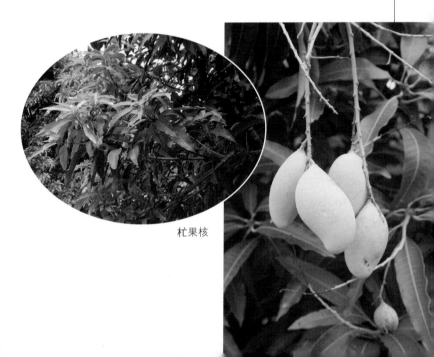

杧果核

3. 南山楂 *Crataegus cuneata* Sieb. et Zucc.（野山楂、毛楂子、赤爪子、赤楂）

👁 识别特征与采制

为蔷薇科落叶灌木，高 1～1.5 米。**分枝密，枝上通常具 5～8 毫米长的针刺，一年生枝紫褐色，小枝有棱**，幼时被柔毛，老枝散生长圆形皮孔。叶互生，纸质或微革质，叶片阔卵形至倒卵状长圆形，长 2～6 厘米，宽约 4.5 厘米，顶端渐急，基部楔形，下缘连于叶柄，边缘有不规则重锯齿，顶端常有 3 或稀 5～7 浅裂，下表面具稀疏柔毛，沿叶脉较密，叶柄两端有叶翼，托叶大型，镰刀状，边缘有齿。**花两性，排成顶生的伞房花序，具花 5～7 朵，**总花梗和花梗均被柔毛，萼筒钟状，5 裂，裂片呈三角卵形，内外两面均具柔毛，花瓣 5 枚，近圆形，白色，雄蕊多数，花药红色，花柱 4～5 枚。梨果近球形或扁球形，直径 1.5～2 厘米，**红色或黄色，顶端常附有外折的宿萼裂片，**内含 4～5 枚平滑的小核。花期 5～6 月，果期 9～11 月。常生于荒山、草坡及山谷、山地灌木丛中。分布于我国长江流域及其以南各省区。秋季果实成熟时采收，摘取成熟果实，置沸水中略烫后干燥或直接干燥。

✚ 性味功用

酸、甘，微温。行气散瘀，收敛止泻。用于食滞或肉积不消所致胃脘胀满，嗳气吞酸，泻痢腹痛，瘀血经闭，产后瘀阻，心腹刺痛，疝气疼痛，高血脂症。用量 9～15 克，水煎服。

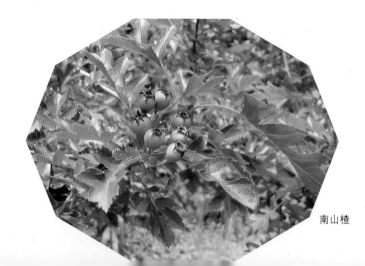

南山楂

4. 紫玉盘 *Uvaria macrophylla* Roxb. var. microcarpa（Champ. ex Benth.）Finet et Gagnep.（油椎、酒饼子、牛刀树、牛头罗）

👁 识别特征与采制

为番荔枝科直立灌木，高约 2 米，枝条蔓延性；幼枝、幼叶、叶柄、花和果均被黄色星状柔毛，老时渐无毛或几乎无毛。单叶互生，革质，叶片长倒卵形或长椭圆形，长 10～23 厘米，宽 5～11 厘米，顶端急尖或钝，基部近心形或圆形，侧脉每边约 13 条，在叶面凹陷，叶背凸起。花 1～2 朵，与叶对生，暗紫红色或淡红褐色，直径 2.5～3.5 厘米，花梗长 2 厘米以下，萼片阔卵形，长约 5 毫米，宽约 10 毫米，花瓣内外轮相似，卵圆形，长约 2 厘米，宽约 1.3 厘米，顶端圆或钝，雄蕊线形，长约 9 毫米，药隔卵圆形，无毛，最外面的雄蕊常退化为倒披针形的假雄蕊，心皮长圆形或线形，长约 5 毫米，柱头马蹄形，顶端 2 裂而内卷。果实卵圆形或短圆柱形，长 1～2 厘米，直径 1 厘米，暗紫褐色，顶端有短尖头，种子圆球形，直径 6.5～7.5 毫米。花期 3～8 月，果期 7 月至翌年 3 月。常生于低海拔的山地疏林或山坡灌木丛中。分布于广东、广西、台湾。主产于广东各地。秋冬季采收。挖取根部，除去杂质，晒干。

✚ 性味功用

苦、甘，微温。健胃行气，祛风止痛。根多用于消化不良，腹胀腹泻，跌打损伤，腰腿疼痛。叶多用于止痛消肿。兽医用其治牛膀胀，有健胃、促进反刍等功效。根用量为 15～20 克，叶用量为 9～15 克，水煎服。

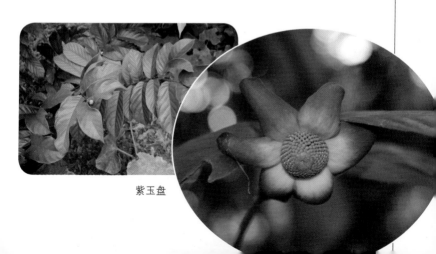

紫玉盘

5. 番木瓜 *Carica papaya* L.（木瓜、万寿果、蓬生果、万寿匏）

识别特征与采制

为番木瓜科软木质常绿小乔木，不分枝，具乳汁。**茎具有螺旋状排列而粗大的叶痕。** 叶大，聚生于茎顶端，轮廓近圆形，直径可达60厘米，通常5～9深裂，每裂片再羽状分裂；叶柄中空，长达60～100厘米。花单性或两性，雌雄异株或为两性花；雄花：常排列成圆锥花序，长达1米，下垂；花无梗，萼片基部连合，花冠乳黄色，冠管细管状，上部5裂，裂片披针形，雄蕊10，5长5短，短的几无花丝，长的花丝白色，被白色绒毛，子房退化；雌花：单生或由数朵排列成聚伞花序，着生叶腋内，具短梗或近无梗，萼片小，5枚，披针形，基部合生，**花瓣5枚，乳黄色或黄白色，** 长圆形至披针形，子房上位，卵球形，无柄，花柱5，柱头数裂，近流苏状。两性花：雄蕊5枚或10枚，着生于长或极短的花冠管上。**浆果瓠果状，长圆球形或倒卵状长圆球形，长10～30厘米，成熟时橙黄色或黄色，果肉柔软多汁，味香甜，** 种子多数，卵球形，成熟时黑色，外种皮肉质，内种皮木质，具皱纹。花果期全年。分布于福建、广东、海南、广西、云南等省区。主产于海南、广东、广西等地。果实成熟后采收。

性味功用

甘，平。消食，驱虫，消肿解毒，通乳，降压。用于消化不良，绦虫病，蛲虫病，痈疖肿毒，跌打肿痛，湿疹，蜈蚣咬伤，溃疡病，产妇乳少，痢疾，高血压病，二便不畅。用量10～18克，水煎服。根、叶、花亦入药，用于骨折，肿毒溃烂。果实可作水果或蔬菜食用，未熟果实含丰富的木瓜蛋白酶，可制嫩肉粉。

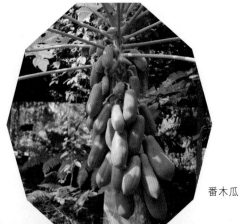

番木瓜

6. 玫瑰茄 *Hibiscus sabdariffa* L.（红金梅、红梅果、山茄、红玫茄）

👁 识别特征与采制

为锦葵科一年生亚灌木状草本，高 1.5 ～ 2 米。茎多分枝，淡红色，无毛。单叶互生，纸质，叶片通常 3 ～ 5 浅裂或深裂，有时不裂，**裂片披针形至长圆状披针形，边缘具小锯齿，背面中脉近基部具 1 枚蜜腺**，叶柄长 4 ～ 8 厘米，有时带紫色，托叶线形。花单生于叶腋，花梗长不及 5 毫米，下半部具关节，小苞片 8 ～ 12 枚，紫红色，披针形，长 5 ～ 10 毫米，基部贴生于花萼，开花后肉质，**花萼杯状，软革质，紫红色，裂片 5 枚，三角形，背面近基部各具 1 个蜜腺，花冠浅黄色，中央紫色，直径 6 ～ 7 厘米，有花瓣 5 片。**蒴果近球形，顶端急尖，直径约 2 厘米，**果皮革质，被黄色粗硬毛，外为紫色的肉质宿萼和副萼包围**，种子肾形，背部具锈色小点。花期 7 ～ 10 月。我国福建、台湾、广东、海南、广西和云南南部均有栽培。主产海南、广东等地。秋季果实未成熟时采收。摘取肉质花萼，阴干。

✚ 性味功用

酸、甘，微寒。开胃生津，清热解暑。用于发热食欲不振，暑热口渴津少。用量 3 ～ 6 克，水煎服。茎纤维强韧，可编绳索、编织麻袋。花大而色彩艳丽，可供观赏。肉质的小苞片和花萼味酸甜，可作鲜果食用，也可制果酱或清凉饮料。

玫瑰茄

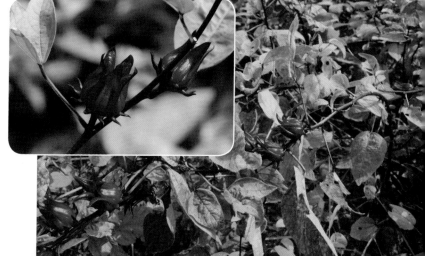

7. 人面子 *Dracontomelon duperreanum* Pierre（人面树、银莲果、仁面子）

👁 **识别特征与采制**

为漆树科常绿大乔木，大多高 10 ～ 25 米，幼枝具条纹，被灰色绒毛。**奇数羽状复叶长 30 ～ 45 厘米，有小叶 11 ～ 17 片，**互生，近革质，叶片长圆形或长圆状披针形，长 6 ～ 12 厘米，宽 2.5 ～ 4.5 厘米，顶端渐尖，基部常偏斜，阔楔形至近圆形，全缘，两面沿中脉疏被微柔毛，叶背脉腋具灰白色髯毛，侧脉 8 ～ 9 对，网脉两面均明显。**圆锥花序顶生，通常比叶短，密被灰色微柔毛，花白色，**花梗长 4 ～ 5 毫米，被短硬毛，萼片阔卵形或椭圆状卵形，长 4 ～ 6 毫米，先端钝，两面被灰黄色短绒毛，边缘有缘毛，花瓣披针形或狭长圆形，顶端外弯，具 3 ～ 5 条暗褐色纵脉，花丝线形，无毛，花药长圆形，花盘无毛，边缘浅波状。**核果扁球形，直径约 2 厘米，成熟时黄绿色，**其表面有五个软刺，成熟后脱落，**果内果核压扁，核的表面有 5 个大小不同的凹陷，看似人脸，**种子 3 ～ 4 颗。生于平原、丘陵、村旁、河边、池畔等地。分布于广东、广西、云南等地。秋季果实成熟时采收。摘取果实，鲜用或晒干。

✚ **性味功用**

甘、酸、凉。消食，生津，醒酒，解毒。用于消化不良，食欲不振，热病口渴，醉酒，咽喉肿痛，风毒疮痒。用量鲜用 3 ～ 5 枚，或水煎服。外用适量，捣烂敷患处。人面子根亦可入药，甘、平。散痈消肿。主治乳痈，醒酒，风毒疮痒。用量 6 ～ 9 克，水煎服。

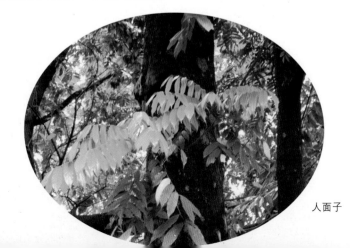

人面子

8. 蛋黄果 *Lucuma nervosa* A. DC.（狮头果、蛋果、桃榄、仙桃）

👁 识别特征与采制

为山榄科常绿乔木，高约 15 米，老枝无毛，有乳汁。<u>叶常聚小枝顶端，薄革质，叶片长圆状倒披针形或狭椭圆形</u>，长 10 ~ 16 厘米，宽 3 ~ 6 厘米，顶端短尖或钝，基部楔尖，全缘，两面无毛，中脉在上面平坦，下面凸起，侧脉 14 ~ 18 对，在下面明显凸起，网脉两面均明显，叶柄长 2 ~ 3 厘米。花腋生，常数朵簇生，萼片通常 5 枚，阔卵形或卵形，被黄白色细绒毛，花冠白色或淡黄色，裂片 5 枚，长圆形，约与冠管等长，顶端钝，背面被绢毛，雄蕊生喉部，花丝粗短，花药卵状长圆形，长约 1.5 毫米，退化雄蕊狭披针形至钻形，长约 3 毫米，被白色极细绒毛，子房圆锥形，被黄褐色绒毛，5 室，花柱圆柱形，无毛，柱头头状。<u>浆果球形，直径 4 ~ 8 厘米，表面绿色至蛋黄色，无毛</u>，外果皮极薄，<u>中果皮肉质，肥厚，蛋黄色，可食，味如鸡蛋黄</u>，故名蛋黄果，种子 2 ~ 4 枚，椭圆形，压扁，黄褐色，具光泽，瘢痕侧生，长圆形，几乎与种子等长。花期春季，果期秋季。分布于广东、广西、海南、云南和福建等省区。多栽培。果实 12 月成熟，采收后需要后熟 4 至 7 天方可食用。

✤ 性味功用

健脾，止泻。用于食欲减退，腹泻，乳汁不足。用量 3 ~ 9 克，鲜用或水煎服。果实除生食外，可制果酱、冰奶油、饮料或果酒。

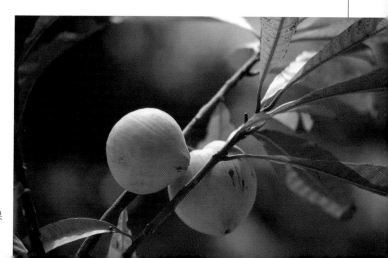

蛋黄果

9. 鸡矢藤 *Paederia scandens*（Lour.）Merr.（鸡屎藤、牛皮冻、臭根藤）

👁 识别特征与采制

　　为茜草科多年生草质藤本，茎呈扁圆柱形，稍扭曲，无毛或近无毛，栓皮常脱落。**叶对生，纸质或近革质**，叶形变化很大，卵形、卵状长圆形至披针形，长5～9厘米，宽1～6厘米，顶端急尖或渐尖，基部楔形、近圆形或截平，全缘，两面无柔毛或近无毛，**搓揉叶片时有鸡屎样臭气**。圆锥花序式聚伞花序顶生或腋生，扩展，分枝对生，末次分枝上着生的花常呈蝎尾状排列，萼管陀螺形，萼裂片5枚，三角形，**花冠淡紫色，管长7～10毫米，外面被粉末状柔毛，内被绒毛，顶端5裂**，花药背着，花丝长短不齐。**果实黄色，球形，表面平滑有光泽**，顶端有宿存的萼裂片和花盘。花期5～7月。常生于溪边、河边、路边、林旁及灌木林中，常攀援于其他植物或岩石上。分布于我国长江以南各省区。主产于云南、贵州、广东、福建、湖南等地。全年可采收。割取带叶藤茎，晒干。

✚ 性味功用

　　甘、酸，微寒。祛风止痛，祛湿消滞，清热解毒，活血散瘀。用于湿热泄泻，风湿痹痛，食滞不消，热滞腹痛，瘰疬，肠痈。外用治无名肿痛，毒蛇咬伤。用量15～30克。外用适量鲜品，捣烂敷患处。

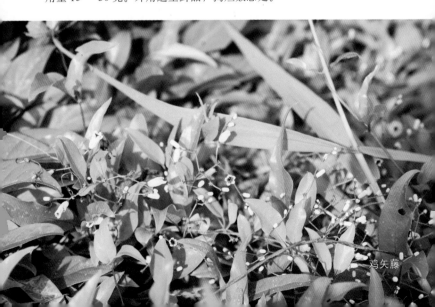

鸡矢藤

10. 黄皮果 *Clausena lansium* (Lour.) Skeels (黄皮果核)

◉ 识别特征与采制

为芸香科常绿小乔木，高 5 ~ 12 米。小枝、叶轴、花序轴、<u>尤以未张开的小叶背脉上散生甚多明显凸起的小油点且密被短直毛</u>。奇数羽状复叶互生，小叶 5 ~ 13，纸质，叶片阔卵形或卵状长圆形，长 6 ~ 14 厘米，宽 3 ~ 6 厘米，基部近圆形或阔楔形，两侧不对称，边缘波状或具不明显的圆齿，叶面中脉常被短细毛。花芳香，两性，排成顶生圆锥花序，花蕾圆球形，有 5 条稍凸起的纵棱线，花萼裂片 5 枚，基部合生，裂片阔卵形，外面被短柔毛，花瓣 5 片，长圆形，长约 5 毫米，两面被黄色短柔毛，雄蕊 10 枚，排成 2 轮，外轮与萼片对生，内轮与花瓣对生。<u>浆果球形、椭圆形或阔卵形，黄色至橙黄色，被细柔毛，果肉乳白色，半透明，有种子 1 ~ 3 粒，子叶深绿色。</u>花期 4 ~ 5 月，果期 7 ~ 8 月。分布于广东、福建、海南、广西、贵州、云南及四川等省区，多为栽培。夏季果实成熟后，回收食去果肉的种子，洗净，蒸透，晒干。

✿ 性味功用

辛，苦，微温。行气，止痛，散结消积。用于脘腹胀满，肝胃气痛，疝痛，痰饮咳喘。用量 6 ~ 9 克，水煎服。黄皮鲜果或用盐渍制成的干果有消食，化痰，理气，解暑热的功效。黄皮根及树皮具有消肿，利小便功能。

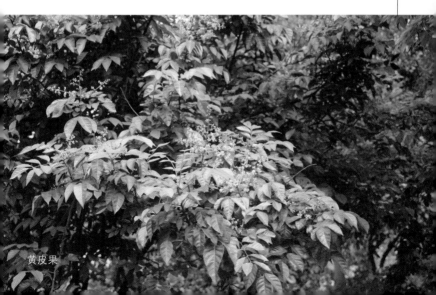

黄皮果

十、驱虫药

1. 使君子 *Quisqualis indica* L.（留君子、史君子、君子、色敢子、东均子）

👁 识别特征与采制

为使君子科落叶攀援状灌木，高 2 ～ 8 米，幼枝被棕黄色短柔毛。叶对生或近对生，薄纸质，叶片卵形、长圆形或椭圆形，长 5 ～ 11 厘米，宽 3 ～ 6 厘米，顶端短渐尖，基部钝圆，表面无毛，背面有时疏被棕色柔毛，侧脉 7 ～ 8 对，叶柄下部有关节，叶落后关节以下部分成为棘刺状。花 10 余朵，排成顶生的穗状花序，两性，苞片线形，花萼筒细长管状，被黄色柔毛，顶端具萼齿 5 枚，花瓣 5 枚，初为白色，后转淡红色，雄蕊 10 枚，排成 2 轮，子房下位，具柔毛及腺毛。假蒴果纺锤形，长 3 ～ 4 厘米，直径 1.5 ～ 3 厘米，具明显的锐棱角 5 条，成熟时外果皮脆薄，呈黑紫褐色或深棕色，种子 1 枚，白色，圆柱状纺锤形。花期 5 ～ 10 月。常攀援于疏林中或林缘。分布于四川、贵州、云南、湖南、广西、江西、福建等省区。主产广东和海南。秋季果皮变紫黑色时采收，除去杂质，干燥。

✦ 性味功用

甘，温。杀虫消积。用于蛔虫病，蛲虫病，虫积腹痛，小儿疳积。用量使君子 9 ～ 12 克，捣碎入煎剂；使君子仁 6 ～ 9 克，多入丸散或单用，作 1 ～ 2 次分服。服药时忌饮浓茶。

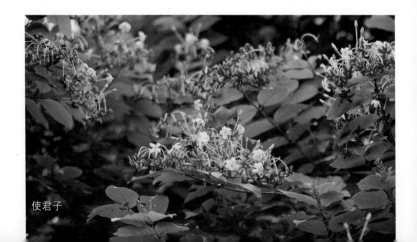
使君子

2. 鹤草芽 *Agrimonia pilosa* Ledeb.（龙牙草、止血草、狼牙草）

👁 识别特征与采制

　　为蔷薇科多年生草本，茎直立，上部多分枝，高30～90厘米，全体密生长柔毛，根茎横走，圆柱形，秋末自先端生一圆锥形、向上弯曲的白色冬芽。奇数参差羽状复叶，叶互生，小叶5～7枚，椭圆状卵形或倒卵形，大小不等，无柄，大的叶长2.5～6.5厘米，宽1～3厘米，小的叶长不过数毫米，大小叶相间排列，边缘有锯齿，托叶2片，近卵形。总状花序顶生，花多数，苞片细小，常3裂，花黄色，直径6～9毫米，萼筒外面有槽且有毛，顶端生一圈钩状刺毛，有裂片5枚，雄蕊10枚。瘦果倒圆锥形，有宿存萼片。生于丘陵、低山旷野、山谷溪旁或林缘。分布于我国大部分省区。各地均有产。冬末春初，当植株萌发，根茎抽出新芽时挖取地下幼芽，晒干。

✚ 性味功用

　　苦、涩、平。驱虫。主要用于绦虫病。用量成人30～50克，小儿0.7～0.8克／千克体重，磨粉口服，晨空腹一次顿服，无须另服泻药。鹤草芽地上部分称"仙鹤草"，具有收敛止血，止痢，补虚，杀虫的功效。用于吐血，咯血，衄血，便血，尿血，崩漏等各种出血证以及脱力劳伤。外用治痈肿疮毒，阴部湿痒等。用量9～15克，鲜用加倍，大剂可用至60克，可研末服，或入煎剂。亦可用仙鹤草煎汤，送服其他止血药散。

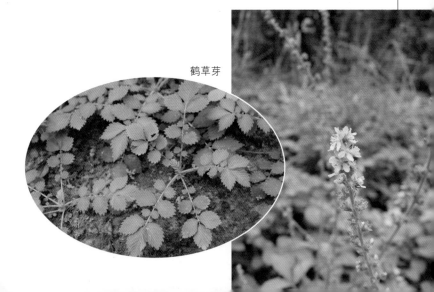

鹤草芽

3. 南方红豆杉 *Taxus mairei* (Lemee et Lévl.)S. Y. Hu ex Liu（红豆杉、美丽红豆杉、红榧、紫杉）

👁 识别特征与采制

为红豆杉科乔木，高达 30 米，胸径 60 ~ 100 厘米，**树皮灰褐色、红褐色或暗褐色，裂成纵长的条片，**大枝开展，有光泽，芽鳞三角状卵形，背部无脊或有纵脊，脱落或少数宿存于小枝的基部。**叶多呈弯镰状，排列成两列，**长 2 ~ 3.5 厘米，宽 3 ~ 4 毫米，上部常渐窄，顶端渐尖，上面深绿色，有光泽，下面淡黄绿色，有两条气孔带，下表面中脉上常有密生均匀而微小的圆形角质乳头状突起。雄球花淡黄色，雄蕊 8 ~ 14 枚，**种子生于杯状红色肉质的假种皮中，**间或生于近膜质盘状的种托之上，常呈卵圆形，上部渐窄，稀倒卵状，长 5 ~ 7 毫米，直径 3.5 ~ 5 毫米，微扁或圆，顶端有突起的短钝尖头，种脐近圆形或三角状圆形。生于海拔 1200 米以下的山地林中。分布于中国长江流域以南各省区，呈星星散分布状。

✚ 性味功用

甘，微苦，平。驱虫、消积食。用于食积、蛔虫病。用量 9 ~ 18 克，炒热，水煎服。南方红豆杉是国家一级重点保护野生植物，为优良珍贵树种，其木材纹理顺直，木质致密，可作建筑、家具等用材。树皮含紫杉醇（taxol），是目前较有开发潜力的抗癌药物。

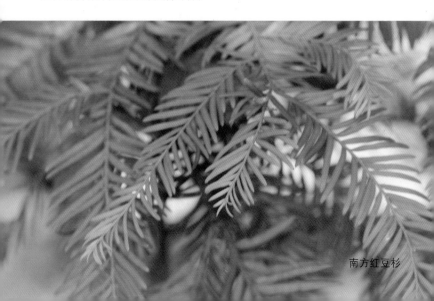

南方红豆杉

十、驱虫药

204

4. 苦楝皮 *Melia azedarach* L.（苦楝、楝树果、楝枣子）

👁 识别特征与采制

　　为楝科落叶乔木，高 10 余米，幼枝密被褐色星状鳞片，树皮纵裂，暗红色，具皮孔，叶痕明显。叶互生，二回或三回奇数羽状复叶，长 20 ～ 45 厘米，每 1 羽片有小叶 4 ～ 5 对，具长柄，小叶对生，纸质或膜质，小叶片椭圆状披针形，长 4 ～ 10 厘米，宽 2 ～ 4.5 厘米，顶端渐尖，基部略偏斜，两面无毛，全缘或有不明显钝齿，侧脉 12 ～ 14 对。圆锥花序聚生于小枝顶部之叶腋内，密被灰褐色星状鳞片，花具梗，较密集，萼片长椭圆形至披针形，两面被柔毛，外面较密，花瓣淡紫色，匙形，外面疏被柔毛，雄蕊管紫色，顶端有 3 裂的齿 10 枚，花柱包藏于雄蕊管内。核果椭圆状球形，果皮薄，熟后褐黄色或棕紫色，核稍坚硬，5 ～ 7 棱，种子线状梭形。花期 3 ～ 4 月，果期 10 ～ 11 月。多生于平地或丘陵地带潮湿处，野生或栽培。分布于四川、湖北、安徽、江苏、河南等省区。春、秋二季剥取根皮或茎干皮，刮去粗皮，晒干。

✚ 性味功用

　　苦，寒；有小毒。燥湿，止痛，杀虫。用于胃痛，虫积腹痛，疝痛，痛经等。外用治疥癣，湿疹。用量 6 ～ 12 克，水煎服。外用适量，煎水洗或研末用油调涂患处。

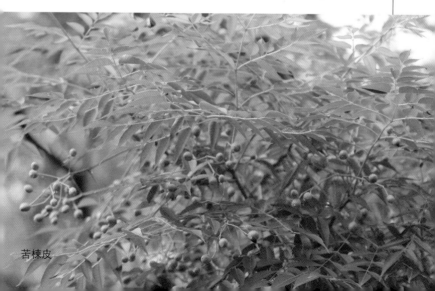

苦楝皮

5. 槟榔 *Areca catechu* L.（槟榔子、宾门、大白槟、大腹子）

👁 识别特征与采制

为棕榈科乔木，高 16～20 米，<u>不分枝，茎上有明显的环状叶痕。大型羽状复叶簇生于茎顶</u>，长 1.3～2 米，裂片多数，狭长披针形，长 30～60 厘米，宽 2.5～4 厘米，上部的羽片合生，顶端有不规则齿裂。<u>肉穗花序多分枝，雌雄同株，花序轴粗壮压扁，分枝曲折</u>，着生 1 列或 2 列的雄花，而雌花单生于分枝的基部；雄花：小而无梗，通常单生，很少成对着生，萼片卵形，长不到 1 毫米，花瓣长圆形，雄蕊 6 枚，花丝短，退化雌蕊 3 枚，线形；雌花：较大，萼片卵形，花瓣近圆形，退化雄蕊 6 枚，合生，子房长圆形。<u>坚果长圆形或卵球形，长 3～6 厘米，熟时红色或橙黄色，中果皮厚，纤维质</u>，种子卵形，基部截平，基部中央有凹陷的珠孔。每年二次开花，花期 3～8 月，冬花不结果。果期 12 月至翌年 2 月。多生于热带地区。分布于海南、广东、广西、云南、台湾等省区。均为栽培。3～6 月果实成熟时采收。摘取果实，晒 2～3 天后，放在特制的灶上，用文火烘焙 7 天左右，每隔 1 天翻动 1～2 次，使受热均匀，焙干后破果皮取出种子，再晒干。

◼ 性味功用

辛、苦，温。驱虫消积，行气利水，泻下导滞，祛痰截疟。用于绦虫、姜片虫、蛔虫、蛲虫等多种肠寄生虫病，食积气滞所致腹胀便秘，湿热泻痢，水湿脚气疼痛，痰湿疟疾，青光眼等。

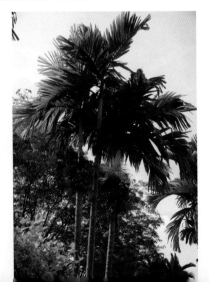

槟榔

十一、止血药

1. 紫珠 *Callicarpa formosana* Rolfe（杜虹花、止血柴、紫珠草）

🔍 识别特征与采制

　　为马鞭草科落叶灌木，高可达3米，小枝、叶柄、花序和花萼均被灰黄色星状毛。叶对生，近纸质，叶片呈椭圆形或卵状椭圆形，长6~15厘米，宽3.5~8厘米，顶端渐尖或短渐尖，基部钝圆或微圆，边缘有锯齿，上面略粗糙，下面有星状毛和腺点，叶柄粗壮。花紫色，组成腋生、稠密多花的聚伞花序，萼小，杯状，裂片短而阔，花冠长约2.5毫米，无毛，裂片4枚，顶端钝圆，雄蕊4枚，长于花冠1倍。果紫色，球形，直径约2毫米。常生于山坡林缘、溪边或灌木丛中。分布于广东、浙江、江西、福建、广西、云南等省区。夏，秋二季采收。摘取带小枝的叶片，晒干。

✚ 性味功用

　　苦、涩，微寒。收敛止血，解毒疗疮。用于多种出血证，如衄血，咯血，吐血，便血，崩漏，外伤出血等，肺热咳嗽，咽喉肿痛，热毒疮疡，水火烫伤。用量15~30克，水煎服，或入丸、散剂。外用适量，研末撒布，或取鲜叶捣烂取汁调涂创面，或将鲜叶捣烂敷瘀肿处。

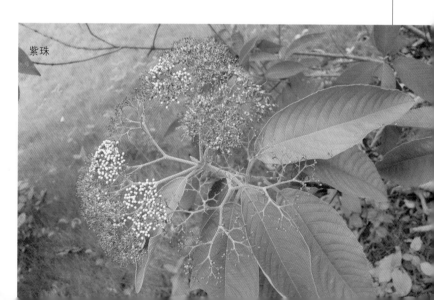

紫珠

2. 薯莨 *Dioscorea cirrhosa* Lour.（红药子、红孩儿、红薯莨、山猪薯）

👁 识别特征与采制

为薯蓣科多年生粗壮草质藤本。块茎长圆形、卵圆形，表面黑褐色，有疣状突起，内部红色或黄色，地上茎右旋，无毛，基部下部具弯刺。单叶近革质，**基部叶多互生，叶片心形，有9条脉，上部叶对生，叶片长圆形或披针形，长8～15厘米，宽2～5厘米，顶端渐尖，基出脉3～5条，网脉在背面清晰。**花单性，雌雄异株，雄穗状花序腋生或顶生，有花15～25朵，排成圆锥花序式，雄花花被裂片6片，2轮，外轮阔卵形，内轮稍小，雄蕊6枚，花药和药丝近等长；雌穗状花序单生于叶腋，雌花花被裂片卵形，质厚，3室。**蒴果扁圆形，具3翅，翅长2～2.5厘米，宽1.5～2厘米，顶端微凹，边缘质硬，**种子环生膜质翅。生于山谷向阳处、疏林下或灌木丛中。分布于广东以及我国西南部、中南部至华东各省区。夏、秋季采收。挖取块茎，除去杂质，晒干。

✚ 性味功用

甘、微苦，微寒。活血止血，理气止痛。用于多种出血证，湿热泻痢，月经不调，崩漏，疮疖，痹证以及外伤等。外用治龋洞，牙髓穿孔或开髓后疼痛。用量9～30克，水煎服。外用适量，研粉调生理盐水置于龋洞或痛处。

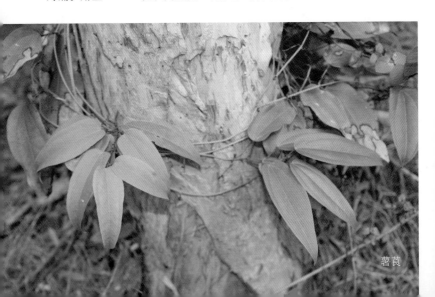

薯莨

3. 白及 *Bletilla striata* (Thunb. ex A. Murray) Rchb.f. (连及草、甘根、箬兰、朱兰、紫兰、紫蕙)

👁 识别特征与采制

为兰科多年生草本,高 18 ~ 60 厘米。**假鳞茎扁球形,上面具荸荠状环带,富黏性。**叶 4 ~ 6 片,狭长圆形或披针形,长 8 ~ 30 厘米,宽 1.5 ~ 4 厘米,顶端渐尖,基部收狭成鞘并抱茎。总状花序具 3 ~ 10 朵花,常不分枝或极罕分枝,**花序轴常呈"之"字形曲折,**苞片长圆状披针形,长 2 ~ 2.5 厘米,开花时常凋落,**花大,紫红色或粉红色,萼片和花瓣近等长,狭长圆形,顶端急尖;花瓣较萼片稍宽,唇瓣倒卵状椭圆形,白色带紫红色,具紫色脉;**中部以上 3 裂,中裂片近方形,顶端微缺,边缘波状,侧裂片直立,合抱蕊柱,具狭翅,稍弯曲。花期 4 ~ 5 月,果期 7 ~ 9 月。生于较湿润的山泉石壁上、苔藓草丛、林缘、灌木丛中。分布于长江流域各省区。夏、秋两季采挖,除去残茎及须根,洗净,置沸水煮至无白心,除去外皮,晒干。或切片生用。

✚ 性味功用

苦、甘、涩,寒。收敛止血,消肿生肌。用于体内外出血诸证及痈肿,烫伤,手足皲裂,肛裂等。用量 6 ~ 15 克,水煎服。研粉吞服 3 ~ 6 克。外用适量。不宜与乌头类药材同用。

白及

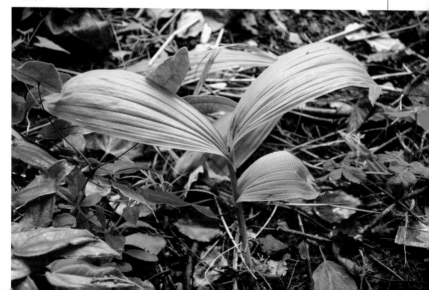

4. 白茅根 *Imperata cylindrica* var. major（Nees）C. E. Hubb.

👁 识别特征与采制

为禾本科多年生草本，<u>具横走、多节、被鳞片的长根状茎</u>。秆直立，高25～90厘米，具1～4节，节具髯毛，有时粗糙或无毛。叶线形或线状披针形，扁平，长10～100厘米，宽2～20毫米，<u>顶端长渐尖，中脉在下部明显隆起并渐向基部增粗或成柄，边缘粗糙</u>，顶生叶短，叶舌干膜质，叶鞘无毛或具柔毛。圆锥花序穗状，分枝短缩而密集，小穗披针形或长圆形，成对排列在花序轴上，其中一小穗具较长的梗，另一小穗的梗较短，<u>花两性，每小穗具1花，基部密被白色丝状柔毛</u>。颖果椭圆形，暗褐色，成熟的果序被白色长柔毛。花、果期4～8月。生于谷地河床至干旱草地、空旷地、果园地、田边和路旁。全国大部分地区均产。春、秋二季采挖根茎，洗净，晒干，除去须根和膜质叶鞘，捆成小把。

✤ 性味功用

辛、微苦，平。凉血止血，清热利尿。用于血热吐血，衄血，尿血，热病烦渴，肺热咳嗽，胃热呕吐，湿热黄疸，水肿尿少，热淋涩痛。用量9～30克，水煎服。鲜品加倍。止血多炒炭用，清热利尿宜生用。

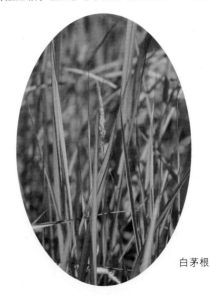

白茅根

5. 艾叶 *Artemisia argyi* Levl. et Vant.（艾蒿、家艾、蕲艾、炙草）

👁 识别特征与采制

为菊科多年生草本，茎基部木质化，茎、枝均被灰色蛛丝状柔毛，全株有浓烈香气。叶互生，厚纸质，上部叶披针形，全缘，近无柄，中下部叶近圆形或宽卵形，3～5羽状深裂，每裂片有2～3枚小裂齿，叶面疏生白色绵毛及散生白色小腺点，叶背密生白色绵毛，基部渐狭成柄或扩大成托叶状，下部叶在花期常枯萎。头状花序椭圆形，直径3～4毫米，无梗或近无梗，在枝顶排成总状或圆锥花序式，花后头状花序下倾，总苞片4～5层，覆瓦状排列，边缘膜质，小花全为管状花，雌花6～10朵，花冠狭管状，檐部具2裂齿，紫色，花柱细长，伸出花冠外甚长，先端2叉；两性花8～12朵，花冠管状或高脚杯状，顶端5裂，紫褐色，雄蕊5枚，子房1室，能结实。瘦果椭圆形，无毛。花、果期7～10月。生于路旁荒野、草地。我国多数地区均有分布。主产于湖北、安徽、山东、河北。夏、秋季花未开时采收。割取带叶茎枝，晒至半干，堆积使闷热至叶片柔软转为暗灰色，晒干。

✚ 性味功用

苦、辛，温。温经止血，散寒除湿，调经安胎，祛风止痛。外用祛湿止痒。用于吐血，衄血，崩漏，月经过多，胎漏下血，少腹冷痛，经寒不调，宫冷不孕。外治皮肤瘙痒。用量3～9克，水煎服。止血宜炒炭用。

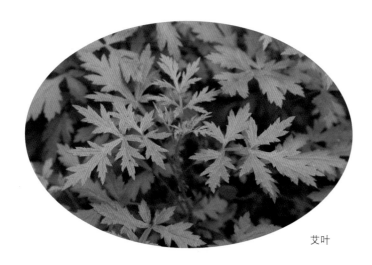

艾叶

6. 地榆 *Sanguisorba officinalis* L.（紫地榆、赤地榆）

识别特征与采制

为蔷薇科多年生草本，高1～2米，根粗壮，老根的分枝多，大多呈纺锤形，表面棕褐色或紫褐色。茎直立，有棱，无毛或基部有稀疏腺毛。叶为奇数羽状复叶，基生叶较大，具长叶柄，茎生叶互生，近无柄，在基部两侧膨大呈膜状而抱茎，常带紫红色，小叶5～19片，长椭圆形至长圆状卵形，长2～7厘米，宽0.5～3厘米，顶端圆钝，基部心形，边缘有多数粗大圆钝的锯齿。花小而密集，排成顶生的圆柱状穗状花序，直立，从花序顶端由上至下逐渐开放，萼片4枚，呈花瓣状，紫红色，裂片椭圆形至宽卵形，背面被疏柔毛，中央微有纵棱脊，顶端常具短尖头，雄蕊4枚，花丝丝状，与萼片近等长或稍短，柱头顶端扩大，盘形，边缘具流苏状突起。瘦果卵状四角形，表面褐色且有细毛。花、果期7～10月。常生于灌丛中、山坡草地、草原、草甸及疏林下。分布于我国大部地区。全年可采收，以秋季采挖者质佳。挖取地下根，除去须根，趁鲜切斜厚片或短段，晒干。

性味功用

苦、涩，寒。凉血止血，解毒敛疮，用于血热吐血，衄血，尿血，便血，痔血，崩漏。外用治烫伤，湿疹，皮肤溃烂。用量9～15克，水煎服。外用适量，煎浓液湿敷或研末撒患处。

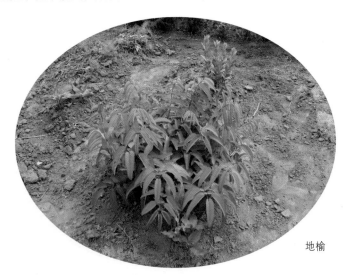

地榆

7. 茜草　*Rubia cordifolia* L.（血茜草、地苏木、土丹参、红茜草）

■ 识别特征与采制

　　为茜草科多年生草质攀援藤木，根状茎和其节上的须根均呈红色，茎粗糙，有纵槽，光亮，基部稍木质，枝柔弱，有四棱，棱上有倒生皮刺。**叶通常 4 片轮生**，其中 1 对较大且具长柄，纸质，叶片披针形或长圆状披针形，长 2.5～6 厘米，宽 1～3 厘米，顶端渐尖，基部心形，边缘有齿状皮刺，**两面粗糙，边缘和沿叶背的脉上有微小皮刺，主脉 3～5 条**。聚伞花序腋生和顶生，多回分枝，有花 10 余朵至数十朵，萼管近球形，花冠黄绿色或白色，花冠管极短，檐部 5 裂，花冠裂片长圆状披针形，盛开时花冠檐部直径 3～3.5 毫米，外面无毛。**浆果球形，肉质，表面平滑，成熟时由红色转为紫黑色**。花期 8～9 月，果期 10～11 月。生于山坡路旁、沟沿、田边、灌丛及林缘。分布于全国大部分地区。主产安徽、河北、陕西、河南、山东、广东等省区。春、秋季采收，以秋季采者质佳。挖取根部，除去杂质，晒干。

■ 性味功用

　　苦，寒。凉血止血，活血化瘀。用于血热吐衄，崩漏下血，外伤出血，血瘀经痛，产后恶露，跌打肿痛，风湿痹痛。用量 9～12 克，水煎服或入丸、散，或泡酒服用。

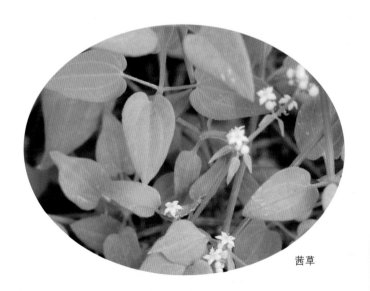

茜草

8. 蒲黄 *Typha orientalis* Presl（东方香蒲、水蜡丸、蒲草、草蒲黄）

🦠 识别特征与采制

为香蒲科多年沼生直立草本，高 1 ~ 2 米，具多节、粗壮乳白色的根状茎，地上茎粗壮。叶扁平、线形、海绵质，长 40 ~ 70 厘米，宽 4 ~ 10 毫米，无毛，横切面呈半圆形，基部鞘状，抱茎，叶脉平行。花单性，排列成圆柱形穗状花序，雌雄花序紧密相连，雄花序在上部，长 4 ~ 6 厘米，花序轴具白色弯曲柔毛，叶状苞片 1 ~ 3 枚，花后脱落，花小，无花被，雄花有雄蕊 2 ~ 4 枚，花粉单粒，雌花序在下部，长 6 ~ 15 厘米，雌花无小苞片，密生白色长柔毛，柱头匙形。小坚果椭圆形至长椭圆形，果皮具褐色长形斑点。花期 6 ~ 7 月，果期 7 ~ 8 月。生于湖泊、池塘、沟渠、沼泽及河流缓流处。分布于浙江、江苏、山东、安徽、湖北、广东、广西等地。夏季花开时采收。收取蒲棒上部的黄色雄性花序，晒干后碾轧，筛取花粉。

✚ 性味功用

甘、平。止血，化瘀，通淋。用于吐血，衄血，咯血，崩漏，外伤出血，经闭通经，胸腹刺痛，跌仆肿痛，血淋涩痛。用量 6 ~ 12 克，包煎。外用适量，敷患处。止血多炒炭用，化瘀、利尿多生用。

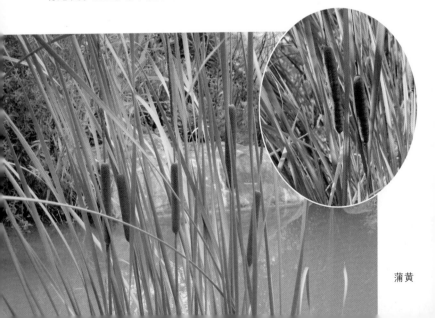

蒲黄

十二、活血祛瘀药

1. 飞机草 *Eupatorium odoratum* L.（香泽兰）

👁 识别特征与采制

　　为菊科多年生亚灌木状草本，高 1 ～ 3 米。根状茎粗壮，横走，地上茎有细纵纹，被黄色茸毛，枝叶揉碎有香气，<u>分枝与主茎成直角生出</u>，节间长 6 ～ 14 厘米。单叶对生，厚纸质，<u>叶片三角形或三角状卵形，边缘有粗锯齿，两面粗涩</u>，被茸毛，离基 3 出脉。头状花序生于分枝顶端，排成伞房花序，总苞圆柱状，紧包小花，总苞片有褐色纵条纹，<u>花两性，粉红色，管状，5 齿裂</u>，花柱长，突出于花冠外。瘦果 5 棱形，有刺毛状冠毛。花、果期 4 ～ 12 月。生于山坡、旷野、路旁。分布于广东、海南、广西、云南等省区。夏季未开花时采收。割取全草，抖净泥沙，洗净，切段，晒干。

❖ 性味功用

　　微辛，温；有小毒。解毒消肿，散瘀止血。外用治跌打肿痛，外伤出血，疮疡肿毒，旱蚂蟥叮咬出血不止。外用适量，煎水洗或取鲜叶捣烂敷患处。

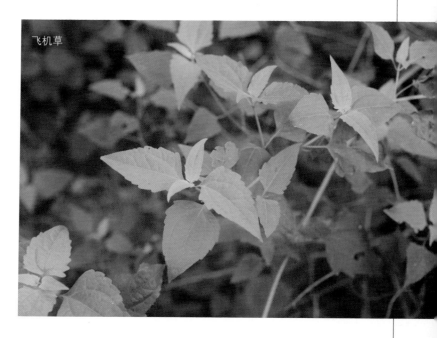

飞机草

2. 毛冬青 *Ilex pubescens* Hooker & Amott（一口血、红冬青、大冬青）

👁 识别特征与采制

为冬青科常绿灌木或小乔木，高可达 3 米。<u>小枝灰褐色，有棱</u>，密被粗毛。叶互生，纸质或膜质，密被短毛。叶片卵形或椭圆形，长 3 ~ 4 厘米，宽 1.5 ~ 2 厘米，顶端短渐尖或急尖，基部宽楔形或圆钝，边缘有稀疏的小尖齿或近全缘，中脉上面凹下，侧脉 4 ~ 5 对，两面有疏粗毛，沿脉有稠密短粗毛。花序簇生叶腋，<u>花雌雄异株，淡紫色或白色</u>；雄花序：花单生或 3 朵花排成聚伞花序，萼 5 ~ 6 裂，花瓣 4 ~ 6 片，裂片倒卵状椭圆形，被柔毛，雄蕊比花冠短；雌花序：每枝具 1 ~ 3 花，萼 6 ~ 7 深裂，花瓣 5 ~ 8 片，裂片长椭圆形。<u>浆果状核果，卵状圆球形，成熟时红色，宿存花柱明显，内果皮近木质</u>。多生于山坡上的疏林中和灌木丛中。分布于广东、海南、广西、安徽、浙江、台湾、福建等省区。全年可采收。挖取根部，除去泥土及须根，洗净，斩成片状，晒干。

✚ 性味功用

苦，寒。活血通脉，清热解毒，止咳祛痰。用于血栓闭塞性脉管炎，冠心病，肺热咳喘，咽喉肿痛，痈肿疖疮，无名肿毒；近有用于脑血栓形成，心肌梗死，中心性视网膜炎，萎缩性鼻炎，周围性血管疾病。外用之水火烫伤、跌打损伤。用量 30 ~ 60 克，水煎服。外用适量，煎浓汁涂搽或浸洗患处。

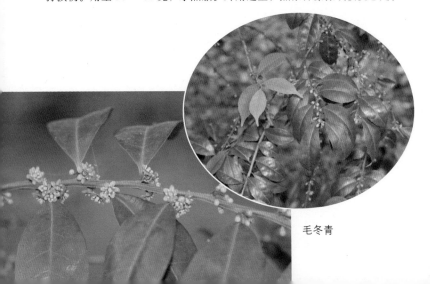

毛冬青

3. 粗叶悬钩子 *Rubus alceaefolius* Poir.（大叶蛇泡簕、虎掌簕、老虎泡）

识别特征与采制

为蔷薇科攀援灌木，高达 5 米，小枝、叶柄和花序均被小钩刺并密生黄色锈色茸毛。单叶互生，纸质或近革质，叶片呈心状圆形，顶端钝或急尖，基部近截形或短截形，边缘有不规则 3 ~ 7 裂，有稀疏钝齿，上面有粗毛和囊泡状小凸起，下面灰白色，密被灰色或锈色茸毛及长柔毛，基部有 5 出脉。圆锥花序或总状花序顶生或腋生，总花梗、花梗和花萼被淡黄色或锈色茸毛。花白色，直径 1 ~ 2 厘米，萼裂片三角状卵形，全缘或羽状分裂，花瓣宽倒卵形或近圆形，与萼裂片近等长，雄蕊多数，花丝宽扁，花药稍有长柔毛，雌蕊多数，子房无毛。果近球形，直径 1.8 厘米，肉质，红色，核有皱纹。花期 3 ~ 10 月，果期 6 ~ 12 月。生于山地、丘陵、平地的林中灌丛。分布于江西、湖南、福建、广东、广西、贵州、云南等省区。主产于广东和海南。夏、秋二季采收，挖取根部，除去杂质，干燥。

性味功用

甘、淡、平。清热利湿，止血，散瘀消痈。用于黄疸肝炎，乳痈，痢疾，肠炎，乳腺炎，口腔炎。外伤出血，肝脾大，跌打损伤，风湿骨痛。叶亦入药，有活血祛瘀，清热止血的功效。用量 15 ~ 30 克，水煎服。外用适量，研末撒患处或煎水含漱。

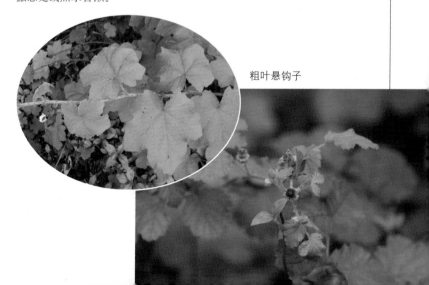

粗叶悬钩子

4. 姜黄 *Curcuma longa* L.（黄姜）

识别特征与采制

为姜科多年生宿根草本，高 1 ～ 1.5 米。根状茎丛生，肥大，分枝很多，椭圆形或圆柱形，橙黄色，极香，根粗壮，末端膨大呈块状。叶基生，2 列，叶片长圆形或椭圆形，长 30 ～ 50 厘米，宽 15 ～ 20 厘米，顶端渐尖，两面绿色，光滑无毛，上部的叶柄长 50 ～ 55 厘米，叶鞘绿色。花葶由叶鞘内抽出，顶生。穗状花序球果状，苞片卵形或长圆形，淡绿色，顶部无花的苞片较狭，白色或边缘染淡红色，花萼绿白色，具不等钝 3 齿，花冠淡黄色，管长达 3 厘米，唇瓣倒卵形，淡黄色中部深黄，雄蕊 1 枚。蒴果球形，膜质，熟时 3 瓣裂。种子卵状长圆形。花期 4 ～ 6 月。野生于平地、山间草地及灌丛中或栽培于向阳地带。分布于广东、福建、台湾、广西、云南等省区。冬季茎叶枯萎时采挖，洗净，煮或蒸至透心，晒干，除去须根。

性味功用

辛、苦，温。活血行气，通经止痛。用于胸胁刺痛，胸痹心痛，痛经腹痛，癥瘕积聚，风湿痹痛，跌仆肿痛。用量 6 ～ 9 克，水煎服。外用适量，研末调敷患处。姜黄的块根称为郁金，亦入药用。其辛、苦，寒，具有行气解郁，活血止痛，清心凉血，利胆退黄的功效。用量 5 ～ 10 克，水煎服。

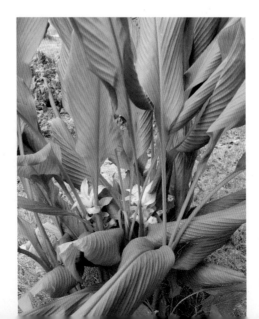

姜黄

5. 穿破石 *Maclura tricuspidata*（Carr.）Bureau（葨芝、金蝉、柘树根、金腰带、千重皮）

👁 识别特征与采制

为桑科落叶灌木或乔木。<u>枝暗绿褐色，具坚硬的棘刺</u>。单叶互生，纸质或薄革质，<u>叶片倒卵圆形或椭卵形，长 3 ～ 15 厘米，宽 2 ～ 7 厘米，顶端钝或渐尖，基部楔形或圆形，全缘或浅 3 裂</u>，幼时两面均有疏短毛，成长后下面主脉略有毛，余均光滑无毛，基出脉 3 条，侧脉 4 ～ 5 对，在背面明显。花序单个或成对腋生，单性，雌雄异株，均为球形头状花序，具短梗，雄花：萼片 4 枚；雌花：花柱不分裂，顶端弯。<u>聚花果球形，肉质，橘红色或橙黄色</u>，表面呈微皱缩，瘦果包裹在肉质的花被里。花期夏初，果期夏、秋季。常生于丘陵或山谷沟边。分布于河北以南各省区，尤以长江流域一带较多。全年均可采挖，除去须根，洗净，切片或段、晒干。

✦ 性味功用

微苦，微寒。活血祛瘀，舒筋活络，祛风除湿，疏肝退黄，理肺止咳。用于风湿痹痛，湿热黄疸，劳伤咳血，胁肋疼痛，跌仆瘀痛。用量 15 ～ 30 克，鲜品加倍。外用适量鲜品捣烂敷患处。孕妇禁用。

穿破石

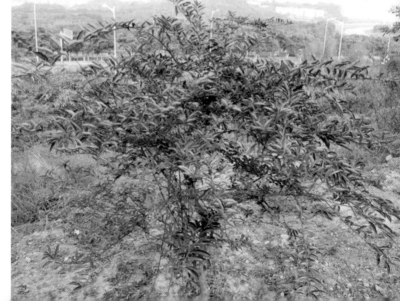

6. 桃仁 *Prunus persica*（L.）Batsch（桃核仁、扁桃仁）

👁 识别特征与采制

为蔷薇科落叶小乔木，高 3～8 米，树皮暗红褐色，老时粗糙呈鳞片状，小枝绿色或半边红褐色，无毛。叶互生，在短枝上呈簇生状，纸质，叶片椭圆状披针形至倒卵状披针形，长 7～15 厘米，宽 2～3.5 厘米，顶端渐尖，基部楔形，边缘具细锯齿，齿端常有腺体，上面无毛，下面在脉腋间具少数短柔毛，叶柄常有 1 至数枚腺体。花通常单生，先于叶开放，具短梗，萼片 5 枚，基部合生呈短萼筒，外被绒毛，花瓣 5 枚，倒卵形，粉红色，罕见白色，雄蕊多数，花药绯红色。核果近球形，淡绿白色、橙黄色表面有短绒毛；或红色，常有红晕，密被短柔毛，果柄短而深入果注，果肉白色或黄色，常多汁而有香味，离核或粘核，核坚硬，木质而有不规则的深槽和窝孔，种子 1 枚，扁卵状心形。花期 2～4 月，果期 8～9 月。我国各省区广泛栽培，亦有野生。主产于广东、海南等地。果实未成熟前采收，或收集桃制品时挖出果核，破核，取出种子，晒干。

✚ 性味功用

苦、甘，平。活血祛瘀，润燥滑肠。用于血瘀经闭，腹痛，跌打瘀痛，肺痈，肠痈，肠燥便秘，咳嗽气喘。用量 6～9 克，水煎服。桃的根、枝、叶、花、果、树胶亦供药用。根或根皮可治黄疸，吐血，衄血，经闭，痈肿，痔疮。嫩枝可治心腹痛。树皮除去栓皮后称"桃茎白皮"，可治水肿，腹水，便秘。成熟果实鲜食能润大肠。干燥幼果称为"碧桃干"，可治胃痛，疝痛。桃胶可治石淋，血淋，痢疾。

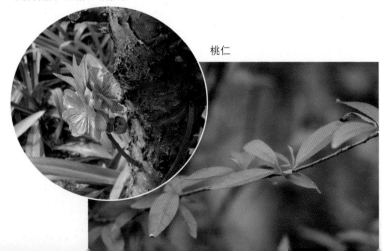

桃仁

7. 鸭脚艾 *Artemisia lactiflora* Wall. ex DC.（白花蒿、广东刘寄奴、百苞蒿、鸭脚菜）

识别特征与采制

为菊科多年生草本，高 50 ~ 150 厘米，绿褐色或深褐色，多分枝，茎枝初时微被稀疏、白色蛛丝状柔毛，后脱落。下部叶花期枯萎，中部叶有柄或假托叶，薄纸质或纸质，<u>叶片卵形或长卵形，二回或一至二回羽状全裂，裂片 3 ~ 5 枚</u>，形状变化大，卵形、长卵形、倒卵形或椭圆形，基部与侧边中部裂片最大，边缘具细裂齿或全缘，上部叶与苞叶略小，羽状深裂或全裂。头状花序卵圆形，<u>在分枝的小枝上数枚或 10 余枚密集成穗状圆锥花序</u>，总苞钟状卵形，<u>总苞片 3 ~ 4 层，白色或黄白色</u>，半膜质或膜质，花杂性，外层雌花 3 ~ 6 朵，中央两性花，4 ~ 10 朵，均为管状，雄蕊 5，柱头 2 裂，裂片先端呈画笔状。瘦果椭圆形。花、果期 7 ~ 10 月。多星散分布于低至中海拔林下、林缘、灌丛边缘、山谷等湿润或略干燥地区。主产于广东、海南等地。夏、秋季植株旺盛时采收。割取地上部分，晒干。

性味功用

苦，温。破血通经，止血止痛，消积除胀。用于血瘀经闭，胸腹胀痛，产后瘀阻腹痛，食积腹胀，寒湿泄泻，疝气，脚气，阴疽肿痛，跌打损伤，水火烫伤。用量 9 ~ 15 克，水煎服。外用适量鲜品，榨取鲜汁涂搽或捣烂敷患处。

鸭脚艾

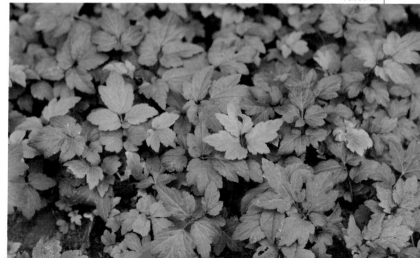

8. 野牡丹 *Melastoma candidum* D. Don.（山石榴、大金香炉、猪姆稔、倒罐草）

👁 识别特征与采制

为野牡丹科常绿灌木，茎高 0.5 ～ 1.5 米，分枝多，茎枝密被紧贴，边缘流苏状鳞片状粗毛。**单叶对生，厚纸质，**叶片卵形或阔卵形，长 4 ～ 10 厘米，宽 2 ～ 6 厘米，顶端短尖，基部狭心形，全缘，**基出脉 7 条，两面密被鳞片状糙伏毛及短柔毛。**伞房状聚伞花序顶生，**通常 3 ～ 5 朵聚生于枝梢，花大而美丽，紫红色或粉红色，**苞片 2 枚，卵形至披针形，密被鳞片状糙伏毛，花萼裂片 5 枚，与萼管等长或略长，花瓣 5 枚，密被缘毛；雄蕊 5 长 5 短，长者具有紫色的花药及延长的药隔，其他 5 枚花药黄色，药隔不延长，花药基部具 1 对小疣体，雌蕊 1，花柱紫红色，柱头头状。**蒴果坛状球形，**与宿萼贴生，外被贴伏的鳞片状粗毛，不规则开裂，种子多数，黑色。花期 5 ～ 7 月，果期 10 ～ 12 月。生于低海拔地区的山坡林下或开旷的灌丛中。分布于广西、福建、台湾、云南等省区。主产于广东和海南各地。秋季采挖全株，洗净，切碎，晒干。

✸ 性味功用

酸、涩、微寒。活血止血，消积利湿，清热解毒。用于胃肠湿热积滞所致的泻利，痢疾，痈肿疔疮，跌打肿痛，衄血，咳血，吐血，便血，月经过多，崩漏，产后腹痛，白带，毒蛇咬伤。外用治烫伤，外伤出血。用量 15 ～ 30 克，水煎服。外用适量，煎膏外涂烫伤，研末调敷外伤出血。野牡丹根的功效与地上部分相同，主要用于血栓闭塞性脉管炎，用量 30 ～ 60 克。果实亦入药，具有通乳，止血的功效，多用于产后乳汁不足，月经过多，崩漏下血等症。

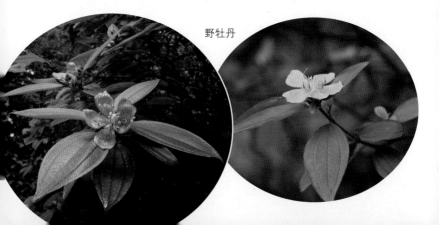

野牡丹

9. 苏木 *Caesalpinia sappan* L. （苏方木、棕木、赤木、红柴）

👁 识别特征与采制

为苏木科小乔木，高达 6 米，具疏刺，除老枝、叶下面和荚果外，多少被细柔毛，枝上有密集而显著的皮孔。二回羽状复叶对生，长 30 ~ 45 厘米；羽片 7 ~ 13 对，小叶 10 ~ 17 对，排列紧密，纸质，无柄，小叶片长椭圆形至长圆状菱形，长 1 ~ 2 厘米，宽 5 ~ 7 毫米，先端微缺，基部歪斜，以斜角着生于羽片轴上。圆锥花序顶生或腋生，与叶约等长，苞片大，披针形，早落，花梗被细柔毛，花托浅钟形，萼片 5 枚，下面一片比其他各片形大，呈兜状，花瓣黄色，阔倒卵形，最上面一片基部带粉红色，具柄，雄蕊稍伸出，花丝下部密被柔毛，柱头截平。荚果木质，稍压扁，近长圆形至长圆状倒卵形，长约 7 厘米，宽 3.5 ~ 4 厘米，基部稍狭，顶端斜向截平，上角有外弯或上翘的硬喙，不开裂，红棕色，有光泽，种子 3 ~ 4 颗，长圆形，稍扁，浅褐色。花期 5 ~ 10 月，果期 7 月至翌年 3 月。生于密林、疏林或较肥沃的山地。分布于广西、广东、台湾、贵州、云南、四川等地。主产于广东、海南各地。秋季采伐树干，除去白色边材，取出心材，晒干。

✚ 性味功用

甘、咸，平。活血祛瘀，消肿止痛。用于跌打损伤，骨折筋伤，瘀滞肿痛，经闭痛经，产后瘀阻，胸腹刺痛，痈疽肿痛。用量 3 ~ 9 克，水煎服。枝干可提取红色染料，根可提取黄色染料。

苏木

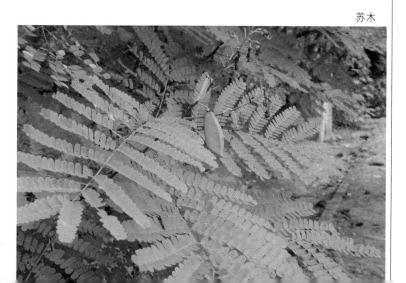

10. 郁金 *Curcuma phaeocaulis* Val.（蓬莪术根、绿丝郁金、山姜黄）

👁 识别特征与采制

为姜科多年生草本。**根茎肉质，具樟脑样芳香气味**，有时根末端膨大成纺锤形块根。叶直立，椭圆状长圆形至长圆状披针形，长25～60厘米，宽10～15厘米，**中部常有紫斑，无毛**，叶柄较叶片长。花葶由根茎单独发出，常先叶而生，长10～20厘米，被疏松、细长的鳞片状鞘数枚，穗状花序阔椭圆形，长10～18厘米，宽5～8厘米，苞片卵形至倒卵形，稍开展，顶端钝，下部的绿色，顶端红色，上部的较长而紫色，花萼长1～1.2厘米，白色，顶端3裂，**花冠管长2～2.5厘米，裂片长圆形，黄色，不相等**，后方的1片较大，顶端具小尖头，侧生退化雄蕊比唇瓣小，唇瓣黄色，近倒卵形，长约2厘米，宽1.2～1.5厘米，顶端微缺，花药长约4毫米，药隔基部具叉开的距。花期4～6月。多生于向阳而又湿润的田园或水沟边。分布于福建、江西、浙江、四川、广东、广西、台湾等省区。冬季茎叶枯萎后采收。挖取块根，除去泥沙和细根，蒸或煮至透心，晒干。

✚ 性味功用

辛、苦，寒。活血止痛，行气解郁，清心凉血，利胆退黄。用于胸胁刺痛，胸痹心痛，经闭痛经，乳房胀痛，热病神昏，癫痫发狂，血热吐衄，黄疸尿赤。用量3～10克，水煎服。根茎称为莪术，亦供药用，主治气血凝滞，心腹胀痛，癥瘕积聚，宿食不消，血瘀经闭，跌打损伤等。

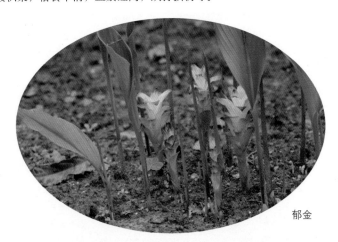

郁金

11. 豆瓣绿 *Peperomia tetraphylla* (Forst. f.)Hook. & Arn(瓜子细辛、四瓣金钗、豆瓣鹿衔草、翡翠椒草)

👁 识别特征与采制

为胡椒科多年生簇生草本，高 10 ～ 30 厘米。茎肉质，基部匍匐，多分枝，下部数节常生不定根，节间有粗纵棱。叶密集，3 ～ 4 片轮生，大小近相等，肉质，<u>叶片椭圆形或近圆形，长 9 ～ 12 厘米，宽 5 ～ 9 厘米，两端均钝圆</u>，表面光亮，无毛或幼叶被疏柔毛，叶脉 3 条，细弱，通常不明显，有透明腺点。**穗状花序单生、顶生或腋生**，长 2 ～ 4.5 厘米，总花梗较花序轴稍短细，被疏毛或近无毛，而花序轴密被毛茸，苞片近圆形，有短柄，盾状，花小，两性，无花被，与苞片同生于花序轴凹陷处，雄蕊 2 枚，花丝短，花药近椭圆形，子房卵形，1 室，柱头顶生，近头状，被短柔毛。**浆果卵状球形，顶端尖**。花期 2 ～ 4 月及 9 ～ 10 月。喜温暖湿润的半阴环境。分布于台湾、福建、广东、广西、贵州、云南、四川等省区。多为人工栽培。全年均可采收，拔取全草，鲜用或晒干。

✚ 性味功用

微苦，温。祛风除湿，止咳祛痰，活血止痛。用于风湿筋骨疼痛，肺结核，支气管炎，哮喘，百日咳，肺脓疡，小儿疳积，痛经。外用治跌打损伤，骨折。用量 15 ～ 25 克。外用适量，鲜品捣烂敷或绞汁搽患处。

豆瓣绿

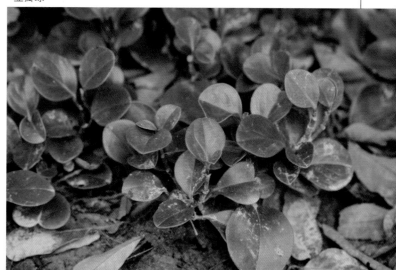

12. 凌霄花 *Campsis grandiflora* (Thunb.) K. Schum. (紫葳花、红花倒水莲、倒挂金钟、藤萝花)

👁 **识别特征与采制**

为紫葳科落叶木质藤本，具气根，茎表皮常脱落，枯褐色，以气生根攀附于他物之上。奇数羽状复叶对生，小叶 7 ～ 9 片，纸质，叶片卵形至卵状披针形，长 4 ～ 6 厘米，宽 1.5 ～ 3 厘米，顶端尾状渐尖，基部阔楔形，两侧不等大，侧脉 5 ～ 8 对，两面无毛，边缘有粗锯齿。短圆锥花序顶生，花序轴长 15 ～ 20 厘米，花萼钟状，革质，5 深裂至中部，裂片三角形，渐尖，花冠漏斗状钟形，长 5 ～ 7 厘米，盛开时直径约 5 厘米，内面鲜红色，外面橙黄色，檐部 5 裂，裂片圆形，近等大，伸展，雄蕊 4 枚，2 长 2 短，着生于花冠筒近基部，花药黄色，个字形着生，花柱线形，柱头扁平，2 裂。蒴果室背开裂，顶端钝，内含多数有阔翅的种子。花期 5 ～ 8 月。常生于山谷、溪流边或疏林下，多攀援于树上或岩石上。分布于广东、江苏、浙江、江西、陕西等省区。多为栽培。夏、秋花盛开时摘取花朵，晒干。

✿ **性味功用**

甘、酸，微寒。活血破瘀，凉血祛风。用于血滞经闭，癥瘕，血热风疹瘙痒。外用治皮肤湿癣。用量 3 ～ 9 克，水煎服。外用适量，研末调涂患处。凌霄花的根亦供药用，称为"紫葳根"。甘、酸，寒。凉血祛风，活血祛瘀。用于血热身痒，风疹，风湿关节不利，痛风。用量 9 ～ 15 克，水煎服或浸酒服，或入丸、散剂。孕妇禁用。

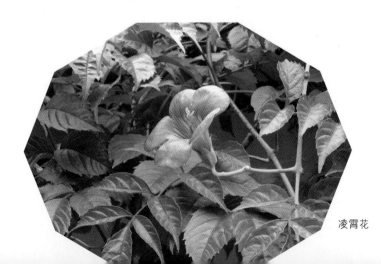

凌霄花

13. 莪术 *Curcuma Kwangsiensis* S. G. Lee et C. F. Liang（广西莪术、桂莪术、青姜）

识别特征与采制

为姜科多年生草本，高约80厘米。根茎卵球形，直径2.5～3.5厘米，内部白色或淡奶黄色，根末端膨大成近纺锤形的块根。叶基生，2～5片，2列，叶片椭圆状披针形，长14～40厘米，宽5～9厘米，两面被柔毛，叶舌长约1.5毫米，边缘有长柔毛，叶柄长2～11厘米，叶鞘长11～13厘米。穗状花序从根茎抽出，花葶长7～14厘米，花序球果状，花序下部的苞片阔卵形，长约4厘米，淡绿色，花序上部的苞片淡红色，花生于中下部苞片的腋内，花萼白色，花冠管长2厘米，喇叭状，花冠裂片3片，卵形，侧生退化雄蕊长圆形，与花冠裂片近等长，唇瓣近圆形，淡黄色，中裂片先端2浅裂，雄蕊1枚，子房被长柔毛。花期5～7月。生于山坡草地及灌木丛中。分布于广东、广西、云南等省区。野生或栽培。秋、冬季茎叶枯萎时采收。挖取根茎，洗净，蒸或煮至透心，取出，晒干。

性味功用

辛、苦，温。行气破血，消积止痛。用于癥瘕痞块，血瘀经闭，胸痹心痛，食积胀痛，跌打肿痛。近年来用于早期宫颈癌。用量6～12克，水煎服。孕妇禁用。

莪术

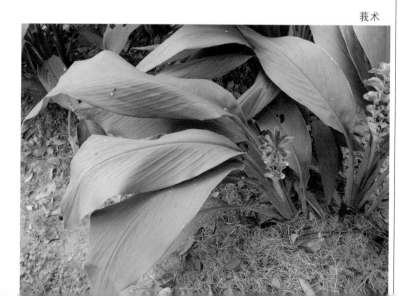

14. 红球姜 *Zingiber zerumbet*（L.）Smith（球姜、山姜）

228

👁 识别特征与采制

为姜科多年生宿根草本，株高 0.6～2 米。具块状根茎，内部淡黄色。叶成二列，叶鞘抱茎，叶片披针形至长圆状披针形，长 15～40 厘米，宽 3～8 厘米，无毛或背面被疏长柔毛，叶舌长 1.5～2 厘米。花葶从地面抽出，长 10～30 厘米，花序球果状，苞片密集，覆瓦状排列，近圆形，长 2～3.5 厘米，幼时淡绿色，后变为红色，边缘膜质，被小柔毛，内常储有黏液，花萼膜质，一侧开裂，小花具纤细花冠筒，檐部 3 裂，淡黄色，中央裂片近圆形。蒴果椭圆形，种子黑色。花期 7～9 月，果期 10 月。生于林下阴湿处。分布于海南和广东等地。秋、冬季采收。挖取根茎，去除杂质，晒干。

❖ 性味功用

辛，温。祛风解毒，消食止泻。用于腹痛，腹泻，消化不良等。用量 9～15 克，水煎服。红球姜花序形状奇特，可作观赏用。

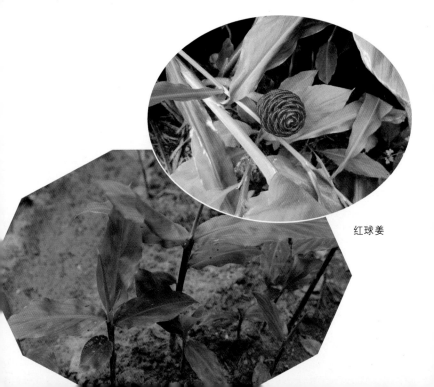

红球姜

15. 假苹婆 *Sterculia lanceolata* Cav.（红郎伞、鸡冠木、赛苹婆、七姐果）

👁 识别特征与采制

为梧桐科常绿乔木，小枝初时被毛。**叶互生，近革质**，叶片椭圆形，披针形或椭圆状披针形，长 9 ~ 20 厘米，宽 3.5 ~ 8 厘米，顶端急尖，基部圆钝，上面无毛，侧脉 7 ~ 9 对，侧脉弯曲且在叶缘处不明显连结，叶柄长 2.5 ~ 3.5 厘米，与叶片交接处有关节。圆锥花序腋生，长 4 ~ 10 厘米，密集且多分枝，**花淡红色，萼片 5 枚，仅基部联合**，向外开展如星状，矩圆状披针形或椭圆形，顶端钝或略有小短尖，外面被短柔毛，边缘有缘毛；雄花的雌蕊柄长 2 ~ 3 毫米，弯曲，花药约 10 个，雌花的子房圆球形，被毛，花柱弯曲，柱头不明显 5 裂。**蓇葖果鲜红色，长卵形或长椭圆形**，长 5 ~ 7 厘米，宽 2 ~ 2.5 厘米，顶端有喙，基部渐狭，密被短柔毛，每果有种子 4 ~ 6 个，**种子黑褐色，椭圆状卵形**，直径约 1 厘米，表面有光泽。花期 4 ~ 6 月。生于山谷、山坡疏林、灌木丛中或密林中。分布于广东、广西、云南、贵州、云南、贵州、四川等地。全年均可采收，摘取叶片，晒干。

✦ 性味功用

辛，温。散瘀止痛，舒筋通络，祛风活血。用于风湿痛，跌打损伤，产后风瘫，腰腿痛，外伤出血。用量 6 ~ 12 克，水煎服。外用适量鲜品，煎水洗。

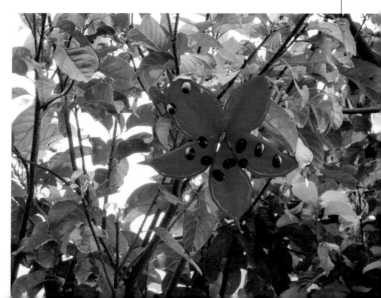

假苹婆

16. 枫香脂 *Liquidambar formosana* Hance（白胶香、枫香树脂、白胶、三角枫）

识别特征与采制

为金缕梅科落叶大乔木，高可达 30 米。小枝被柔毛，芽体卵形，长约 1 厘米，芽鳞常有树脂，有光泽。叶互生，**叶片掌状 3 裂**，长 6～15 厘米，宽 6～14 厘米，中央裂片顶端尾状渐尖，两侧裂片平展，基部心形，掌状脉 3～5 条，**叶脉在两面均明显，叶缘具腺锯齿**，叶柄长达 11 厘米。花单性，雌雄同株，雄花多数，常排成总状花序，每一花序有苞片 4 枚，无花被，雄花的雄蕊多数且密集，花药红色，雌花排成头状花序，有花 20～40 朵，花序直径约 1.5 厘米。**头状果序木质，直径 3～5 厘米，宿存萼齿和花柱**。种子褐色。花期 4～6 月。多生于丘陵山坡和疏林中。主产于广东、广西、云南、福建等省。选 20 余年壮龄树，于夏季在树干处割裂成 V 形伤口，使树脂缓慢流出凝聚，于秋、冬季收集树脂，洗去杂质，阴干。

性味功用

辛、微苦，平。活血止痛，解毒生肌，凉血止血。用于跌仆损伤，痈疽肿痛，吐血，衄血，外伤出血。用量 1～3 克，内服宜入丸、散剂。外用适量，研末调敷或制膏摊贴患处。果序亦入药，名为路路通。苦，平，具有祛风活络、利水、通经的功效。用于关节痹痛，麻木拘挛；水肿胀满，乳少，经闭。用量 5～10 克，水煎服。

枫香脂

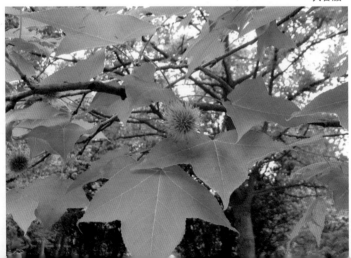

十三、化痰止咳平喘药

1. 榕树叶 Ficus microcarpa L. f.（细叶榕、落地金钱、小叶榕）

👁 识别特征与采制

为桑科常绿大乔木，全株几无毛，树冠扩大呈伞状，树皮有乳汁，小枝具棱，深褐色，大枝生气根，下垂及地后可发成支柱根。单叶互生，革质或略带肉质，叶片椭圆形或倒卵状长圆形，长 3.5～10 厘米，宽 2～5.5 厘米，顶端近短尖，基部楔形，全缘，侧脉纤细而较密，稍平行，网脉两面均明显。隐头花序，球形，顶部有脐状突起，单个或成对腋生，或簇生于叶痕处，有梗或近无梗；雄花、瘦花、雌花生于同一花序托内壁，雄花少数，生于内壁近口部，花被片 2 枚，雄蕊 1 枚，雌花花被片 4 枚，子房斜卵形，花柱侧生，瘦花与雌花相似，花柱线形而短，成熟时黄色或红色。花果期几全年。野生于低海拔的林中或旷地，或栽培于村边、庭园、道旁。多分布于我国南部、西南部和东南部各省区。全年可采收，斩取带叶幼枝，埋堆发热 3～5 天，除去树枝，取净叶片，晒干。

✚ 性味功用

微苦、涩，微寒。清热祛湿，止咳化痰，活血散瘀，祛风止痒。用于感冒高热，湿热泻痢，痰多咳嗽。外用治跌打瘀肿，湿疹，痔疮。用量 9～15 克，水煎服。外用适量鲜品捣敷患处或煎水洗。榕树气根称为榕树须，亦入药用。苦、涩，微寒。解表清热，发汗透疹。用于感冒高热，麻疹初期透发不畅。用量用法同榕树叶。

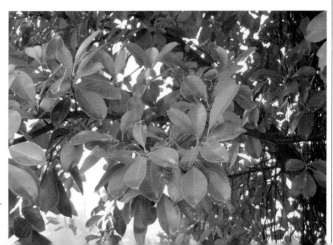

榕树叶

2. 飞天擒捞 *Alsophila spinulosa* (Wall. ex Hook.) R. M. Tryon (树蕨、大贯众、蛇木、桫椤)

👁 识别特征与采制

为桫椤科大型蕨类植物，主干高可达 6 米或更高，深褐色或浅黑色，上部有残存的叶柄，向下密被交织的不定根。**叶螺旋状排列于茎顶端，有密刺**，叶片大，长 1 ~ 2 米，宽 0.4 ~ 1.5 米，三回羽状深裂，羽片 17 ~ 20 对，互生，基部一对缩短，**叶纸质，干后绿色，羽轴、小羽轴和中脉上面被糙硬毛，下面被灰白色小鳞片**。孢子囊群孢生于侧脉分叉处，靠近中脉，有隔丝，囊托突起，**囊群盖近圆球形，外侧开裂，易破**，成熟时反折覆盖于主脉上面。喜生于山地溪边或疏林中。分布于福建、广东、台湾、海南、广西等省区。全年均可采收，除去叶柄及外层硬质茎皮，趁鲜切片，晒干。

✿ 性味功用

苦、涩，微寒。清肺胃热，祛风除湿。用于肺热咳嗽，吐血，风火牙痛，风湿痹痛，腰痛。用量 9 ~ 15 克，水煎服。

飞天擒捞

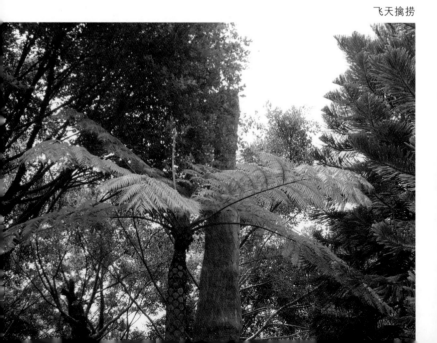

3. 石仙桃 *Pholidota chinensis* Lindl.（石上莲、石橄榄、浮石斛、果上叶）

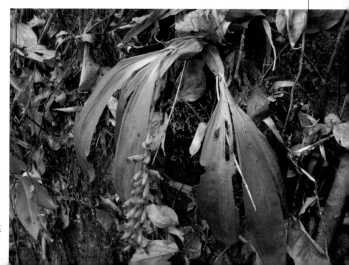

👁 识别特征与采制

为兰科多年生附生草本。根状茎匍匐、粗壮，**假鳞茎卵形或梭形、绿色、肉质**，大小不一，长 2.5～6 厘米，宽 1～2.5 厘米，表面有不规则的纵纹。叶 2 片，顶生于假鳞茎上，椭圆状披针形或倒披针形，顶端急尖，基部渐狭成短柄，较明显的弧形脉 3～5 条。花葶从假鳞茎顶伸出，**花先于叶，有花 8～20 朵，排成直立或下垂的总状花序**，苞片在花未开时成 2 列套叠，**花白色或带黄色，芳香**，萼片 3 枚，卵形，具 5 脉，背面龙骨状，花瓣线状披针形，唇瓣矩圆形，分上下两部分，基部凹陷呈兜状，上部反折，3 裂，侧裂片直立，中裂片顶端钝，具小尖头，蕊柱顶端翅状，花药顶生。**蒴果倒卵形，浅橙色，有六纵棱**。花期 5 月，果期 9～10 月。多附生于阔叶林树干上、林下岩石或沟边石上。分布于华东、华南和西南大部分地区。全年均可采收，以秋季采收为佳。挖取全草，除去泥沙杂质，洗净，鲜用或置沸水中略烫后，晒干。

✚ 性味功用

甘、淡，微寒。养阴清热，润肺止咳，利湿消瘀。用于热病津伤口渴，阴虚咳燥，潮热盗汗。外用跌打损伤。用量 9～15 克，鲜品 30～60 克，水煎服。外用适量鲜品捣敷患处，或将干品用淡米酒浸软，捣烂取汁搽患处。

石仙桃

4. 龙脷叶 *Sauropus spatulifolius* Beille（龙舌叶、龙味叶、龙利叶、牛耳叶）

👁 识别特征与采制

为大戟科常绿小灌木，小枝稍有折曲，初被短柔毛。**单叶互生，稍肉质**，干后厚纸质，常聚生于小枝顶端，**叶片倒卵状长圆形至卵圆形**，长 5～9 厘米，宽 2.5～6 厘米，顶端钝圆，基部楔形，全缘，**上面深绿色或淡蓝绿色**，沿中脉和侧脉附近为灰白色，中脉基部初被柔毛，后无毛，托叶三角状耳形，老时草黄色，宿存。**花紫红色，密生**，单性，雌雄同株；雄花：数朵簇生或组合成腋生聚伞花序，花萼盘状，裂片 6 枚，倒卵形，上半部内折，雄蕊 3 枚，花丝合生成柱状，花药横生；雌花：1～2 朵生于叶腋，萼片 6 枚，长倒卵形，花柱 3，2 裂，裂片外弯。雄花与雌花均无花瓣。蒴果具短柄，状如豌豆，外围宿萼与果近等长。花期 2～10 月。多栽培于园圃和庭园中。分布于广东、广西、海南、云南、福建等省区。夏、秋二季采收，采摘老叶，阴干或鲜用。

✚ 性味功用

甘、淡、平。润肺止咳，通便。用于肺燥咳嗽，咽痛失音，便秘。用量 9～15 克，水煎服。

龙脷叶

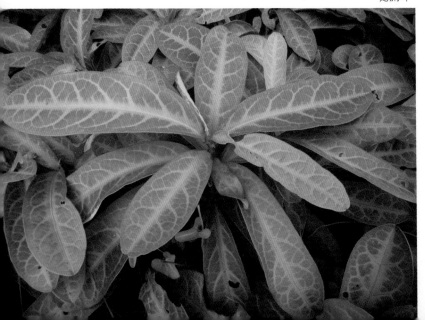

5. 青天葵 Nervilia fordii（Hance）Schltr.（独叶莲、独脚莲、毛唇芋兰、青莲）

👁 识别特征与采制

为兰科多年生小草本。块茎肉质，圆球形或扁球形，直径 5～20 毫米。叶于花后长出，基生，通常只有叶 1 片，膜质，叶片近圆形或卵形，顶端急尖，基部心形，全缘或略呈波状，具 16～33 条在叶两面隆起的粗脉，两面无毛，叶柄圆柱形，有凹槽，长约 7cm，接近地面部分被紫红色的叶鞘包围。花葶高 15～30 厘米，节间有退化鳞片包覆，鳞片有淡紫红色脉纹；总状花序具 3～5 朵花，花冠下垂，萼片和花瓣线状披针形、淡绿色、具紫红色的脉，内面密生长柔毛。蒴果椭圆形。生于石灰岩山地疏林下或田边、溪旁肥沃阴湿处。分布于广东、海南、广西、云南等省区。夏、秋两季采收。挖取全株，洗净，晒干，或洗净后，除去须根，晒至半干时将叶片包裹球茎，搓成球状，反复搓晒至干。

✚ 性味功用

甘，寒。润肺止咳，清热凉血，散瘀解毒。用于肺痨咳嗽，痰火咳血，热病发热，血热斑疹，热毒疮疖。用量 9～15 克，水煎服。

青天葵

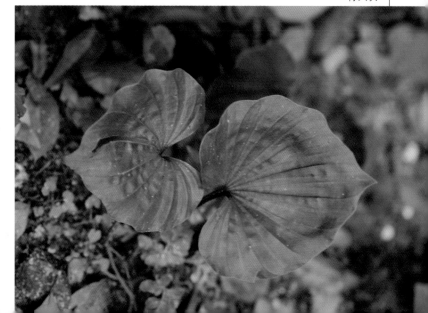

6. 铁包金 *Berchemia lineata* (L.)DC (乌龙根、提云草、乌口仔、老鼠耳)

识别特征与采制

为鼠李科攀援状灌木或披散小灌木，高 1 ~ 4 米。小枝灰褐色或带紫色，初密被柔毛后变疏或变无毛。**单叶互生，排成 2 列，纸质**，叶片卵形或椭圆形，长 1 ~ 2 厘米，宽 4 ~ 15 毫米，顶端钝圆而有小凸尖，基部圆或微心形，两面无毛，侧脉每边 4 ~ 5 条，下表面带苍白色，托叶宿存，披针形，长于叶柄。**聚伞状总状花序顶生，或 2 ~ 5 朵花簇生于叶腋或小枝顶端**，花小，白色，萼片 5 枚，萼裂片线状披针形，萼筒盘状，花瓣 5 枚，匙形，顶端钝圆。**核果卵形或卵状长圆形，成熟时紫黑色，基部具宿存的花盘和花萼**。花期 9 ~ 10 月，果期 11 月。生于丘陵地、路旁灌丛中或疏林下。分布于广东、广西、福建和台湾。全年均可采收。挖取根部，除去杂质，洗净，趁鲜切片或段，晒干。

性味功用

甘、淡、平。理肺止咳，祛瘀止痛，疏肝退黄，健胃消积。用于劳伤咳血，跌打瘀痛，风湿痹痛，偏正头痛，胸胁疼痛，小儿疳积。用量 15 ~ 30 克，水煎服。

铁包金

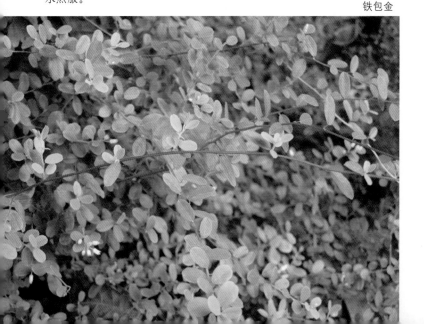

7. 矮地茶 *Ardisia japonica*（Hornst.）Bl.（平地木、地批把、叶下红、紫金牛）

👁 **识别特征与采制**

　　为紫金牛科常绿小灌木或亚灌木，根茎匍匐状横生，节上着生纤细的不定根，<u>直立茎长 30 ～ 40 厘米，不分枝</u>，幼时被细微柔毛，表面紫褐色。<u>叶对生或近轮生，常 3 ～ 7 片聚集于茎端，坚纸质或近革质</u>，叶片椭圆形或卵形，顶端短尖，基部楔形，长 4 ～ 7 厘米，宽 2 ～ 4 厘米，边缘有细锯齿，两面疏生腺点，下面淡红色，中脉有毛，叶柄密被短腺毛。近伞形花序腋生，有花 3 ～ 5 朵，花萼 5 裂，卵形，有腺点，<u>花冠 5 裂，粉红色或白色，有红棕色腺点，</u>雄蕊 5 枚，短于花冠裂片，花药背面有腺点。<u>核果球形，熟时红色，表面有黑色腺点，</u>具宿存花柱和花萼。花期 6 月，果期 11 ～ 12 月或翌年 1 月。多生于山间林下阴湿的地方。分布于长江以南各省区。夏、秋二季茎叶茂盛时采收，割取带叶茎枝，除去杂质，切段，晒干。

✚ **性味功用**

　　辛、苦，微寒。化痰止咳，清利湿热，活血祛瘀。用于多种热性咳嗽，喘满痰多，湿热黄疸，经闭瘀阻，风湿痹痛，跌打损伤。用量 9 ～ 15 克，有时可用 30 ～ 60 克，水煎服。外用适量鲜品捣烂敷患处。

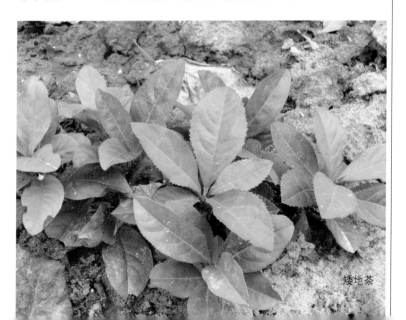

矮地茶

8. 广地龙 *Pheretima aspergillum*（E. Perrier）（参环毛蚓、地龙、地龙干）

👁 识别特征与采制

为环节动物门钜蚓科远盲蚓属动物，体长 11 ~ 38 厘米，宽 5 ~ 12 毫米，全体由 118 ~ 150 个环节组成。**身体前端背面呈紫灰色，后部色稍浅。**背孔自 11/12 节间始。**生殖环带在 14 ~ 16 节，**无刚毛。环带前端刚毛粗而硬，末端发黑，背、腹面刚毛的距离均较宽。雄孔 1 对，位于 18 节腹面两侧的小突起上，外缘有数环绕的浅皮褶。雄孔突的内侧、刚毛圈的前后各有 10 ~ 20 个小的乳头突，排成 1 ~ 2 个横列。**受精囊孔 2 对，位于腹侧 7/8 和 8/9 节间沟内的 1 个椭圆形突起上，在孔之内侧节间沟前后有 10 个左右的小乳头突，**也排成 1 ~ 2 个横列。多生活于潮湿、疏松、肥沃的泥土中。分布于广东、广西、海南、福建等省区。多为野生。利用诱捕方法捕捉成蚓，拌入草木灰将其呛死后，用温水稍泡除去体表的黏液和附在体表上的杂质，便可进行加工，逐条将其尾端用锥或针钉在木板上，用锋利的小刀在腹部由头至尾剖开，温水洗净，在太阳晒干或用火烘干。

▦ 性味功用

咸，寒。清热定惊，祛风通络，平喘，利尿。用于治疗高热神昏，惊痫抽搐、关节痹痛、肢体麻木，尿少水肿，高血压等症。用量 6 ~ 9 克，水煎服。

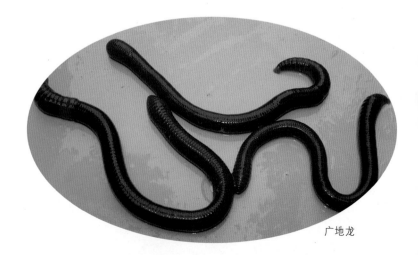

广地龙

9. 天文草 *Spilanthes paniculata* Wall. ex DC.（散血草、雨伞草、金纽扣）

👁 识别特征与采制

为菊科一年生草本，高 20 ～ 80 厘米。**茎直立或斜生倾卧、着地生根、表面紫红色、有明显纵纹**，全株疏被细柔毛。单叶对生，纸质，叶片广卵形，长 2.5 ～ 4 厘米，宽 1.5 ～ 4 厘米，顶端渐尖，基部广楔形，边缘有钝锯齿或近全缘，两面疏被毛或无毛，基出脉 3 条。**头状花序卵形，1 ～ 3 个顶生或腋生**，总花梗细，长 5 ～ 6 厘米，**花小、深黄色**，总苞片 2 列，长卵形，花托伸长，圆柱形或卵形，舌状花雌性，1 列，舌片黄色或白色，盘花为两性花，管状，顶端具 4 ～ 5 齿。瘦果倒卵形，扁平，黑色，边缘具睫毛，顶冠以芒刺 2 ～ 3 条。花、果期 4 ～ 11 月。多生于田边、河边、林缘、村旁等潮湿地。分布于广东、广西、海南、四川、贵州、云南等省区。夏季开花时采收。拔取全草，除去杂质，晒干。

✤ 性味功用

辛、苦，微温。解毒利湿，止咳定喘，消肿止痛。用于外感风寒咳嗽，哮喘，百日咳，牙痛，肠炎，痢疾，肺结核等。外用治毒蛇咬伤，狗咬伤，痈疖肿毒。用量 6 ～ 15 克，水煎服。外用适量鲜品捣烂敷患处，塞龋齿洞。

天文草

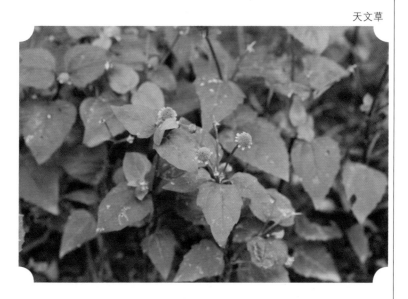

10. 山小橘 *Glycosmis parviflora*（Sims.）Little（野沙柑、酒饼叶、山柑橘）

👁 **识别特征与采制**

为芸香科常绿小乔木，高达 5 米，**新生嫩枝略呈两侧压扁状**。单叶及羽状复叶杂见，小叶 3 ～ 5 片，硬纸质，小叶椭圆形至卵状椭圆形，长 6 ～ 8 厘米，宽 2 ～ 5 厘米，顶端短渐尖，基部楔形，叶缘有疏离而裂的锯齿状裂齿或全缘，**两面茶褐色或暗苍绿色，侧脉和支脉较明显色斑**，中脉在叶面至少下半段明显凹陷呈细沟状。圆锥花序腋生或顶生，位于枝顶部的通常长 10 厘米以上，位于枝下部叶腋抽出的长 2 ～ 5 厘米，多花，花蕾圆球形，萼裂片阔卵形，花瓣早落，白色或淡黄色，油点多，雄蕊 10 枚，近等长，花丝上部最宽，顶部突狭尖，向基部逐渐狭窄，药隔背面中部及顶部均有 1 油点，子房圆球形或阔卵形，花柱极短，柱头头状。果实近圆球形，直径 8 ～ 10 毫米，**果皮多油点，淡红色或朱红色，半透明**。花期 3 ～ 5 月，果期 9 ～ 11 月。生于低海拔坡地的灌丛或疏林中。分布于云南、福建、广东、广西等省区。全年均可采收。割取枝叶，晒干。

◆ **性味功用**

辛、苦，平。祛痰止咳，行气消积，散瘀消肿。用于感冒咳嗽，消化不良，食欲不振。用量 9 ～ 15 克，水煎服。外用适量鲜叶捣烂敷患处。

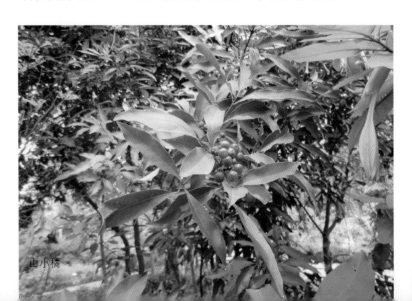

山小橘

11. 白鹤灵芝 *Rhinacanthus nasutus* (L.) Kurz. (癣草、灵芝草、仙鹤灵芝草)

👁 识别特征与采制

为爵床科多年生草本或亚灌木，高 40 ~ 80 厘米，茎粗壮，多分枝。叶对生，纸质，叶片椭圆形或卵状椭圆形，长 2 ~ 10 厘米，宽 0.8 ~ 3 厘米，顶端短渐尖或急尖，基部楔形，全缘或稍呈浅波状，上面疏被柔毛或近无毛，下面密被柔毛。聚伞花序顶生或腋生，常二回或三回分枝，分枝常三出，密被短柔毛，花萼内外面均被绒毛，裂片长约 2 毫米，花冠白色，花冠管延长，二唇形，长 2.5 ~ 3 厘米，被柔毛，上唇线形，较下唇短，顶端常下弯，2 浅裂，下唇 3 深裂约达中部，裂片倒卵形，近等大，雄蕊 2 枚，伸出花冠外，花丝无毛。蒴果长椭圆形，约 2 厘米，基部具实心短柄，被腺毛。花果期 5—12 月。多生于草坡或沟边。主产于广东、广西、云南、福建等省。全年可采收。割取地上部分，趁鲜切段，除去杂质，晒干。

✚ 性味功用

甘、淡，微寒。清肺止咳，祛痰平喘，杀虫止痒。用于肺热燥咳，早期肺结核咳血，外感风热咳嗽，慢性气管炎及咳喘等。外用治湿疹，体癣，疥癣。内服用量 9 ~ 15 克，水煎服。外用适量鲜叶煎水洗，或捣烂取汁涂患处。

白鹤灵芝

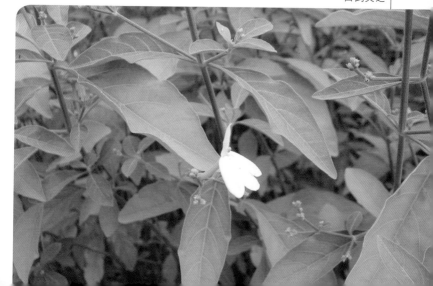

十四、安神药

1. 广东合欢花 *Magnolia coco*(Lour.)DC. (夜香木兰、夜合花)

识别特征与采制

为木兰科灌木或小乔木，高2～4米，全株无毛，树皮灰色，小枝绿色，微具棱脊。单叶互生，革质，叶片呈椭圆形或倒卵状椭圆形，长7～14厘米，宽2～5厘米，先端长渐尖，基部楔形，边缘略反卷，叶面深绿色，有光泽，稍起皱波，侧脉每边8～10条，弯曲至近叶缘开叉向上弯拱会合，网脉稀疏，托叶痕达叶柄顶端。**花夜间极香**，花梗向下弯垂，圆形，**花朵近球形，花被9片，外轮3片，白色带绿，内两轮纯白色**，雄蕊多数，花丝扁平。**聚合果集成球果状**，成熟时近木质，沿背缝线开裂，顶端有短尖头，种子1～2枚，外种皮鲜红色，带肉质。花期夏季。分布于我国南部。主产于广东、香港等地，多作为观赏植物栽培于庭园中。选择晴天时采收，摘取初开的花朵，略蒸，迅速晒干或置阴凉通风处晾干。

性味功用

甘，平。解郁安神。用于忧郁不舒所致的心神不安，健忘失眠，肝郁胁痛。用量6～9克，水煎服。

广东合欢花

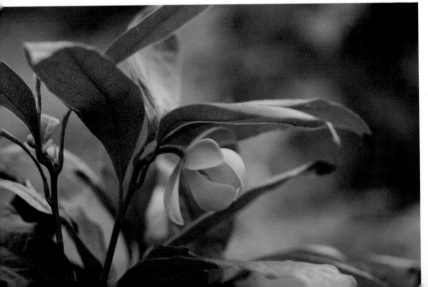

2. 鸡蛋果 *Passiflora edulia* Sims（百香果、洋石榴、藤石榴、西番莲）

👁 识别特征与采制

为西番莲科草质藤本，长约 6 米，嫩茎近四棱柱形，老茎圆柱形，无毛。单叶互生，叶纸质，叶片长 6～13 厘米，宽 8～13 厘米，基部楔形或心形，掌状 3 深裂，中裂片卵形，两侧裂片卵状长圆形，裂片边缘有细锯齿，<u>叶柄顶部有 2 个杯状小腺体，无毛</u>。聚伞花序退化仅存 1 花，与卷须对生，<u>花芳香</u>，直径约 4 厘米，苞片绿色，宽卵形或菱形，边缘有不规则细锯齿，萼片5 枚，外面绿色，内面绿白色，外面顶端具 1 角状附属器，花瓣披针形，5 枚，与萼片等长，基部淡绿色，中部紫色，顶部白色，内 3 轮裂片狭三角形，极短，<u>内花冠褶状，顶端全缘或为不规则撕裂状</u>，花盘膜质，雄蕊 5 枚，花丝分离，基部合生，长 5～6 毫米，扁平，花药长圆形，淡绿色，花柱扁棒状，柱头肾形。<u>浆果卵球形，直径约 5 厘米，果皮无毛，坚硬，熟时紫色，果肉间充满黄色果汁</u>，似生鸡蛋黄。花期夏秋季。分布于福建、台湾、云南、广东、海南等省区。主产于广东和海南等地。果实变紫红或黄后采收，也可以等果实成熟自然脱落后，从地上拾新鲜落果。

✚ 性味功用

甘、酸，平。清肺润燥，安神止痛，和血止痢。主要用于治疗咳嗽，咽干，声音嘶哑，大便秘结，失眠，痛经，关节疼痛，痢疾。用量 10～15 克，水煎服。果瓤富含汁液可作为水果生食或加入小苏打和糖，制成饮料。尚可用作蔬菜和饲料。

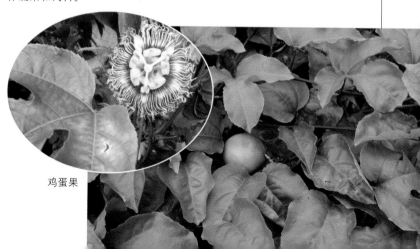

鸡蛋果

十五、平肝息风药

1. 岗稔 Rhodomyrtus tomentosa（Ait.）Hassk（桃金娘、山捻子、乌嘟子、当梨）

👁 识别特征与采制

为桃金娘科多年生常绿灌木，高 1～2 米。幼枝密被短柔毛。叶互生，革质，叶片椭圆形或倒卵形，长 3～10 厘米，宽 1～5 厘米，顶端钝或圆，且常有微凹，基部阔楔形或楔形，全缘，下表面密被灰白色短柔毛，基出三脉，网脉在下面很明显，具被毛短柄。花序腋生，总花梗有花 1～3 朵。花紫红色或粉红色，直径约 2 厘米，萼管基部有卵形的小苞片 2 枚，萼片 5 枚，圆形，花瓣 5 片，倒卵状，雄蕊众多，花丝长达 7 厘米，子房下位，3 室，柱头头状。浆果圆球形或椭圆状圆球形，顶端有宿萼，成熟时暗紫色，内有多数种子。生于山地、丘陵、山坡的灌木丛中。分布于广东、海南、广西、云南、福建、台湾等省区。秋季采收。摘取成熟果实，晒干。

✚ 性味功用

甘、微涩，平。补血，收敛止血。用于血虚证，吐血，衄血，便血，血崩，带下。用量 15～30 克，鲜品 30～60 克。水煎服。桃金娘植物的根亦可作药用。全年均可采收，挖取根部，斩成短段片，晒干。微涩，平。具有疏肝通络，止痛的功效。用于肝气郁滞之胸胁疼痛，风湿骨痛，腰肌劳损。用量为 15～30 克，水煎服。

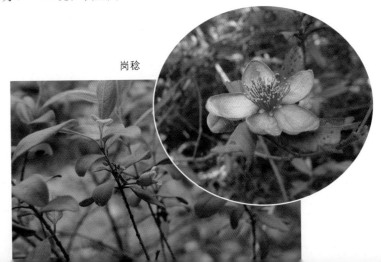

岗稔

2. 长春花 *Catharanthus roseus*（L.）G. Don（金盏草、四时春、日日新、雁头红）

👁 识别特征与采制

为夹竹桃科草本或亚灌木，茎直立，上部有分枝，全株无毛或仅有微毛；茎近方形，略具棱纹，灰绿色。单叶对生，膜质，倒卵状长圆形，长3～4厘米，宽1.5～2.5厘米，顶端钝圆且有短尖头，基部广楔形至楔形，渐狭而成叶柄，<u>叶脉在叶面扁平，在叶背略隆起</u>，侧脉每边8～10对。<u>聚伞花序腋生或顶生，有花2～3朵</u>，花萼5深裂，萼片披针形或钻状渐尖，长约3毫米，<u>花冠紫红色或粉红色，高脚碟状，花冠筒圆筒状</u>，长2.6～3.5厘米，内面被疏柔毛，喉部紧缩，具刚毛，花冠上部分裂，裂片广倒卵形，长和宽约1.5厘米，雄蕊5枚，着生于花冠筒中部之上，花药隐藏于花喉之内，与柱头离生。蓇葖果2个，平行或略叉开，长约2.5厘米，直径3毫米，外果皮厚纸质，有条纹，被柔毛，种子黑色，长圆状圆筒形，两端截形，具有颗粒状小瘤。生于林边、路旁及园地草丛中。花期、果期几乎全年。分布于广东、山东、江苏、福建、湖南、广西、海南、云南等省区。多为栽培。全年可采，以开花时采集为佳。拔取全株，洗净，切段，晒干或鲜用。

✦ 性味功用

微苦，微寒；有毒。清热降火，抗癌治瘤。用于肝阳上亢型高血压病，急性淋巴细胞性白血病，肺癌，绒毛膜上皮癌，淋巴肉瘤等多种恶性肿瘤。用量6～15克，水煎服。

长春花

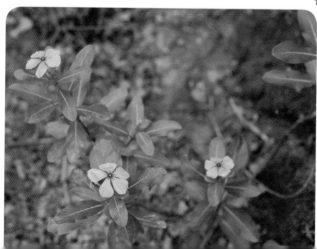

3. 夜来香 *Telosma cordata*（Burm. f.）Merr.（夜香花、夜香兰、夜丁香、千里香）

👁 识别特征与采制

为萝摩科缠绕藤本，小枝被柔毛，黄绿色，老枝灰褐色，渐无毛，略有皮孔。单叶对生，薄膜质，卵状椭圆形至宽卵形，长 6.5～9.5 厘米，宽 4～8 厘米，顶端短渐尖，基部心形，全缘，叶脉上略被微毛，侧脉每边约 6 条，小脉网状，叶柄长 1.5～5 厘米，被微毛或脱落，**丛生小腺体 3～5 个集生于叶柄顶端**。伞形状聚伞花序腋生，**着花多达 30 朵**，被微毛，**花芳香，夜间更盛**，花萼 5 裂，裂片长圆状披针形，外部被微毛及缘毛，基部具有 5 个小腺体，**花冠黄绿色，高脚碟状，上部 5 裂**，喉部被长柔毛，副花冠 5 片，膜质，着生于合蕊冠上，腹部与花药粘生，下部卵形，顶端舌状渐尖，背部凸起有凹刻，花药顶端具内弯的膜片，花粉块长圆形，直立，子房无毛，心皮离生，每室有胚珠多个，花柱短柱状，柱头头状，基部五棱。蓇葖果披针形，长 7～10 厘米，顶端渐尖，外果皮厚，无毛，种子宽卵形，顶端具白色绢质种毛。花期 5～8 月，极少结果。生于山坡灌木丛中。分布于广东、海南、广西等省区。夏秋季花开时采摘花朵，晒干。

✦ 性味功用

甘、淡，微寒。清肝明目，去翳。用于目赤肿痛，麻疹上眼，角膜云翳。用量 3～6 克，水煎服。夜来香的叶、果亦供药用。叶甘、淡，微寒，具有清热解毒的功能。外用适量鲜叶捣烂敷患处，治疮疡溃烂，下肢溃疡。夜来香果甘、淡，微寒，具有清肝明目的功效，将其剖开，用量 3～6 克，水煎服，用于治疗目赤肿痛等症。

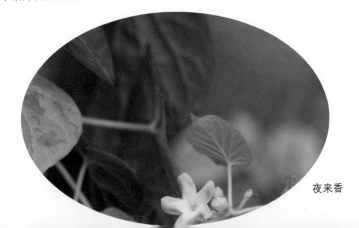

夜来香

4. 钩藤 *Uncaria rhynchophylla*(Miq.)Miq. ex Havil. (吊钩藤、钩丁、老鹰爪)

👁 识别特征与采制

为茜草科常绿的木质攀援藤本，长可达 5 ~ 6 米，嫩枝纤细，呈方柱形或略有棱角，**钩状的变态枝成对或单生于叶腋**，钩长 1 ~ 2 厘米，向下弯曲且光滑无毛。叶对生，纸质，椭圆形或椭圆状长圆形，长 5 ~ 12 厘米，宽 3 ~ 7 厘米，顶端短尖或骤尖，基部楔形至截形，侧脉 4 ~ 8 对，脉腋窝陷有黏液毛。**头状花序顶生及腋生，总花梗具一节**，花间小苞片线形或线状匙形，花近无梗，**花萼疏被毛**，萼裂片近三角形，顶端锐尖，**花冠黄色，管状，上部 5 裂，裂片卵圆形**，裂片外面有粉状短柔毛，雄蕊 5 枚，花丝短，子房下位，纺锤形，花柱伸出冠喉外，柱头头形。果序球形，蒴果倒卵状椭圆形，被短柔毛，宿存萼裂片近三角形，长 1 毫米，种子细小，两端有翅。花、果期 5 ~ 12 月。生于山谷、溪旁的疏林中或灌木丛中。分布于广东、广西、云南、贵州、福建、湖南、湖北等省区。秋、冬季采收。割取带钩的上部枝条，除去叶片，趁鲜剪或切成小段，随即置锅内隔水蒸透或于沸水中稍烫，取出，晒干。

✦ 性味功用

甘，微寒。清热平肝，息风定惊。用于肝火头痛眩晕，感冒风热夹惊，热盛风动之惊痫抽搐，妊娠子痫。近有用于高血压病，脑动脉硬化，痉挛，斑疹透发不快等症。用量 6 ~ 12 克，水煎服，宜后下。

钩藤

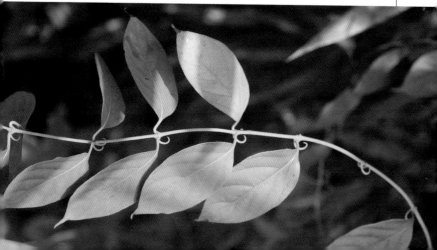

5. 肝风草 *Zephyranthes candida* Herb.（葱兰、玉帘、葱莲、白花菖蒲莲）

识别特征与采制

为石蒜科多年生草本。鳞茎卵形，灰黄色，内层白色含黏液，直径约2.5厘米，并有明显的颈部。叶数枚，扁平线形，长约30厘米，宽2～4毫米，光滑，叶面有槽。花单生于花茎顶端，佛焰苞顶端2裂，花梗藏于佛焰苞内，长约1厘米，花两性，白色，外面常染淡红色晕，花被片6枚，漏斗状，近喉部常有微小鳞片，裂片钝或短尖，雄蕊6枚，比花被短，3长3短，子房下位，每室有胚珠多粒，花柱线形，稍长于雄蕊，柱头微3裂。蒴果近球形，3室裂，种子黑色，近扁平。花期6～9月。适生于肥沃、湿润、疏松、排水良好的沙质壤土。现我国南北各地庭园广为培植。主产于广东、福建等省区。全年可采收。拔取全草，洗净，晒干或鲜用。

性味功用

甘，平。平肝息风。用于小儿急惊风，小儿癫痫。用量9～15克，水煎服。

肝风草

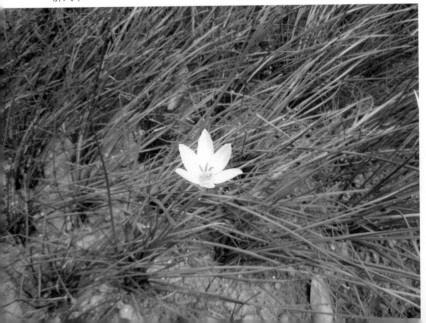

6. 决明子 *Cassia obtusifolia* L.（马蹄决明、钝叶决明、假绿豆、草决明）

👁 识别特征与采制

　　为苏木科一年生亚灌木状草本，高 1 ～ 2 米。**羽状复叶，长 4 ～ 8 厘米，叶柄上无腺体，叶轴上每对小叶间有棒状腺体 1 枚**，小叶 3 对，膜质，倒卵形或倒卵状长椭圆形，长 2 ～ 6 厘米，宽 1.5 ～ 2.5 厘米，顶端圆钝而有小尖头，渐狭，偏斜，上面被稀疏柔毛，下面被柔毛，托叶线状，被柔毛，早落。**花腋生，通常 2 朵聚生**，总花梗长 6 ～ 10 毫米，花梗长 1 ～ 1.5 厘米，丝状，萼片稍不等大，膜质，卵形或卵状长圆形，长约 8 毫米，外面被柔毛，**花瓣黄色，下面 2 枚略长**，长 12 ～ 15 毫米，宽 5 ～ 7 毫米，能育雄蕊 7 枚，花药四方形，顶孔开裂，花丝短于花药，子房无柄，被白色柔毛。**荚果细长，四棱柱形，两端渐尖**，长达 15 厘米，种子约 25 颗，菱形，光亮。花、果期 8 ～ 11 月。生长于山坡、旷野、河滩沙地及村边附近荒地上。我国长江以南各省区普遍分布。主产于安徽、广西、四川、浙江、广东等地。秋季采收成熟而未开裂时的果实，晒干，打下种子，除去杂质，晒至足干。

❖ 性味功用

　　甘、苦、咸，微寒。清肝明目，润肠通便。用于目赤涩痛，羞明多泪，头痛眩晕，目暗不明，大便秘结。用量 9 ～ 15 克，水煎服。不宜久煎。

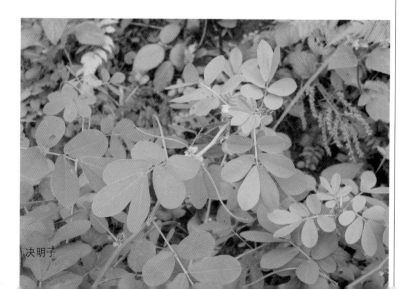

决明子

十六、开窍药

1. 皂角 *Gleditsia sinensis* Lam.（大皂角、皂荚子、大皂荚、皂角子、皂子）

👁 识别特征与采制

为苏木科落叶乔木，高可达 30 米。树干及枝有单生或分枝的刺，刺粗壮，红褐色。偶数羽状复叶，小叶 3～8 对，纸质或近革质，叶片长椭圆形至卵状披针形，顶端钝或渐尖，基部斜圆形或斜楔形，边缘细锯齿，叶柄基部常肿胀。花杂性，排成腋生或顶生的总状花序，花萼钟状，有 4 枚披针形裂片。花瓣 4 枚，黄白色，卵形或椭圆形，雄蕊 8 枚，4 长 4 短，子房条形，沿缝线有毛。荚果条形，长 12～30 厘米，宽 2～4 厘米，扁平，劲直或扭转，表面棕褐色或红褐色，被白色蜡质粉霜，种子多数，长椭圆形，红褐色，有光泽。花期 3～5 月，果期 5～12 月。生于山坡林中或谷地路旁。分布于云南、贵州、广西、江西、福建等省区。秋季果实即将成熟时采收，晒干。

✚ 性味功用

辛，温；有小毒。开窍，祛痰，降气，通便，解毒。用于昏厥，中风，牙关紧闭，喘咳痰壅，癫痫，外用治痈疮肿毒。用量 3～6 克，水煎服，或入丸、散剂。外用研末调敷患处。皂荚的干燥茎刺称为角刺针或天丁片亦入药用。辛，温。具有消肿排脓，祛风，杀虫的功效。用于痈肿初起，脓成不溃，麻风，疮癣等症。用量 6～9 克，水煎服。皂荚的不育果实名为猪牙皂，辛、咸，温；有毒。具有祛痰，开窍，搜风，杀虫的功效。用于治疗猝然昏迷，中风牙关紧闭，癫痫，痰盛，关窍闭塞。外用治痈肿，疥癣，头疮等。用量 1～3 克，水煎服。外用煎水洗，或研末撒敷患处。荚果煎汁可代肥皂。

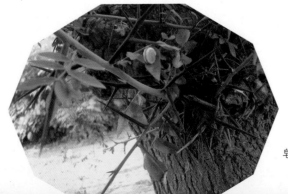

皂角

2. 安息香 *Styrax tonkinensis*（Pierre）Craib ex Hart.（白花榔、白花树脂、滇桂野茉莉）

👁 识别特征与采制

为安息香科乔木，高 10 ～ 30 米。树皮绿棕色，有不规则纵裂纹，嫩枝被棕褐色星状毛。叶互生，纸质或薄革质，椭圆形或椭圆状卵形，长 5 ～ 18 厘米，宽 4 ～ 10 厘米，顶端短渐尖，基部圆形或楔形，边近全缘，嫩叶具 2 ～ 3 齿裂，上面无毛或在叶脉上被星状毛，下面密被灰色至粉绿色星状绒毛，叶柄长约 1 厘米，上面有宽槽，密被褐色星状毛。总状或圆锥花序腋生或顶生，被毡毛，苞片小，早落，花萼杯状，顶端有 5 浅齿，花冠白色，5 深裂，裂片披针形，长约萼筒的 3 倍，花萼及花瓣外面被银白色丝状毛，内面棕红色，雄蕊 10 枚，花丝扁平，下部连合成筒，花柱细长，棕红色。核果扁球形，种子粟褐色，密被小瘤状突起和星状毛。花期 4 ～ 6 月。生于较潮湿的山坡上和山谷疏林中。分布于广东、云南、贵州、广西、海南等省区。夏秋季选壮龄树，在距地面 40 厘米高的树干处，用刀割破树皮，切成倒三角形切口，使树干慢慢渗出树脂，待树脂凝固后收集树脂，阴干。

✜ 性味功用

辛、苦，平。开窍醒神，芳香辟秽，行气活血。用于中风痰厥，气郁暴厥，中恶昏迷，心腹疼痛，产后血晕，小儿惊风，风湿腰痛。用量 0.3 ～ 1 克，研粉以温开水送服，或入丸、散剂。外用烧烟熏辟秽。

安息香

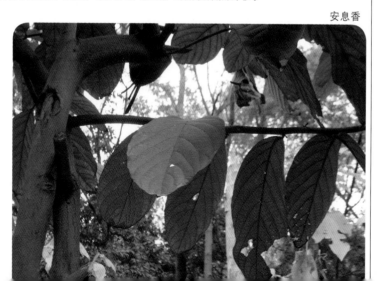

3. 金钱蒲 *Acorus gramineus* Soland. var. pusillus(Sieb.) Engl.（钱蒲、菖蒲、细叶菖蒲、随手香）

👁 识别特征与采制

为天南星科多年生草本，高 20 ~ 30 厘米。**根茎较短，长 5 ~ 10 厘米，横走或斜伸，气芳香**，外皮淡黄色，节间长 1 ~ 5 毫米，节上须根密集。叶质地较厚，线形，长 20 ~ 30 厘米，极狭，宽不足 6 毫米，先端长渐尖，无中肋，平行脉多数，**手触摸后香气久留不散**，叶鞘棕色，上延至叶中部。总花梗长 2.5 ~ 15 厘米，佛焰苞叶状，长 3 ~ 14 厘米，**肉穗花序黄绿色，圆柱形**，长 3 ~ 10 厘米，花小，花被片倒卵形，子房倒圆锥形。果序粗达 1 厘米，浆果红色，倒卵形。花期 5 ~ 6 月，果期 7 ~ 8 月。多生于水旁湿地或石上。分布于广东、广西、四川、贵州、云南、海南、香港等省区，现多栽培。全年均可采收。挖取根茎，除去茎叶及细根，洗净，晒干或鲜用。

✴ 性味功用

辛，苦，温。化湿开胃，开窍豁痰，醒神益智。用于湿浊蒙蔽清窍所致的神志昏乱，癫痫，健忘，耳鸣，湿困脾胃所致的胸腹胀闷疼痛。外用治疥癣。用量 3 ~ 9 克，水煎服，或研末服每次 0.3 ~ 0.6 克。外用适量研末调敷或取鲜品捣烂敷患处。

金钱蒲

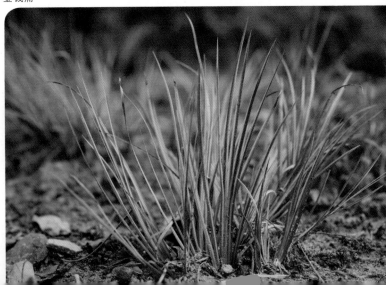

4. 苏合香 *Liquidambar orientalis* Mill.（苏合油、流动苏合香）

👁 识别特征与采制

为金缕梅科落叶大乔木，高 10 ～ 15 米。叶互生，叶片掌状 3 裂，中央裂片尾状渐尖，两侧裂片平展，基部心形，无毛，掌状脉 3 ～ 5 条，边缘有锯齿，叶柄长达 10 厘米。花小，单性，雌雄同株，多数成圆头状花序，黄绿色。雄花：排列成总状花序，无花被，仅有苞片，雄蕊多数，花药矩圆形，2 室纵裂，花丝短；雌花：花序单生，花柄下垂，花被细小，雄蕊退化，雌蕊多数，基部愈合，子房半下位，2 室，有胚珠数颗，花柱 2 枚，弯曲。果序圆球状，木质，直径 3 ～ 4 厘米，聚生多数蒴果，有宿存刺状花柱，蒴果先端喙状，成熟时顶端开裂，种子 1 或 2 枚，狭长圆形，扁平，顶端有翅。花期 4 ～ 6 月。多生于湿润肥沃的山地丛林中。分布于广东、广西等省有栽培。初夏将树皮割破至木部，使其产生香树脂，渗入树皮内，秋季割下树皮和边材外层，加水煮后，在布袋压榨过滤，除去水分即为普通苏合香。如再将其溶解于乙醇中，滤过，滤液蒸去乙醇，则制成精制苏合香。

✚ 性味功用

辛，温。开窍，辟秽，止痛。用于中风痰厥，猝然昏倒，胸痹心痛，胸腹冷痛，惊痫。用量 0.3 ～ 1 克，宜入丸散服。

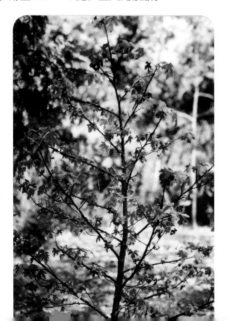

苏合香

5. 水菖蒲 Acorus calamus L.（菖蒲、大叶菖蒲、土菖蒲、藏菖蒲）

识别特征与采制

为天南星科多年生草本。根茎横走，稍扁，具分枝，直径 5～10 毫米，外皮黄褐色，芳香，肉质，节上具多数毛发状须根。叶基生，草质，叶片剑状线形，长 90～150 厘米，中部宽 1～3 厘米，**基部宽、对褶，中部以上渐狭，中肋在两面均明显隆起**，侧脉 3～5 对，平行，纤弱，大都伸延至叶尖，基部两侧膜质叶鞘宽 4～5 毫米，向上渐狭，至叶长 1/3 处渐行消失、脱落。总花梗三棱形，长 15～50 厘米，佛焰苞叶状，长 30～40 厘米，**肉穗花序斜向上或近直立，狭锥状圆柱形，长 4.5～8 厘米**，花黄绿色，子房长圆柱形，**浆果长圆形，红色**。花、果期 6～10 月。多生于水边、沼泽湿地或湖泊浮岛上，也常有栽培。全国各省区均产。全年均可采收，但以 8～9 月采挖者良。挖取根茎后，洗净泥沙，去除须根，晒干。

性味功用

辛，苦，温。化痰开窍，除湿健胃，杀虫止痒。用于痰厥昏迷，中风，癫痫，惊悸健忘，耳鸣耳聋，食积腹痛，痢疾泄泻，风湿疼痛，湿疹，疥疮。用量 3～9 克，水煎服。外用适量，研末用油调敷或取鲜品捣烂敷患处。

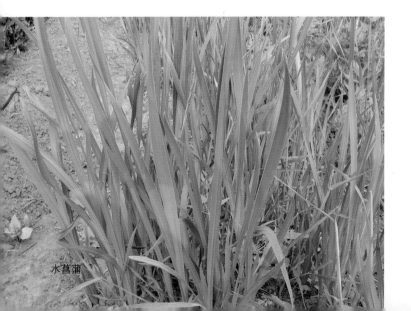

水菖蒲

6. 石菖蒲 *Acorus tatarinowii* Schott（九节菖蒲、山菖蒲、石蜈蚣、剑时菖蒲）

👁 识别特征与采制

为天南星科多年生草本植物。根茎上部分枝甚密，**植株因而成丛生状，分枝常被纤维状宿存叶基**。根茎外部淡褐色，芳香，直径2～5毫米，节间长3～5毫米，节上具多数须根。叶无柄，叶片薄，暗绿色，线形，长20～50厘米，宽7～13毫米，基部对折，**中部以上平展，顶端渐狭，无中肋，平行脉多数，稍隆起**，基部两侧膜质叶鞘宽可达5毫米，上延几达叶片中部，渐狭，脱落。总花梗腋生，长4～15厘米，三棱形。佛焰苞叶状，长13～25厘米，为肉穗花序长的2～5倍或更长，肉穗花序圆柱状，长2.5～8.5厘米，直径4～7毫米，上部渐尖，直立或稍弯，花白色。成熟果序长7～8厘米，直径可达1厘米。幼果绿色，成熟时黄绿色或黄白色。花果期2～6月。多生于密林下、湿地或溪旁石上。分布于黄河以南各省区。全年可采收。挖取根茎，除去茎叶及细根，洗净，晒干，除去须根。

✤ 性味功用

辛、苦，温。开窍豁痰，和中辟浊。用于湿浊蒙蔽清窍所致的神志昏乱，癫痫，健忘，耳鸣，湿困脾胃所致的胸腹胀闷，疼痛。外用治湿疹，疥癣。用量3～9克，水煎服，或研末每次用0.3～0.6克。外用适量研末调敷或取鲜品捣烂敷患处。

石菖蒲

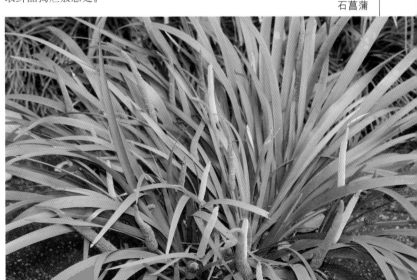

十七、补虚药

1. 千斤拔 *Flemingia philippinensis* Merr. et Rolfe（土黄鸡、老鼠尾、千里马）

👁 识别特征与采制

为蝶形花科直立或披散性亚灌木。幼枝有 3 棱，密被灰褐色短茸毛。**三出复叶互生，厚纸质**，顶生小叶卵状披针形，顶端钝，基部圆形，上表面有疏短柔毛，下表面密被灰褐色柔毛，侧生小叶基部斜，基出脉 3 条，托叶线状披针形，有纵纹，被毛，顶端细尖，宿存。**总状花序腋生，花密集**，具短梗，萼齿 5 枚，披针形，下面 1 个较长，密生白色长硬毛，有密集的腺点，**花冠蝶形，紫红色**，雄蕊 10 枚，二体。荚果椭圆形，有黄色短柔毛，种子 2 粒，圆球形，黑色。花、果期夏、秋季。常生于山坡草地和灌丛中。分布于云南、四川、贵州、广西、广东、福建、海南等地。主产于广东、海南。全年均可采收。挖取根部，除去泥土及须根，洗净，切成斜形片，晒干。

❖ 性味功用

甘、微涩，平。补脾胃，益肝肾，强腰膝，舒筋络。用于脾胃虚弱，气虚脚肿，肾虚腰痛，手足酸软，风湿骨痛，跌打损伤。用量 15 ~ 30 克，水煎服。

千斤拔

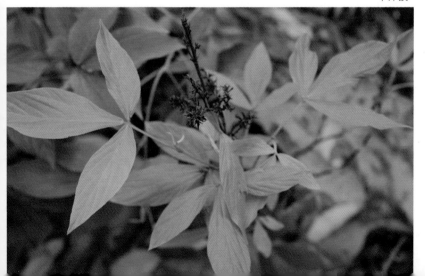

2. 五指毛桃 *Ficus hirta* Vahl（五爪龙、五指榕、土北芪、五指牛奶、粗叶榕）

👁 识别特征与采制

为桑科灌木或小乔木，通常 1.5 ～ 3.5 米。**全株被锈色或黄色刚毛和贴状的硬毛。**嫩枝圆柱状，常中空。单叶互生，纸质，叶型多变，叶片通常为长圆状披针形或卵状椭圆形，有时为广卵形，长 10 ～ 34 厘米，宽 4 ～ 30 厘米，顶端短尖或渐尖，基部钝圆或心形，常具 3 ～ 5 深裂或浅裂，间有不规则分裂，很少浅波状或不裂，叶缘和裂片边缘有锯齿，**叶两面粗糙，常有凸点，**基出脉 3 ～ 5 条，偶有 7 条，中脉每边有侧脉 4 ～ 7 条。**隐头花序腋生或生于无叶老枝上，**球形，顶端有脐状凸起，雄花和雌花在不同的花序托中，具梗或近无梗。瘦果椭圆形，有小瘤状突起。花果期几全年。常生于旷野、山林灌木丛中或疏林中。分布于广东及我国西南部至东南部各省区。全年均可采收，挖取根部，除去泥沙，洗净，再除去细根，趁鲜时切成短段或块片，晒干。

✛ 性味功用

甘，微温。益气健脾，祛痰平喘，行气化湿，舒筋活络。用于肺虚痰喘，脾胃气虚，肢倦无力，食少腹胀，脾虚水肿，带下，风湿痹痛，腰腿痛。用量 15 ～ 30 克，水煎服。

五指毛桃

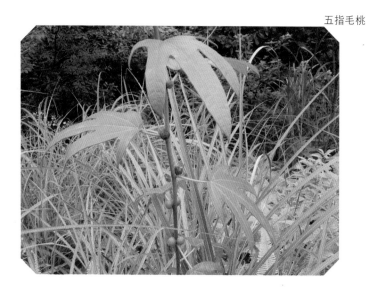

3. 巴戟天 Morinda officinalis How（巴戟肉、鸡肠风、鸡肠草）

👁 识别特征与采制

为茜草科藤状灌木。<u>根肉质肥厚，圆柱形，不规则地间断膨大呈念珠状，</u>长 70 ~ 145 厘米，直径 1 ~ 2 厘米，表面黄白色。茎圆柱形，表面有细纵条棱，幼时被褐色短粗毛，后变粗糙。叶对生，薄革质，叶片长椭圆形，长 3 ~ 15 厘米，宽 1.5 ~ 6 厘米，顶端急尖，基部钝圆，全缘，<u>上表面深绿色，嫩时常带紫色，</u>并有稀疏短粗毛，老时光滑无毛，下表面沿中脉上被短粗毛，叶缘有短睫毛，托叶膜质，鞘状。头状花序，<u>有花 2 ~ 12 朵生于小枝的顶端，</u>总花梗被暗黄色短粗毛，花萼倒圆锥状，顶端有不规则的齿裂，花冠白色，肉质，花冠管的后部收缩，内面密生短柔毛，通常 4 裂，雄蕊 4 枚，雌蕊 1 枚，子房下位，花柱纤细，2 深裂，藏于花冠内。浆果近球形，熟时红色，内有种子 4 粒，近卵形或倒卵形，背部隆起，侧面平坦，被白色短柔毛。花期 4 ~ 6 月，果期 7 ~ 11 月。多生于林缘或疏林下。分布于广东、广西、福建、海南等省区。野生或栽培。全年均可采收，以秋、冬季采挖者质佳。挖取根部，洗净，除去须根，晒至六七成干，轻轻捶扁，晒干。

✦ 性味功用

甘、辛，微温。补肾阳，强筋骨，祛风湿。用于阳痿遗精，宫冷不孕，月经不调，少腹冷痛，风湿痹痛，筋骨痿软。用量 9 ~ 15 克，水煎服。

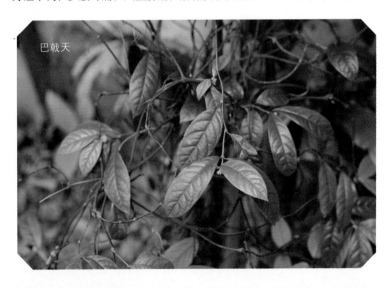
巴戟天

4. 牛大力 Millettia speciosa Champ.（甜牛大力、山莲藕、大力薯、美丽崖豆藤）

👁 识别特征与采制

为蝶形花科攀援灌木或木质藤本，<u>根系横伸颇长，中部或尾端膨大，块根肥厚，外皮土黄色</u>。嫩枝密被褐色柔毛，后渐脱落。单数羽状复叶，有11～13小叶，硬纸质，小叶片长圆状披针形至椭圆状披针形，顶端钝圆或渐尖，基部近圆形，<u>边缘略反卷，上表面无毛，下表面密被锈色茸毛，尤以脉上为密</u>。小叶柄、总叶柄均密被黄褐色茸毛，基部均有针状托叶1对。花1～2朵并生或单生，密集于花序轴上部成长尾状，<u>花冠白色，米黄色至淡红色，旗瓣圆形，基部有2胼胝状附属物</u>，雄蕊10枚，组合成2体。荚果扁平，顶端具喙，密被褐色茸毛，果瓣木质，有种子4～6粒，近卵圆形，压扁，表面深褐色或红褐色。花期7～10月，果期翌年2月。多生于山地疏林或灌木林中。分布于福建、广西、贵州、云南、广东、海南等省区。全年均可采挖，洗净，除去芦头及须根，切片，晒干。

✚ 性味功用

甘，平。补脾润肺，强筋活络。用于病后虚弱，阴虚咳嗽，腰肌劳损，风湿痹痛，遗精，白带。用量15～30克，水煎服。

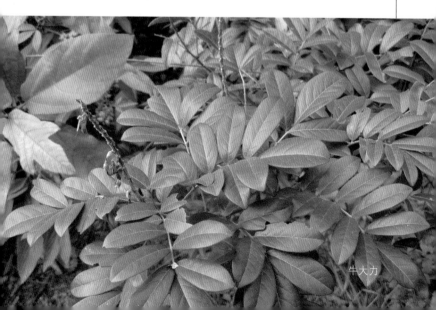

牛大力

5. 仙茅 *Curculigo orchioides* Gaertn.（千年棕、独脚仙茅、棕包脚、棕参）

识别特征与采制

为石蒜科多年生草本，高 10 ~ 40 厘米。**根状茎粗厚，肉质，圆柱形，向下直生可达 10 厘米，外皮褐色，具环状横纹，**地上茎不明显。叶基生，有 3 ~ 6 片，**叶片线形、线状披针形或披针形**，长 15 ~ 46 厘米，宽 1.3 ~ 2.5 厘米，顶端长渐尖，基部下延成柄，叶脉明显，两面散生疏柔毛或无毛。总状花序腋生，通常 4 ~ 6 朵花，苞片披针形，膜质，具缘毛，花两性或有时杂性，上部为雄花，下部为两性花，黄色，花被管延伸呈长喙状，长约 2.5 厘米，上部 6 裂，裂片披针形，外轮的背面有时散生长柔毛，雄蕊 6，长为花被裂片的 1/2。**浆果近纺锤形，顶端喙状，**种子亮黑色，表面具纵向波状沟纹。花期 5 月。多生于疏林下草地或荒坡上。分布于广东、海南、福建、江苏、江西、广西、四川、贵州等省区。主产四川、广东等省。夏秋季采收。挖取根茎，除去根头及须根，洗净，晒干。

性味功用

辛，热；有毒。补肾阳，强筋骨，祛寒湿。用于肾阳不足所致腰膝冷痛，四肢麻痹，阳痿滑遗，小便失禁，顽固性寒湿痹痛，筋骨萎软。用量 6 ~ 9 克，水煎服，或浸酒服。

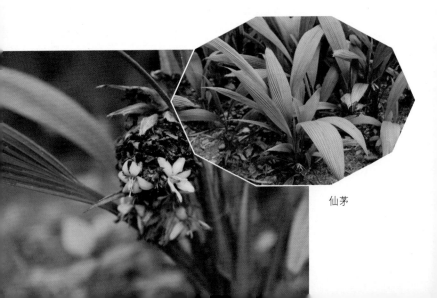

仙茅

6. 龙眼肉 *Dimocarpus longan* Lour.（桂圆肉、宝圆、亚荔枝、元肉）

👁 识别特征与采制

为无患子科常绿乔木，高可达 10 余米，具板根。小枝粗壮，灰褐色，被微柔毛，散生苍白色皮孔。偶数羽状复叶互生，薄革质，小叶 4 ~ 5 对，很少 3 或 6 对，叶片长圆状椭圆形至长圆状披针形，两侧常不对称，顶端短尖，有时稍钝头，上表面深绿色，有光泽，下表面粉绿色，两面无毛，侧脉每边 12 ~ 15 条，在下面凸起。花序大型、多分枝，顶生和近枝腋生，密被星状毛。萼杯状，萼片近革质，三角形卵形，两面均被黄褐色绒毛和成束的星状毛，覆瓦状排列，花瓣 5 枚，乳白色，披针形，与萼片近等长，仅外表面微被柔毛，雄蕊 8 枚，花丝被短硬毛。核果近圆球形，直径 1.5 ~ 2.5 厘米，不开裂，外皮黄褐色或有时灰黄色，表面稍粗糙，鲜假种皮白色肉质，内有种子 1 粒，茶褐色，光亮，全部被肉质的假种皮包裹。花期春季，果期夏季。多栽培于堤岸和园圃中。分布于广东、广西、福建、台湾、海南、四川、贵州、云南等省区。秋季采收成熟果实，晒干或烘干，除去壳、核，取假种皮晒至干爽不黏。或将果实置沸水中烫数分钟，捞起，沥去部分水分，然后堆放在烤具上烘烤一昼夜，使假种皮紧缩，放凉，剥去假种皮，摊放在竹筛上晒干。

✚ 性味功用

甘，温。补益心脾，养血安神。用于气血不足所致心悸怔忡，健忘失眠，血虚萎黄。用量 9 ~ 15 克，水煎服。龙眼根味苦，涩，平。具有收涩止带，用量 30 ~ 60 克，鲜品加倍，水煎服，主治白带过多，肾虚小便如米泔水样。

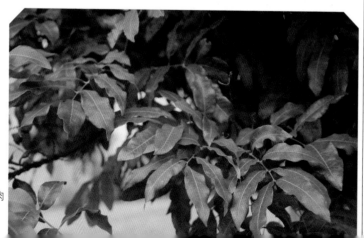

龙眼肉

7. 何首乌 *Polygonum multiflorum* Thunb. （夜合、夜交藤根、地精、赤首乌）

👁 识别特征与采制

为蓼科植物多年生草质藤本，长3～4米。根细长，末端有肥大的肉质块根，外表红褐色至暗褐色。茎缠绕，上部多分枝，基部略木质。**单叶互生，具长柄，托叶鞘膜质，叶片狭卵形或心形**，长4～9厘米，宽3～6厘米，顶端渐尖，基部心形或箭形，全缘或微带波状，两面均光滑无毛。圆锥花序生于叶腋和枝顶，小花梗具节，基部具膜质苞片，**花小密集，花被绿白色，5深裂**，裂片阔倒卵形或近圆形，大小不等，结果时外轮3片增大、肥厚，背部生宽翅，翅下延至花梗节处，雄蕊8枚，不等长，雌蕊1枚，花柱3枚。**瘦果卵形或椭圆形，具3棱，黑色而有光泽**，外覆以宿存花被。花、果期7～11月。多生于灌木丛中或多石砾的山坡阴处。分布于广东、贵州、广西、河南、江苏、四川等省区。野生或栽培。秋、冬二季叶枯萎时采收。挖取块根，削去两端，洗净，个大的切成块，隔水蒸至恰当熟度，取出，晒干。

✦ 性味功用

甘、苦、涩，温。生何首乌润肠通便，解疮毒。用于肠燥便秘，痈疽瘰疬。制首乌补肝肾，益精血，乌须发，强筋骨。用于肝肾阴亏，血虚头晕，发须早白，腰膝软弱，遗精带下，久疟体虚等。用量12～30克，水煎服。何首乌的藤茎名为首乌藤或夜交藤。甘，平。具有养心安神，祛风通络，止汗止痒的功效。用于血虚之失眠，周身酸痛，多梦易惊，盗汗，风湿痹痛。外用治皮肤疮疹作痒。用量15～30克，水煎服。外用适量，煎水洗患处。

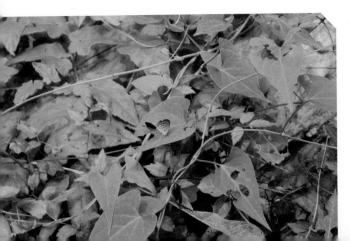

何首乌

8. 绞股蓝 *Gynostemma pentaphyllum* (Thunb.) Makino. (七叶胆、五叶参、甘茶蔓)

👁 识别特征与采制

　　为葫芦科多年生草质藤本，茎细弱，有棱，有短柔毛或无毛，**茎卷须常 2 歧**。叶互生，**膜质，叉指状复叶，小叶 5 ～ 7 片**，稀为单叶，卵状长圆形，长圆状披针形或卵形，中间的较长，长 2 ～ 15 厘米，被柔毛和疏短刚毛，或近无毛，边缘有浅波状钝齿。花小，雌雄异株，雄花组成腋生的圆锥花序，花萼管短，5 裂，裂片三角形，花冠白色，轮状，5 裂，裂片披针形，雄蕊 5 枚，花丝极短，下部合生，花药卵形，劲直；雌花序较雄花序为短，雌花的花被片与雄花的相似，子房球形，2 ～ 3 室，花柱 3 枚，柱头 2 裂。**浆果球形，直径 5 ～ 10 毫米，熟时黑色，种子 1 ～ 3 粒，两面有小疣状凸起**。花期夏季。多生于山地灌木丛或林中。分布于广东、陕西、长江以南各省区。野生或栽培。夏、秋季采收。挖取带根状茎的全草，除去杂质，阴干。不宜曝晒，以免影响色泽。

✚ 性味功用

　　苦，寒。清热解毒，止咳祛痰，益气健脾，降血脂，抗衰老。用于肺热咳嗽，脾虚症及各种肿痛。用量 9 ～ 12 克，水煎服，或研末冲服，每次 1.5 ～ 3 克。

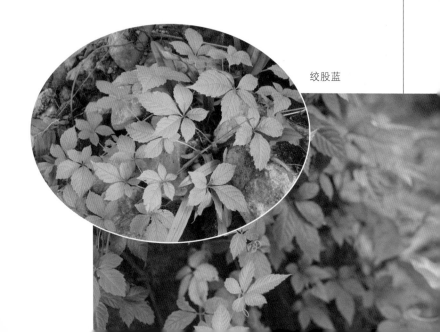

绞股蓝

9. 益智 *Alpinia oxyphylla* Miq.（益智仁、益智子）

👁 识别特征与采制

为姜科植物多年生草本，株高 1 ～ 3 米。茎丛生，根状茎短。叶 2 列，叶片披针形，长 25 ～ 35 厘米，宽 3 ～ 6 厘米，顶端渐狭并具尾尖，基部近圆形，边缘具脱落性小刚毛，叶柄短，叶舌膜质，2 裂，长 1 ～ 2 厘米，被淡棕色疏柔毛。总状花序顶生，花蕾时全部包藏于一帽状总苞中，开花后整个脱落。花萼筒状，一侧开裂至中部，先端具 3 齿裂，花冠白色，管长 8 ～ 10 毫米，裂片 3 枚，长圆形，后方的 1 枚稍大，侧生退化雄蕊钻状，唇瓣倒卵形，长约 2 厘米，白色而具红色脉纹，先端边缘皱波状，雄蕊 1 枚，子房下位，3 室，密被绒毛。蒴果椭圆形至纺锤形，直径约 1 厘米，被短柔毛，果皮上有隆起的维管束线条，顶端有花萼管的残迹，种子不规则扁圆形，被淡黄色假种皮。花期 3 ～ 5 月，果期 4 ～ 9 月。多生于林下阴湿处。分布于广东、海南、广西、云南、福建等省区。多为栽培。夏季果实由绿变为黄绿色，种子由粉红色转为褐色时采收。将果穗剪下，除去果柄，晒干。

✥ 性味功用

辛，温。暖肾固精缩尿，温脾止泻摄唾。用于肾虚遗尿，小便频数，遗精白浊，脾寒泄泻，腹中冷痛，口多唾涎。用量 6 ～ 9 克，水煎服。

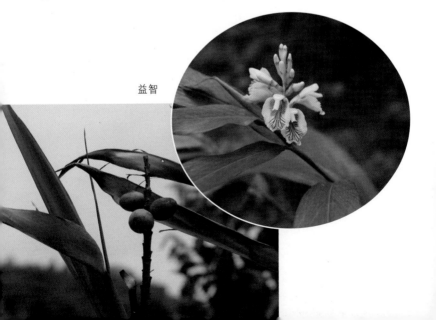

益智

10. 墨旱莲 *Eclipta prostrata* L.（白花蟛蜞菊、旱莲草、墨汁草、鳢肠）

👁 识别特征与采制

为菊科一年生草本，茎直立、斜升或下部平卧，柔弱，高达 60 厘米或更长，茎枝被硬糙毛。**叶对生，叶片披针形或长圆状披针形**，长 3 ～ 10 厘米，宽 5 ～ 25 毫米，顶端尖或渐尖，边缘有细锯齿或波状，两面密被硬糙毛，近无柄。**头状花序 1 ～ 2 个腋生或顶生**，直径 5 ～ 8 毫米，总花梗长 10 ～ 45 毫米，总苞片 5 ～ 6 枚，绿色，长圆形，**舌状花为雌花，2 层，白色，檐部 2 齿裂或不裂**，管状花多数，两性，白色，冠檐部具 4 齿裂，雄蕊 4 枚，花药基部近于钝。**瘦果长约 3 毫米，扁四棱形，顶部截平**，两面有小瘤状凸起，冠毛为 1 ～ 3 细齿，边缘具白色的肋。花期 5 ～ 9 月。多生于耕地边、路旁潮湿之处。分布于我国各省区。主产于广东、海南各地。夏、秋季花开时采收。拔取全草，去除泥土，晒干。

✚ 性味功用

甘、酸，寒。滋补肝肾，凉血止血。用于肝肾阴虚，牙齿松动，须发早白，眩晕耳鸣，腰膝酸软，阴虚血热吐血、衄血、尿血、便血、血痢，崩漏下血，外伤出血。用量 6 ～ 12 克，水煎服。外用适量鲜品捣烂敷患处。

墨旱莲

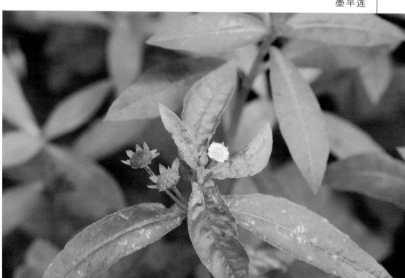

11. 骨碎补 Drynaria fortunei(Kunze)J. Sm.(碎补、碎布、槲蕨)

👁 识别特征与采制

为水龙骨科多年生附生草本，高 20～60 厘米。根状茎肥厚多肉，长而横走，密被鳞片，鳞片线状凿形，边缘流苏状。叶二型，**营养叶鳞片状且斜贴于根茎上，可聚集腐殖质和水分，无柄，黄棕色，常干膜质，**阔卵形，长 5～7 厘米，宽 3～6 厘米，顶端短尖，上部羽状浅裂，裂片三角形，长 1～1.5 厘米，叶脉明显；孢子叶革质，轮廓为长圆形，连柄共长 25～40 厘米，叶柄具狭翅，与根状茎有关节相连，叶片羽状深裂，裂片 7～13 对，**互生，**披针形，长 7～9 厘米，宽 2～3 厘米，顶端短尖或钝，基部裂片明显缩短呈耳状，叶脉明显，小脉连成长方形网眼。**孢子囊群大，圆形，沿裂片中脉两旁排成 2～4 行，**无囊群盖，环带有 13 个细胞，孢子两面型。常附生于林内老树上或岩石上。分布于广东、浙江、福建、台湾、江西、湖北、湖南、广西、四川、贵州和云南等省区。全年可采收。挖取根茎，除去茎叶及泥沙，刮除鳞片，晒干。

✚ 性味功用

苦，温。疗伤止痛，补肾强骨，外用消风祛斑。用于跌仆闪挫，筋骨折伤，肾虚腰痛，筋骨痿软，耳鸣耳聋，牙齿松动，外治斑秃，白癜风。用量 3～9 克。水煎服。外用适量，浸酒外搽或研末调敷，或鲜品捣烂敷患处。

骨碎补

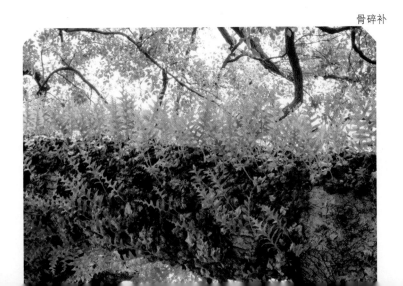

12. 番荔枝 *Annona squamosa* L.（赖球果、佛头果、释迦果、林檎）

👁 识别特征与采制

为番荔枝科落叶小乔木，高 3 ～ 5 米，树皮薄，灰白色，多分枝。<u>叶互生，薄纸质，两列</u>，椭圆状披针形，或长圆形，长 6 ～ 18 厘米，宽 2 ～ 8 厘米，顶端急尖或钝，基部阔楔形或圆形，叶背苍灰绿色，幼时被茸毛，后变秃净，侧脉每边 8 ～ 15 条，上面平坦，下面凸起。<u>花单生或 2 ～ 4 朵聚生于枝顶或与叶对生，长约 2 厘米，青黄色，下垂</u>，花蕾披针形，萼片三角形，被微毛，外轮花瓣狭而厚，肉质，长圆形，顶端急尖，被微毛，镶合状排列，内轮花瓣极小，退化成鳞片状，被微毛，雄蕊长圆形，药隔宽，顶端近截形，心皮长圆形。<u>果实由多数圆形或椭圆形的成熟心皮微相连易于分开而成的聚合浆果组成</u>，浆果圆球状或心状圆锥形，直径 5 ～ 10 厘米，无毛，黄绿色，外面被白色粉霜。花期 5 ～ 6 月，果期 6 ～ 11 月。在海南、福建、台湾、广东、广西、云南各省区有栽培。夏秋季果实成熟时采收。采集种子，洗净，晒干。

✚ 性味功用

苦，寒。用于恶疮肿痛，驱虫。外用杀虫、蝇。用量 1 ～ 1.5 克，入丸、散或外用。番荔枝是著名的热带水果，内服可杀肠道寄生虫，外用可杀虫、驱蝇和除鼠。

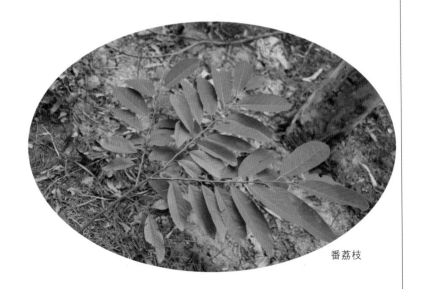

番荔枝

13. 黄花倒水莲 *Polygala fallax* Hemsl.（黄花大远志、黄花远志、吊黄、倒吊黄花）

👁 识别特征与采制

为远志科常绿直立灌木，高 1 ～ 3 米，根粗壮，多分枝，表皮淡黄色。枝灰绿色，密被长而平展的短柔毛。单叶互生，纸质，柔软，叶片椭圆状披针形，长 8 ～ 18 厘米，宽 3 ～ 6 厘米，顶端渐尖，基部渐狭或钝圆，全缘，叶两面均被短柔毛，主脉上面凹陷，背面隆起，侧脉 8 ～ 9 对，背面突起，于边缘网结，细脉网状，明显。<u>总状花序顶生或腋生，有时与叶对生，长 8 ～ 30 厘米，顶端常弯垂</u>，花黄色，长约 7 毫米，顶端尖，被柔毛，萼片中外面 3 枚较小，2 枚卵形至椭圆形，被缘毛，另 1 枚舟状，内面 2 片长圆形，顶端圆形，基部收狭，<u>花瓣黄色，3 枚，侧生花瓣长圆形，2/3 以上与龙骨瓣合生，先端几截形，基部向上盔状延长，内侧无毛，龙骨瓣兜状，背脊上具一束树枝状分枝的附属物</u>。蒴果近扁球形，绿黄色，有半同心状凸起的棱，种子棕黑色，密被白色短柔毛，种阜盔状。花期 5 ～ 8 月，果期 8 ～ 10 月。多生于山谷、溪旁或湿润灌木丛中。分布于福建、江西、湖南、广西、云南、四川等省区。夏、秋季采收。挖取根部，洗净，晒干。

✚ 性味功用

甘、微苦，平。益气养血，健脾利湿，活血调经。用于病后体虚，腰膝酸痛，脾虚湿盛之水肿，带下，血virtue血瘀之月经不调，跌打肿痛，外伤出血。用量 15 ～ 30 克，水煎服。外用适量，捣烂敷患处。

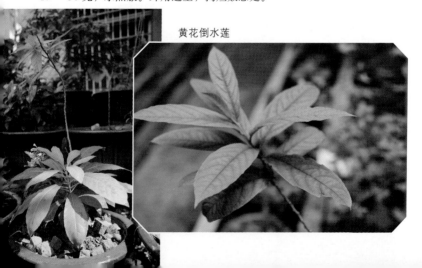

黄花倒水莲

14. 土人参 *Talinum paniculatum* (Jacq.) Gaertn. （栌兰、土洋参、紫人参、土红参）

👁 识别特征与采制

为马齿苋科多年生草本，全株无毛，高 30～100 厘米。主根粗壮，圆锥形，有少数分枝，皮黑褐色，断面乳白色。茎直立，肉质，基部近木质，多少分枝，圆柱形，有时具槽。单叶互生或近对生，具短柄或近无柄，<u>叶片稍肉质，倒卵形或倒卵状长椭圆形</u>，长 5～10 厘米，宽 2.5～5 厘米，顶端急尖，有时微凹，基部渐狭窄而成短柄，全缘，两面绿色而光滑。<u>圆锥花序顶生或腋生，花小</u>，总苞片绿色或近红色，圆形，顶端圆钝，苞片 2 枚，膜质，披针形，顶端急尖，萼片卵形，紫红色，早落，<u>花冠粉红色或淡紫红色，长椭圆形、倒卵形或椭圆形，顶端圆钝</u>，雄蕊 15～20 枚，花柱线形，基部具关节，柱头 3 裂，稍开展。<u>蒴果近球形，直径约 4 毫米，3 瓣裂，坚纸质</u>，种子多数，扁圆形，黑褐色或黑色，有光泽。花期 6～7 月，果期 9～10 月。常为栽培，野生于山坡岩石缝中。分布于长江以南地区，浙江、江苏、安徽、福建、广西、广东、四川、贵州、云南等地。秋季采收。挖取根部，洗净，晒干。

✚ 性味功用

甘，平。滋补强壮，健脾润肺，生津止咳，调经。用于脾虚劳倦，泄泻，肺痨咳痰带血，眩晕潮热，盗汗自汗，月经不调。用量 15～30 克，水煎服。土人参叶亦入药，具有消肿解毒功效，主治疔疮疖肿等症。

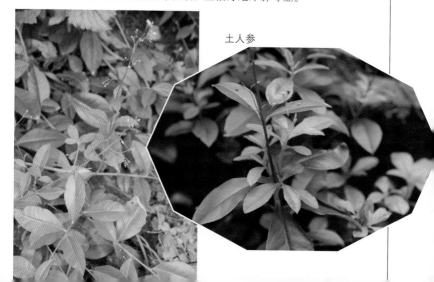

土人参

15. 藤三七 *Anredera cordifolia*（Tenore）Steen.（落葵薯、洋落葵、心叶落葵薯、川七、土三七）

👁 识别特征与采制

为落葵科多年生缠绕藤本，光滑无毛，植株基部簇生根状块茎，常隆起裸露地面，幼茎带红紫色，具纵线棱，腋生大小不等的瘤块肉质珠芽。单叶互生，稍肉质，叶片心形或阔卵形，长 2～6 厘米，长宽近相等，顶端钝或急尖，基部心形，全缘，叶柄短。总状花序腋生或顶生，单一或疏生 2～4 个分枝，花序轴长 10～30 厘米，花多数，花梗长 2～4 毫米，基都有一披针形、顶端锐尖的苞叶，花基合生呈杯状的苞片 2 枚，其上有与其交互对生的宽卵形或椭圆形小苞片 2 枚，较花被片短，花被片白色，5 深裂，裂片卵形或倒卵形，长约 3 毫米，雄蕊比花被长，花丝基部宽而略联合，花柱上部 3 裂，柱头乳头状。花芳香，开后变黑褐色，久不脱落，花虽两性，但通常不孕。果实、种子未见。花期 6～10 月。多生于肥沃潮湿处。分布于云南、广东、江苏、浙江、湖南、福建、四川及台湾等省区。在珠芽形成后采摘，除去杂质，鲜用或晒干。

✚ 性味功用

微苦，温。补益壮腰，散瘀止痛，除风祛湿。用于腰膝痹痛，跌打骨折。用量 30～60 克。

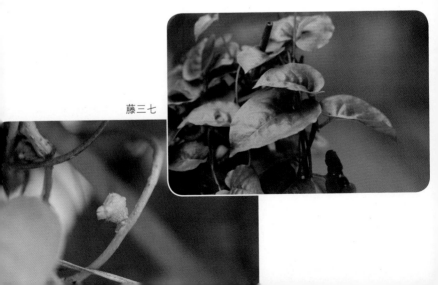

藤三七

16. 白花油麻藤 *Mucuna birdwoodiana* Tutch.（血枫藤、鲤鱼藤、雀儿花）

识别特征与采制

　　为蝶形花科大型木质藤本，老茎外皮灰褐色，断面淡红褐色，有 3 ~ 4 偏心的同心圆圈，且有先为白色后变红色的汁液，幼茎具纵沟槽和突起的褐色皮孔。羽状复叶具 3 小叶，叶轴长 24 厘米，小叶革质，顶生小叶椭圆形或卵形，长 9 ~ 16 厘米，宽 2 ~ 6 厘米，顶端钝而具尾状渐尖头，尖头长 1.3 ~ 2 厘米，基部圆形或楔形，侧生小叶基部偏斜，两面无毛或散生短毛。总状花序生于叶腋或老枝上，有花 2 ~ 3 朵生于花序轴每节上，酷似飞鸟；花萼钟状，里面密被淡褐色短伏毛，外面被伏毛和红褐色脱落的长硬毛，萼筒长 1 ~ 1.5 厘米，萼齿三角形，上唇 2 齿合生，下唇约为 2 枚侧生的 2 倍，花冠白色或带绿白色，旗瓣长 3.5 ~ 4.5 厘米，先端圆，翼瓣长 6 ~ 7 厘米，龙骨瓣最长，为 7 ~ 9 厘米，与翼瓣同被褐色短毛，雄蕊管长 5 ~ 7 厘米，子房密被褐色短茸毛。荚果革质，带状，密被锈色短茸毛，内部在种子之间有木质隔膜，种子 5 ~ 13 粒，暗紫黑色，光亮，近圆形。花期 4 ~ 6 月，果期 6 ~ 11 月。多生于山坡、路旁、溪边、海边向阳处，常攀援于乔木或灌木上。分布于江西、福建、广东、广西、云南、四川等省区。

性味功用

　　微苦、涩，平。活血通络，祛风除湿，驱虫。用于血瘀经闭腹痛，风湿痹痛，四肢麻目拘挛，钩虫病，蛔虫病。用量 12 ~ 30 克，水煎服。

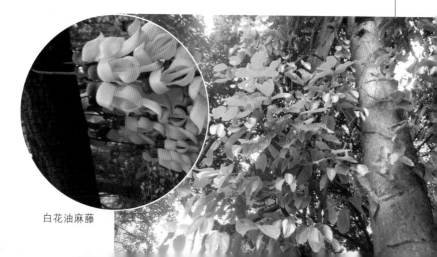

白花油麻藤

17. 木菠萝 *Artocarpus heterophyllus* Lam.（菠萝蜜、树菠萝、波罗蜜、包蜜）

识别特征与采制

为桑科常绿乔木，株高 8 ~ 10 米。**单叶互生，革质，螺旋状排列**，叶片长椭圆形或倒卵形，长 7 ~ 25 厘米，宽 3 ~ 12 厘米，顶端钝或短尖，基部楔形，稍下延，全缘或偶有浅裂，表面无毛而有光泽，叶柄长 1 ~ 2.5 厘米。**花极多数，单性，雌雄异株**，分别生在不同的花序上；**雄花序顶生或腋生，棒状或圆柱形**，长 2 ~ 8 厘米，直径 2.5 厘米，幼时包藏于佛焰苞状的托叶鞘，雄花萼管状，上部 2 裂；**雌花序生在树干上或主枝上**。聚花果椭圆形或倒卵形，成熟时长 30 ~ 60 厘米，直径 25 ~ 50 厘米，黄绿色，**表面有六角形的瘤状凸起，内面有很多黄色而肉质的花萼，芳香可口**。瘦果长圆形，长约 3 厘米，宽 1.5 ~ 2 厘米。花期 2 ~ 3 月，果期 9 ~ 10 月。分布于广东、广西、海南、云南、福建、台湾等省区。现广植于热带地区。夏、秋季果实成熟时采收果仁。多用鲜者。

性味功用

甘，平。补中益气，生津止渴，通乳。用于产后乳少或乳液不通，脾胃虚弱。用量 60 ~ 100 克。炖肉服或水煎服。菠萝蜜果实、叶和树液也供药用。果实甘、微酸，平，有止渴除烦，醒酒，益气的功能。用于止渴，醒酒。叶有消肿解毒的功能。

木菠萝

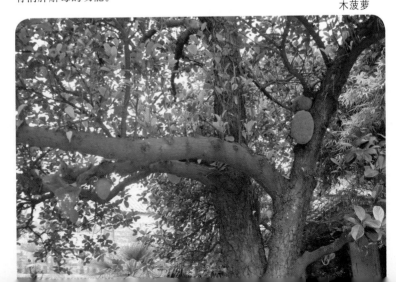

18. 桑椹 Morus alba L.（家桑、荆桑、桑椹树、黄桑叶、桑枣树）

识别特征与采制

为桑科落叶灌木或小乔木，高 3 ～ 15 米。树皮灰白色，有条状浅裂，**根皮黄棕色或红黄色，纤维性强**。单叶互生，纸质，叶片卵形或宽卵形，长 6 ～ 20 厘米，宽 4 ～ 10 厘米，顶端渐尖或钝，基部近截开或近心形，常稍偏斜，腹面无毛，有光泽，背面沿脉上有疏短毛，边缘有粗锯齿或圆齿，有时有不规则的分裂，脉间有毛，基出脉 3 条与细脉交织成网状，背面较明显。花单性，雌雄异株，**雌、雄花序均排列成穗状柔荑花序，腋生**，雌花序长 1 ～ 2 厘米，被毛，总花梗长 5 ～ 10 毫米，雄花序长 1 ～ 2.5 厘米，下垂，雄花具花被片 4 枚，雄蕊 4 枚，中央有不育的雌蕊；雌花具花被片 4 枚，基部合生，柱头 2 裂。**果穗由多数小瘦果聚集成卵圆形或长圆形的肉质聚花果，长 1 ～ 2.5 厘米，初时为绿色，成熟后暗紫色或近黑色**。花期 3 ～ 5 月，果期 5 ～ 6 月。多生于丘陵、山坡、村旁、田野等处。全国各地均有栽培。夏季果实色变红时采收。摘下果穗，用沸水略烫，晒干。

性味功用

甘、酸，寒。养血滋阴，生津润燥。用于血虚眩晕，耳鸣，心悸失眠，须发早白，津伤口渴，消渴，肠燥便秘。用量 9 ～ 15 克，水煎服。桑树除去栓皮的根皮称桑白皮，甘，寒。泻肺平喘，利水消肿，用于肺热喘咳，水肿胀满，小便不利。桑树的嫩枝称桑枝，甘，微苦，微寒。清热祛风，舒筋通络，通利关节，利水消肿，用于风湿热痹，四肢关节疼痛，水肿，湿脚气。用量 15 ～ 30 克，水煎服。桑叶甘，微苦，微寒。疏散风热，清肺润燥，清肝明目。用于风热感冒，肺热咳嗽，肝热目赤。用量 9 ～ 12 克，水煎服。

桑椹

19. 瓜子金 *Dischidia chinensis* Champ. ex Benth.（金瓜核、树上瓜子、眼树莲）

识别特征与采制

为萝藦科藤本，常攀附于树上或石上，全株含有乳汁，茎肉质，节上生根，绿色，无毛。叶对生，肉质，叶片卵状椭圆形，长约1.5厘米，宽1厘米，顶端圆，无短尖头，基部楔形，叶柄长约2毫米。聚伞花序腋生，近无柄，有瘤状凸起，花极小，花萼裂片卵圆形，长和宽约1毫米，具缘毛，花冠黄白色，坛状，花冠喉部紧缩，加厚，被疏长柔毛，裂片三角状卵形，钝头，副花冠裂片锚状，具柄，顶端2裂成线形，展开而下折，其中间有细小圆形的乳头状凸起，花粉块柄顶端增厚。蓇葖果披针状圆柱形，长5～8厘米，直径4毫米，种子顶端具白色绢质种毛。花期4～5月，果期5～6月。多生长于山谷、树上、溪边、山地潮湿杂木林中或附生石上。分布于广东、广西等省区。全年均可采收。割取全草，晒干或鲜用。

性味功用

甘、微酸，寒。清肺，凉血，解毒，健脾。用于肺燥咳血，疮疖肿毒，小儿疳积，痢疾，跌打肿痛，毒蛇咬伤。用量9～15克，水煎服，或鲜品适量捣烂敷患处。

瓜子金

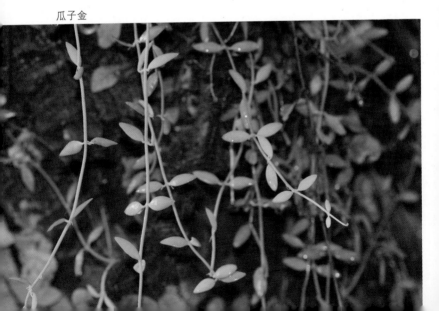

20. 楮实子 *Broussonetia papyrifera* (L.) Vent.（纱纸树、构树子、鹿仔树）

　　为桑科落叶乔木，高达 16 米，树皮暗灰色而平滑，茎和叶具乳汁。单叶互生，纸质，叶片广卵形或圆形，长 6 ～ 20 厘米，宽 3.5 ～ 15 厘米，不分裂或 3 ～ 5 深裂，顶端渐尖，基部圆形或心脏形，有时不对称，边缘锯齿状，上面暗绿色，具粗糙伏毛，下面灰绿色，密生柔毛，叶柄长 3 ～ 10 厘米，具长柔毛。花单性，雌雄异株，**雄花为腋生菜荑花序，下垂**，长约 5 厘米，萼 4 裂，雄蕊 4 枚，**雌花为球形头状花序，有多数棒状苞片**，顶端圆锥形，有毛，雌蕊散生于苞片间，花柱细长，丝状，紫色，子房筒状，为花萼所包被，呈扁圆形。**聚花果肉质，球形，直径约 2 厘米，橙红色**。花期 5 月。果期 9 月。秋季果实成熟时采摘，洗净，晒干，除去灰白色膜状宿萼及杂质。

　　甘，寒。补肾清肝，明目，利尿。用于腰膝酸软，虚劳骨蒸，眩晕目昏，目生翳膜，水肿胀满。用量 6 ～ 12 克，水煎服。

楮实子

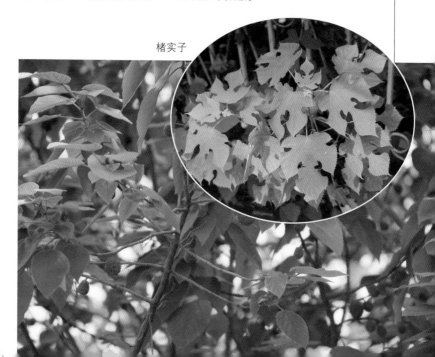

21. 枸骨叶 *Ilex cornuta* Lindl. ex Paxt. （功劳叶、羊角刺、狗青朿、猫儿刺）

识别特征与采制

为冬青科常绿灌木或小乔木，高达 3 米。幼枝具纵棱及沟，沟内被微柔毛或变无毛。单叶互生，厚革质，二型，**四角形而具阔三角形刺状的齿，或近四角状长椭圆形而全缘**，长 4 ~ 7 厘米，宽 3 ~ 5 厘米，顶端尖刺状，基部截平或圆，边缘深波状，**通常有针刺状锐尖 2 ~ 5 对**，中脉上面略凹入，侧脉不明显。花序生于二年生枝叶腋内，基部宿存鳞片近圆形，苞片卵形，花淡黄色，4 基数，花萼盘状，裂片阔三角形，花瓣长圆状倒卵形，反折，基部合生，雄蕊与花瓣等长或稍长。**果鲜红色，球形，宿存柱头盘状，4 裂**，分核 4 枚，倒卵形或椭圆形，遍布皱纹和皱纹孔，中央有 1 条纵沟。花期 4 ~ 5 月，果期 10 ~ 12 月。多生于山坡，谷地，溪边杂木林中。多为栽培。分布于江苏、安徽、浙江、江西、湖北、湖南、云南等省区。全年可采收。摘取叶片，除去杂质，晒干。

性味功用

苦，微寒。滋阴清热，补肾健骨。用于阴虚潮热，咳嗽咯血，头晕耳鸣，肾虚腰酸脚软，白癜风及高血压等症。用量 6 ~ 15 克，水煎服。枸骨成熟的果实称为枸骨子亦入药用，苦、涩，微温。用于脾肾虚寒所致的白带过多，久泻不止。用量 9 ~ 15 克，水煎服。

枸骨叶

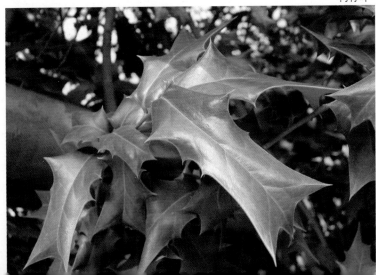

22. 人心果 *Manilkara zapota* (L.) van Royen（吴凤柿、赤铁果、赤铁果、牛心梨）

👁 识别特征与采制

山榄科常绿乔木，高6～10米，小枝茶褐色，具明显的圆形叶痕。**叶互生，密聚于枝顶，薄革质，**叶片长圆形或卵状椭圆形，长6～19厘米，宽2.5～4厘米，顶端常短尖或微钝，基部楔形，全缘或微波状，两面无毛，具光泽，中脉在上面凹入，下面凸起显著，侧脉多而纤细。花通常1～2朵生于叶腋，花梗长2～2.5厘米，密被黄褐色或锈色绒毛，**花萼外轮3裂片长圆状卵形，内轮3裂片卵形，略短，外面密被黄褐色绒毛，**内面仅沿边缘被绒毛，花冠白色，裂片卵形，顶端具不规则的细齿，背部两侧具2枚等大的花瓣状附属物，能育雄蕊着生于冠管的喉部，花丝丝状，基部加粗，花药长卵形，退化雄蕊花瓣状，子房圆锥形，密被黄褐色绒毛。**浆果纺锤形、卵形或球形，长4～8厘米，褐色，**果肉黄褐色；种子扁。花果期4～9月。分布于云南、广东、广西、福建、海南、台湾等省区。多为栽培。秋季果实成熟时采收。摘取果实，晒干或鲜用。

�֍ 性味功用

清热润肺，补血益气。用于解暑，盗汗，肺炎和咳嗽的辅助性治疗。叶子和树皮亦可入药。果肉质，味甜可口，是著名果品之一，其树干流出的乳液是用于制作口香糖的树胶原料。

人心果

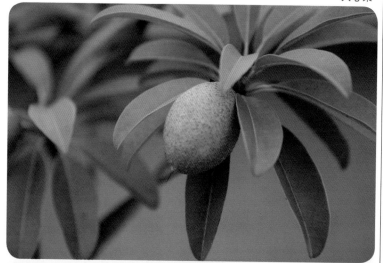

23. 酸藤果 *Embelia laeta* (L.) Mez（酸藤子、信筒子、入地龙、鸡母酸）

识别特征与采制

为紫金牛科攀援灌木，长 1～3 米，幼枝无毛，老枝有明显的皮孔。单叶互生，厚纸质，叶片倒卵形或长圆状倒卵形，长 3～4 厘米，宽 1～1.5 厘米，稀长达 7 厘米，宽达 2.5 厘米，顶端钝或圆，基部楔形，全缘，两面无毛，无腺点，**叶背面常被薄白粉，侧脉不明显。**总状花序着生于次年无叶枝上，侧生或腋生，长 3～8 毫米，被细微柔毛，有花 3～8 朵，基部具 1～2 轮苞片，花梗长约 1.5 毫米，被疏微柔毛，小苞片钻形或长圆形，具缘毛，花萼基部连合达 1/2 或 1/3，萼片卵形或三角形，急尖，无毛，通常具腺点，**花瓣 4 枚，白色或带黄色，分离，开花时强烈展开，**卵形或长圆形，顶端圆形或钝，具缘毛，外面无毛，里面密生乳头状突起，具腺点；在雄花中比花瓣长，在雌花中仅及花瓣长的 2/3，雌蕊在雄花中退化或几无，在雌花中较花瓣略长。浆果近球形，直径约 5 毫米。花期 12 月至翌年 3 月，果期 4～6 月。多生于丘陵、山坡林下或开阔草坡、灌木丛中。分布于云南、广西、广东、福建、台湾等省区。夏季果实成熟时采收。摘取果实，晒干。

性味功用

甘、酸，平。补血通经。主治血虚经闭，也用于治疗贫血，萎缩性胃炎，胃酸缺乏，食欲不振，牙龈出血。用量 9～15 克，水煎服。根用量 15～30 克水煎服，治痢疾、肠炎，消化不良，咽喉肿痛。叶外用适量，捣烂敷或煎水洗患处，用于治疗跌打肿痛，皮肤瘙痒。兽医用根、叶治牛伤食膨胀、热病口渴。

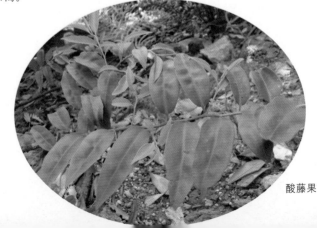

酸藤果

24. 铜锤玉带草 *Pratia nummularia*（Lam.）A. Br. et Aschers. （地茄子、地钮子、地茄子、小铜锤）

👁 **识别特征与采制**

　　为桔梗科多年生草本，有白色乳汁。茎纤细，平卧，长 12 ～ 50 厘米，被短柔毛，不分枝或在基部有长或短的分枝，节上生根。叶互生，叶片圆卵形、心形或卵形，长 0.8 ～ 1.6 厘米，宽 0.6 ～ 1.8 厘米，顶端锐尖，基部心形，偏斜，边缘有钝齿，两面疏生短柔毛，叶脉掌状至掌状羽脉。花单生叶腋，有长梗，无毛，萼筒长球状，无毛，裂片 5 枚，线状披针形，花冠紫红色、淡紫色、绿色或黄白色，长 6 ～ 10 毫米，花冠筒外面无毛，内面生柔毛，檐部二唇形，上唇 2 裂片条状披针形，下唇 3 裂片披针形，雄蕊 5 枚，着生花冠管上，花药围绕花柱合生，子房下位，2 室，柱头 2 裂。浆果近球形或椭圆形，长 1 ～ 1.3 厘米，直径约 1 厘米，熟时紫红色，内藏细小种子多数。常生于山谷、草地、路旁、沟边、石隙等阴湿处。分布于广东、湖南、湖北、江西、福建、广西等省区。全年可采收。拔取全草，洗净，晒干或鲜用。

✚ **性味功用**

　　辛、苦，平。祛风利湿，活血散瘀。用于风湿痹痛，湿浊带下，月经不调，遗精。外用治跌打损伤，创伤出血。用量 30 ～ 60 克，水煎服，研末吞服每次 0.9 ～ 1.2 克，或浸酒服。外用鲜品适量，捣烂敷患处。孕妇忌服。

铜锤玉带草

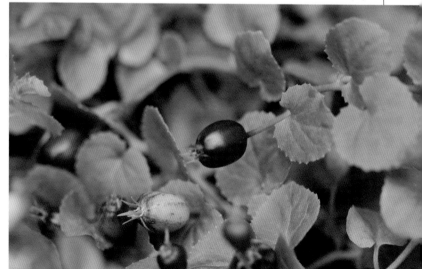

25. 聚合草 *Symphytum officinale* L.（爱国草、肥羊草、紫根草、友谊草）

👁 识别特征与采制

为紫草科丛生型多年生宿根草本，高 30 ~ 90 厘米，全株有向下稍弧曲的硬毛和短伏毛。**根系发达、主根粗壮、表面淡紫褐色。**茎数条，直立或斜升，有分枝。**基生叶通常 50 ~ 80 片，具长柄，**叶片带状披针形、卵状披针形至卵形，长 30 ~ 60 厘米，宽 10 ~ 20 厘米，稍肉质，顶端渐尖，茎中部和上部叶较小，无柄，基部下延。花序含多数花，花萼裂至近基部，裂片披针形，顶端渐尖，**花冠长 14 ~ 15 毫米，淡紫色、紫红色至黄白色，**裂片三角形，顶端外卷，喉部附属物披针形，长约 4 毫米，不伸出花冠檐，花药长约 3.5 毫米，顶端有稍突出的药隔，花丝长约 3 毫米，下部与花药近等宽，子房通常不育，偶而个别花内成熟 1 个小坚果。小坚果歪卵形，长 3 ~ 4 毫米，黑色，平滑，有光泽。花期 5 ~ 10 月。多生于肥沃、湿润的生于山林地带。分布于江苏、福建、湖北、四川、广东、广西等省区。

✚ 性味功用

微苦、涩，平。营养壮补。营养丰富而全面，含有较多种类的蛋白质和必需氨基酸及维生素。多作饲料用。

聚合草

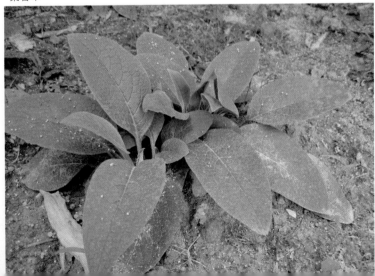

26. 菟丝子 *Cuscuta chinensis* Lam. （吐丝子、金丝藤、无须藤、无根藤）

👁 识别特征与采制

为旋花科一年生寄生草本。**茎呈细柔线状、左旋缠绕、黄色，**直径约1.5毫米，常多分枝，随处可生出寄生根，伸入寄主体内。叶退化成鳞片状，三角状卵形。花两性，**花冠白色、多朵簇生成伞形花序，**苞片小，鳞片状，花梗粗壮，花萼杯状，长约2毫米，5裂，裂片卵圆形或长圆形，花冠壶状，长约为花萼的2倍，裂片5裂，向外反折，雄蕊5枚，与花冠裂片互生，花丝扁短，基部生有鳞片，矩圆形，边缘流苏状，子房2室，花柱2枚。**蒴果扁球形、长约3毫米、淡褐色，**被花冠全部包藏于内、盖裂，种子2～4粒，长1.3～1.6毫米。花期7～9月，果期8～10月。表面粗糙。花期7～9月，果期8～10月。多生于田边、荒地及灌丛中，常寄生于豆科等植物上。全国大部分地区有分布，以北方地区较多。主产于山东、河北、山西、陕西、江苏、黑龙江、吉林等省区。秋季种子成熟时，连同寄主一起割下，晒干，打下种子，除去杂质。

✚ 性味功用

甘、微辛、微温。固精缩尿，健脾安胎，养肝明目。用于阳痿遗精，尿有余沥，遗尿尿频，腰膝酸软，目昏耳鸣，肾虚胎漏，胎动不安，脾虚泄泻。外治白癜风。用量9～15克，水煎服，或入丸散、散剂。菟丝子全草称为菟丝，亦供药用。甘、苦、平，具有清热利湿，凉血解毒的功效。用量9～15克水煎服，主治湿热痢疾，淋浊，黄疸，带下，血热吐血，衄血，便血，血崩。外用适量煎水洗或取鲜品捣烂敷或绞汁涂患处，治痈疮疔毒，热毒痱疹。

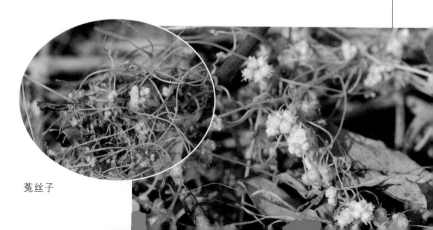

菟丝子

27. 铁皮石斛 *Dendrobium officinale* Kimura et Migo（黑节草、铁皮兰、铁皮斗）

👁 识别特征与采制

为兰科多年生附生草本，<u>茎丛生</u>，直立，圆柱形，长 9～35 厘米，粗 2～4 毫米，<u>具明显的节</u>，<u>上部节有时生根</u>，<u>长出新植株</u>，干后呈青灰色。叶互生，纸质，叶片长圆状披针形，长 3～7 厘米，宽 9～15 毫米，顶端稍钝或不明显 2 裂，<u>基部下延为抱茎的鞘，边缘和中肋常带淡紫色</u>，叶鞘常具紫斑，老时其上缘与茎松离而张开，并且与节留下 1 个环状铁青的间隙。总状花序常生于老茎上端，具 2～3 朵花，花序柄长 5～10 毫米，<u>花黄绿色，中萼片长圆状披针形</u>，长约 1.8 厘米，宽 4～5 毫米，顶端锐尖，具 5 条脉，侧萼片镰状三角形，萼囊圆锥形，花瓣与中萼片相似，唇瓣比萼片略短，卵状披针形，中部反折，不裂或不明显 3 裂，中部以下两侧具紫红色条纹，边缘多少波状，基部具胼胝体，边内卷。果为蒴果。花期 3～6 月。多生于陡峭的岩石上或附生于树上。分布于广东、广西、云南、贵州、浙江、福建等省区。全年均可采收。以春末夏初及秋季采收者为佳。拔取全草，除去须根、叶及叶鞘，置沸水中略烫，取出，晒干或鲜用。

✚ 性味功用

甘，微寒。益胃生津，滋阴清热。用于热病津伤，口干烦渴，胃阴不足，食少干呕，病后虚热不退，阴虚火旺，目暗不明。用量 9～15 克，鲜品加倍，水煎服。

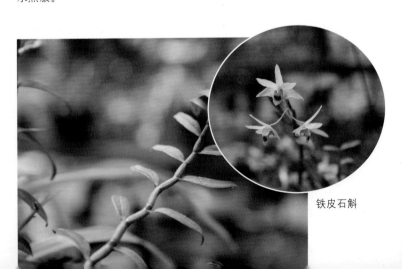

铁皮石斛

28. 有瓜石斛 *Ephemerantha fimbriata*（Bl.）P. F. Hunt et Summerhayes（流苏金石斛、带瓜石斛）

识别特征与采制

　　为兰科多年生附生草本。根状茎长而匍匐，有分枝，直径5～7毫米，节间长7～8毫米，每6～7个节间发出1个茎。茎坚挺，斜出或下垂，多分枝，高30～50厘米，<u>假鳞茎扁纺锤形，金黄色，有光泽</u>，长3.5～6.5厘米，习称为"瓜"。顶生1叶，几无叶柄，革质，叶片长圆状披针形或狭椭圆形，长10～20厘米，宽3～5厘米，顶端稍钝并且微凹，基部稍收狭，具很短的柄。花序出自于叶腋，无明显的柄，基部被覆数枚鳞片状的鞘，通常具1～3朵花，花梗和子房长约5毫米，花质地薄，<u>萼片和花瓣乳黄色，具粉红色斑纹，有香气</u>，唇瓣3裂，基部有瓣柄，<u>中萼片约占全长的一半，倒三角形，两侧边缘为深浅不等的撕裂，上面具2～3条鸡冠状纵褶片</u>，唇囊钝，蕊柱粗短。花期4～6月。常附生于林下岩石上或树上。主产于广东等地。全年均可采收，以春末夏初采收为佳。挖取全草，除去须根，叶和叶鞘等杂质，用沸水略烫后晒干。

性味功用

　　甘，微寒。润肺止咳。治肺痨咳嗽，肺结核，哮喘。用量9～15克，水煎服。

有瓜石斛

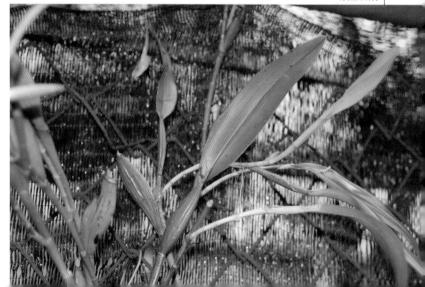

29. 蛤蚧 *Gekko gecko* Linnaeus（大壁虎、仙蟾、大守宫、蛤蚧蛇）

👁 识别特征与采制

为壁虎科陆栖爬行动物，全长 12 ～ 14 厘米。头较大呈三角形，口大，吻端钝尖，其长至少等于眼耳间距。吻鳞宽大于高，且不与外鼻孔相切。上唇鳞 12 ～ 14 片，第 1 片接外鼻孔，下唇鳞 10 ～ 12 片。眼大突出，耳孔椭圆形。**头和背被覆多角形小鳞，体背有较大的瘤突 12 纵列**，胸腹部的鳞较大，略呈六角形，排列成覆瓦状。四肢长短适中，指（趾）扁平，其下方具单行皮肤褶襞，**除第一指（趾）外，均具小爪**，指间与趾间仅有蹼迹。雄性具肛前孔 20 余个。体色变化较大，通常背面呈蓝灰或紫灰等颜色，**具砖红色及蓝色的花斑**，在颈及躯干背面，蓝色花斑形成 6 ～ 8 条窄横斑。四肢及尾背亦具横斑，尾背的横斑 6 ～ 8 条。幼体尾部为黑白环相交替，黑色环宽。居于山岩坡壁、石洞裂缝或树洞中。昼伏夜出。分布于江西、福建、广东、广西、贵州、云南等省区。野生或人工养殖。全年均可捕捉，除去内脏，拭净，用竹片撑开，使全体扁平顺直，低温干燥。

✚ 性味功用

咸，平。补肺益肾，纳气定喘，助阳益精。用于肺肾不足，虚喘气促，劳嗽咳血，阳痿，遗精。用量 3 ～ 6 克，多入丸散及酒剂。

蛤蚧

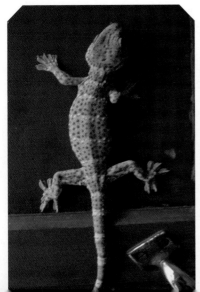
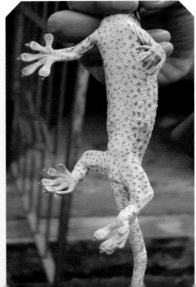

30. 翼核果 *Ventilago leiocarpa* Benth.（血宽根、铁牛入石、血风藤、青筋藤）

👁 识别特征与采制

为鼠李科攀援灌木，幼枝被淡黄色短柔毛，后变为近无毛。叶互生，近2列，薄革质，叶片卵状长圆形或卵状椭圆形，长4～8厘米，宽2～4厘米，顶端渐尖，基部圆形或近圆形，近全缘，仅有不明显的疏细锯齿，两面无毛，侧脉每边4～6条，上面下陷，下面凸起，网脉明显。花单生或2～8朵簇生于叶腋，或数朵排成顶生聚伞总状或聚伞圆锥花序，萼片三角形，花冠倒卵形，顶端微凹，雄蕊略短于花瓣，花盘厚，五边形，子房球形，全部藏于花盘内，2室，每室具1胚珠。核果近球形，基部具宿萼，顶部具翅，翅长圆形，长3～5厘米，宽7～9毫米。花期3—5月，果期6—7月。多生于山地路旁，水边丛中。主产于福建、广东、广西、湖南、云南等省。全年可采收，挖取根部，洗净切片，晒干。

✚ 性味功用

甘、涩、温。补气补血，舒筋活络。用于血虚阴亏，风湿骨痛，腰腿疼痛，四肢麻木，腰肌劳损，贫血萎黄，月经不调，跌打损伤。用量15～30克，水煎服或泡酒服用。

翼核果

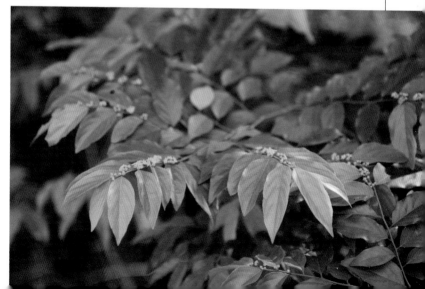

十八、收涩药

1. 芡实 *Euryale ferox* Salisb.（鸡头米、鸡头莲、刺莲藕、肇实）

👁 识别特征与采制

为睡莲科一年生水生草本，**全株具尖刺。**根茎粗壮而短，具白色须根及不明显的茎。叶大，着生于短缩而肥厚的根茎上，叶形多变化，初生叶小，膜质，箭形，具长柄，沉水，**次生的叶呈椭圆状肾形，一侧有缺刻，浮水，**其后，再次生出的叶缺刻渐小或无缺刻，盾形，浮于水面，上面浓绿色，多隆起及皱缩，叶脉分歧处有刺，下面浓绿色或带紫色，掌状网脉呈板状突起，密布茸毛，脉上有刺。花单生于花梗顶端，沉于水中，半露或伸出水面，花梗多刺，萼片4枚，三角状披针形，**花瓣多数，由外向内逐渐变小，紫色至淡紫色，**雄蕊多数，雌蕊无花柱，柱头10枚，贴生于子房顶端，中央凹陷，子房下位，卵状球形，密被倒向硬刺。果为浆果，圆球形，直径3～10厘米，暗紫色，种子多数，**假种皮的外层较薄，密布紫红色纹理，内层稍厚，污蓝色或黑紫色，表面有不规则的乳突，**顶端四周凹陷，中央为圆形突起的种孔及椭圆形的种脐。花期7～8月，果期8～9月。多生于腐殖丰富的水塘中。我国南北各省区皆有种植。主产于广东肇庆、江苏、浙江等地。秋末冬初采收成熟果实，割去叶片，捞取果实，将果实堆起，使果皮腐烂，取出种子，洗净，晒干，碾去硬壳，取出种仁。

✦ 性味功用

甘、涩，平。益肾固精，补脾止泻，除湿止带。用于遗精滑精，遗尿尿频，脾虚久泻，白浊，带下。用量15～30克，水煎服。芡的鲜根捣烂敷患处，用于治疗无名肿毒。花梗煎汤饮用，治疗虚热烦渴等症。

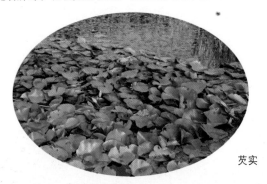

芡实

2. 诃子 *Terminalia chebula* Retz.（老柯子、诃黎勒）

👁 识别特征与采制

　　为使君子科落叶大乔木，高可达30米，树皮呈灰黑色。单叶互生或近对生，近革质，叶片卵形或椭圆形，全缘，两面近无毛或幼时在下面有微毛，**叶柄粗壮，长1.5～2厘米，有时在顶端有2枚腺体**。总状花序顶生，常有分枝，花两性，近无柄，花萼杯状，长约2厘米，5裂，裂片三角形，短尖，内面有毛，**无花瓣，雄蕊10枚，着生于萼管上**，子房下位，1室，有毛或后变为无毛，花柱伸长。**核果倒卵形或椭圆形，如橄榄状**，长2.5～3.5厘米，宽2～2.5厘米，成熟时灰黄色或黄棕色，通常有钝棱5～6条，内有种子1粒。花期5月，果期7～9月。多生于山坡或路边，宅旁。分布于广东、云南等省区，多为栽培。秋、冬二季果实成熟时采收，除去杂质，晒干。

✚ 性味功用

　　苦、涩，平。涩肠止泻，敛肺止咳，清热利咽。用于久泻久痢，便血脱肛，肺虚喘咳，久嗽不止，咽痛喑哑。用量6～9克，水煎服。本品生用清肺，故久咳失音宜用，而久泻久痢则宜选用煨熟品。夏季将诃子的幼果摘下，用沸水烫煮或蒸至透心，晒干。习称为"藏青果"。用量3～6克，治肺热声嘶，咽喉干涸，久咳失音，久泻久痢以及痔疮出血和慢性菌痢。

诃子

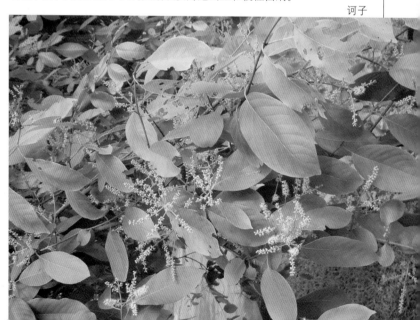

3. 金樱子 *Rosa laevigata* Michx.（刺榆子、刺梨子、大金英、糖果子）

👁 识别特征与采制

为蔷薇科常绿攀援灌木，高可达5米。<u>茎红褐色，有倒钩状皮刺和刺毛</u>。叶为单数羽状复叶，叶柄和叶轴具小皮刺和刺毛，小叶通常3枚，稀有5～7枚，革质，叶片椭圆形或卵状披针形，顶端急尖或渐尖，基部近圆形或阔楔形，边缘有小而锐利的细齿状锯齿，无毛。叶柄和小叶背面的中脉上有棕色腺点及细刺。花单生于侧枝顶端，花梗和萼筒外面均密被刺毛，萼片5枚，长约2厘米，尾状长尖，被毛及略具刺，宿存，有些在顶端扩大成叶状，<u>花瓣5枚，白色，倒卵形，顶端微缺，雄蕊多数</u>，雌蕊心皮多数，柱头聚生于花托口。<u>蔷薇果黄红色，味甜，多为长倒卵形，外被刺毛，长2～3厘米，有锐利的直刺，顶端具长而扩展或外弯的宿萼</u>。花期4～6月，果期7～11月。多生于向阳的山坡灌木丛中或山谷溪旁疏林处。分布于广东、广西、台湾、福建、四川、云南、贵州等省区。秋季果实成熟变红时采收。摘取果实，置沸水中烫过，晒干，撞去表面毛刺，或将金樱子纵向剖开，去净小瘦果及绒毛。

✚ 性味功用

酸、甘、涩，平。固精缩尿，涩肠止泻。用于遗精滑精，遗尿，尿频，崩漏带下，久泻久痢。用量6～12克，水煎服。金樱子的根也入药。酸、涩，平。具有固精涩肠的功效。用于遗精，遗尿，痢疾，崩漏带下，子宫下垂，痔疮。外用治烫伤。用量15～60克，水煎服。外用适量，煎成浓汁，涂搽患处。

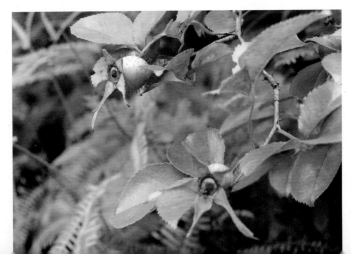

金樱子

4. 番石榴叶 *Psidium guajava* L.（鸡屎果叶、番捻叶、芭乐）

🔍 识别特征与采制

　　为桃金娘科为常绿灌木或小乔木，通常高4～6米。树皮常呈鳞片状脱落，褐色或略带红色，小枝有棱，被柔毛。单叶对生，革质，叶片长椭圆形至卵形，长7～12厘米，宽4～6厘米，顶端短尖或钝，基部圆或钝，两面被小柔毛或上面近无毛，<u>羽状脉明显，揉之有特异气味</u>。花芳香，单生或2～3朵生于腋生的总花梗上，萼筒钟形或梨形，裂片4～5枚，<u>花瓣长圆形或倒卵形，雄蕊多数，排成多轮</u>，约与花瓣等长，花丝纤细，花药长圆形，柱头盘状。<u>浆果球状或梨形，长2.5～8厘米，果肉淡绿色或粉红色</u>，种子极多，种皮坚硬。花期5～8月。果期8～11月。多生于平原、丘陵、山地、河谷、路边等地。分布于台湾、广东、广西、福建等省区，大多为栽培。全年可采收。摘取嫩叶，除去杂质，晒干或鲜用。

▥ 性味功用

　　甘、涩，平。涩肠止泻，收敛止血。用于泄泻不止。外用治皮肤湿疹瘙痒，跌打损伤，创伤出血。用量9～15克，水煎服。外用适量，焙干研末调涂，或取鲜品捣烂敷患处。番石榴果实生食，亦可治疗泄泻和痢疾。

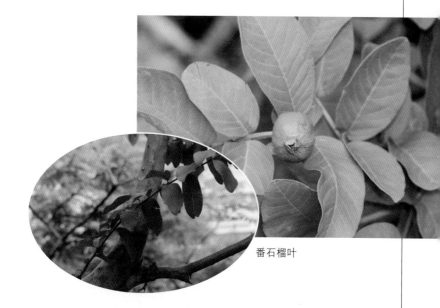

番石榴叶

5. 五倍子 *Rhus chinensis* Mill.（盐肤木、山梧桐、百虫仓、百药煎、桴子）

👁 识别特征与采制

为漆树科乔木或灌木，高 2～10 米，树皮灰褐色，有斑点，小枝棕褐色，被锈色柔毛，有多数圆形小皮孔及三角形叶痕。奇数羽状复叶互生，有小叶 7～13 对，<u>叶轴具宽的叶状翅，小叶自下而上逐渐增大</u>，叶轴和叶柄密被锈色柔毛，小叶多形，卵形或椭圆形卵形或长圆形，长 6～12 厘米，宽 3～7 厘米，顶端急尖，基部圆形或楔形，边缘有圆粗锯齿，<u>叶面被白粉，叶背被锈色柔毛，脉上较密</u>，侧脉和细脉在叶面凹陷，在叶背突起。圆锥花序顶生，序梗密生棕褐色柔毛，花小，杂性，两性花的萼片 5 枚，广卵形，花瓣 5 枚，倒卵状长圆形，雄花各部均较两性花为小，中央有退化子房。<u>核果扁球直径 4～5 毫米，橙红色，密被柔毛和腺毛，有宿存花柱</u>。花期 8～9 月，果期 10 月。多生于山坡疏林中或旷野灌木丛中。分布于广东、四川、贵州、云南、海南、广西等省区。五倍子蚜虫常以盐肤木为寄主植物生活，吸取嫩叶液汁，同时分泌唾液，促使叶组织增生，逐渐形成外壁绿色，内部中空的囊状虫瘿，虫体藏匿于虫瘿中，不断进行繁殖，再发育成有翅胎生新虫，不久从虫瘿的裂口飞出，又飞到苔藓植物上寄生。五倍子应注意适时采收，在立秋后白露前，当虫瘿由青转黄褐色时采收，摘下尚未开裂的虫瘿用沸水煮或蒸之外表皮成灰色，杀死内部的蚜虫。按外形分成角倍和肚倍。

✚ 性味功用

酸、涩，寒。敛肺止咳，涩肠止泻，敛汗止血，收湿敛疮。用于肺虚久咳，肺热痰嗽，久泻久痢，自汗盗汗，便血日久。外用治创伤出血，痈肿疮毒，皮肤湿烂。用量 3～6 克，入丸、散剂。外用适量，煎水熏洗或研末撒敷患处。

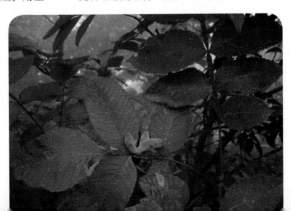

五倍子

6. 浮小麦 *Triticum aestivum* L.（浮麦、小麦粉、浮水麦）

识别特征与采制

为禾本科一年生或二年生草本。秆直立，丛生，具 6～7 节，高 60～100 厘米，直径 5～7 毫米。叶片长披针形，长 15～40 厘米，宽 8～12 毫米，叶鞘光滑，松弛包茎，下部者长于上部者短于节间，叶舌膜质，长约 1 毫米。穗状花序直立，长 5～10 厘米，宽 1～1.5 厘米，小穗含 3～9 小花，无柄，单生于总轴的每一节上，长 10～15 毫米，两侧压扁，上部小花常不发育，颖近革质，卵圆形，长 6～8 毫米，具 5～9 脉，中部以上主脉凸于背面上部具脊，于顶端延伸为长约 1 毫米的齿，外稃厚纸质，长圆状披针形至椭圆形，长 8～10 毫米，顶端具芒或无芒，内稃与外稃几等长，脊上有被微毛的狭翼，雄蕊 3 枚，花丝细长，花药"丁"字着生，子房卵形，有沟，浅褐色。我国各地广泛种植，以华北地区种植较多。一般在夏至果实成熟时采收，收集瘪瘦轻浮与未脱净皮的麦粒，拣取杂质，筛去灰屑，用水漂洗，晒干。

性味功用

甘，凉。益气止汗，养心安神，退虚热。用于自汗、盗汗，心气虚之心神不安，脏躁病，骨蒸潮热。用量 15～30 克，生用或炒香用，水煎服。

浮小麦

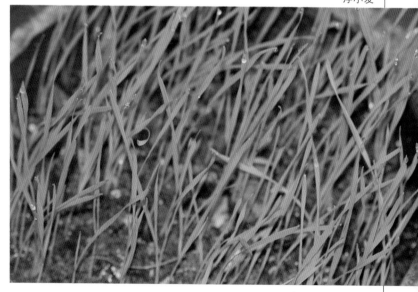

7. 锡叶藤 *Tetracera asiatica* (Lour.) Hoogland（涩叶藤、糙米藤、水车藤）

👁 识别特征与采制

为五桠果科木质藤本，长 3～6 米，小枝粗糙，被紧贴的疏柔毛或无毛。单叶互生，革质，长圆状倒卵形至近椭圆形，长 4～14 厘米，宽 2～6 厘米，顶端短尖或钝，基部阔楔形或近圆形，常不对称，边全缘，或有波状小钝齿，<u>两面极粗糙，上下两面初时有刚毛，不久脱落，留下刚毛基部矽化小突起</u>，侧脉 10～15 对，在下面显著地突起。圆锥花序顶生或腋生，长 6～25 厘米，被贴生柔毛，花序轴常为"之"字形屈曲，苞片 1 个，线状披针形，花多数，极香，直径 6～8 毫米，萼片 5 枚，革质，离生，宿存，广卵形，大小不相等，顶端钝，无毛或偶有疏毛，边缘有睫毛，<u>花瓣通常 3 枚，白色，膜质</u>，卵圆形，内凹，雄蕊多数，花丝中部以上扩大，药隔肥厚，药室叉开。<u>蓇葖果长圆状卵形，长约 1 厘米，光亮，褐色，顶部有喙状宿存花柱</u>，种子球形，黑色。花期夏季。常生于低海拔山地灌丛或疏林中。分布广东、海南、广西、云南等省。全年可采收。摘取叶片，晒干。

✚ 性味功用

酸、涩、微寒。收敛止泻，消痞化积，解毒消肿。用于腹泻，便血，食积胀满，肝脾大，子宫脱垂，白带，风湿关节痛。外用治皮肤瘙痒，疥癣，汗斑，外伤感染性伤口。用量 10～30 克，水煎服。外用适量，煎水洗患处。

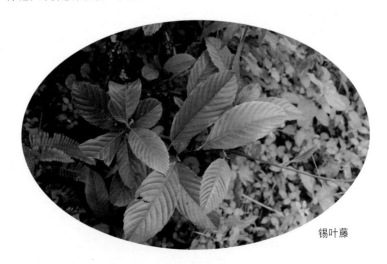

锡叶藤

8. 大叶紫薇 *Lagerstroemia speciosa*（L.）Pers.（大花紫薇、洋紫薇、百日香）

识别特征与采制

为千屈菜科乔木，高 7～20 米。树皮灰色，平滑，小枝圆柱形，无毛或略被秕糠状毛。**叶互生，革质，叶片长圆状椭圆形或卵状椭圆形，长 10～25 厘米**，宽 6～12 厘米，顶端钝或短尖，基部阔楔形至近圆形，两面无毛，侧脉 9～17 对，在边缘弯拱连接。圆锥花序顶生，长 15～25 厘米，排成分塔形，花梗密生黄褐色毡绒毛，花萼有 12 条纵棱或纵槽，生黄褐色秕糠状毛，裂片三角形，反曲，内面无毛，**花紫色或紫红色，盛开时直径 4～5 厘米**，花瓣 6 枚，近圆形或倒卵形，长 2.5～3.5 厘米，边缘皱折，雄蕊多数，多达 100～200 枚，着生于萼管中下部，子房球形，4～6 室，无毛，花柱长 2～3 厘米。蒴果球形，直径约 2 厘米，灰褐色，**成熟时开裂为 6 个果瓣，种子多数**。花期 5～7 月，果期 8～10 月。广东、广西、福建有大量栽培。秋、冬季采收。挖取根部，洗净，切片，晒干。

性味功用

解毒，敛疮。用于痈疮肿毒，伤口难愈。外用适量，研末调敷，或煎水洗。

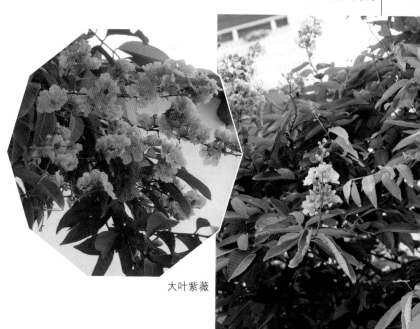

大叶紫薇

十九、杀虫止痒药

1. 相思子 Abrus precatorius L.（相思豆、红豆、郎君豆、美人豆）

👁 识别特征与采制

为蝶形花科攀援灌木。茎枝细弱，多分枝，疏被白色平伏短刚毛。**偶数羽状复叶，对生，小叶 8 ~ 15 对，膜质**，叶片长圆形或倒披针状长圆形，长 1 ~ 2.2 厘米，宽 4 ~ 6 毫米，顶端截平，具有极小尖头，基部圆形，上面无毛，下面被稀疏白色糙伏毛，小叶柄短，顶生小叶变成针刺状。总状花序腋生，长 3 ~ 6 厘米，花序轴短而粗，肉质，花小，密集成头状，花萼黄绿色，钟形，顶端 4 浅裂，被白色糙伏毛，**花冠淡紫色，各瓣近等长，旗瓣阔卵形，基部有三角形的爪**，翼瓣与龙骨瓣狭窄，雄蕊 9 枚，成 1 束，子房上位，被毛。荚果黄绿色，菱状长圆形，扁平或膨胀，被刚毛状细毛，革质，**种子 4 ~ 6 枚，椭圆形，在脐的一端黑色，另一端朱红色，有光泽**。花期 3 ~ 6 月，果期 9 ~ 10 月。多生于低海拔的山地或近海疏林、灌木林中。分布于云南、广西、广东、海南、台湾、香港等省区。秋季采收成熟果实，经晾晒后打下种子，晒干。

✚ 性味功用

辛、苦，平；有大毒。催吐，杀虫，止痒，解毒。用于皮肤疥癣、顽癣湿疹，痈疮湿毒。外用适量捣烂敷或研末用油调涂患处。相思子茎叶习称为相思藤，甘、凉。清热解毒，疏肝止痛。用量 9 ~ 15 克，水煎服，用于治疗咽喉肿痛，肝郁胁痛。此外，相思子质地坚实，色泽艳丽，常用作各种饰品。

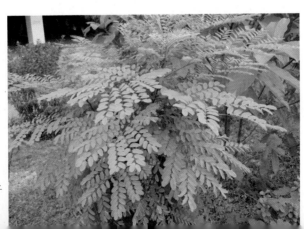

相思子

2. 土荆皮 *Pseudolarix kaempferi* Gord.（金钱松、金松、土槿皮、金叶松）

为松科落叶乔木，高 20～40 米。茎干直立，枝轮生，平展。**叶在长枝上螺旋状散生，在短枝上 15～30 片簇生，作辐射状。**叶线形，长 3～7 厘米，宽 1～2 毫米，顶端尖，基部渐狭，**下面沿中脉有 2 条气孔带，秋后叶呈金黄色。**花单性，雌雄同株，雄花为柔荑状，下垂，黄色，数个或数十个聚生于短枝顶端，**雌球花单生于短枝顶端，苞鳞大于珠鳞，**珠鳞的腹面基部有胚珠 2 枚。球果卵圆形，直立，长 5～7.5 厘米，直径 3～6 厘米，有短柄，种鳞木质，广卵形至卵状披针形，顶端微凹或钝尖，基部心形，成熟后脱落，苞鳞短小，种翅稍厚，与种鳞等长或梢短。花期 4～5 月，果期 10～11 月。多生于向阳山坡处。分布于江苏、浙江、安徽、江西、湖南、广东等省区，多为栽培。大多于 5 月剥取根皮或近根树皮，晒干。

✚ 性味功用

辛，温；有毒。杀虫，祛湿，止痒。外用于疥癣瘙痒，手足癣，神经性皮炎。因有毒宜外用，常取适量用醋或酒浸泡后涂搽，或研末调涂患处。

土荆皮

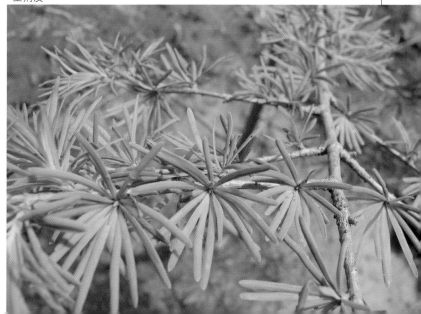

3. 土荆芥 *Chenopodium ambrosioides* L.（红泽蓝、杀虫芥、鸭脚草、臭草）

识别特征与采制

为藜科一年生草本，高 50 ~ 80 厘米，揉之有强烈特异气味。茎直立，多分枝，具条纹，被腺毛或无毛。叶互生，薄纸质，叶片长圆状披针形或狭披针形，长 3 ~ 16 厘米，宽约 5 厘米，顶端渐尖或短钝，基部楔形，边缘有不规则钝齿，两面有腺点。花小，两性或部分雌性，通常 3 ~ 5 朵簇生于苞腋，组成腋生、分枝或不分枝的穗状花序，花被裂片 5 枚，绿色，结果时常闭合，雄蕊 5 枚，突出，子房球形，两端稍压扁，花柱不明显，柱头 3 或 4 裂，线形，伸出于花被外。胞果扁球形，完全包藏于花被内，种子肾形，红褐色。花期 8 ~ 10 月。多生于村边、路旁、旷地、草丛中，有栽培。分布于中国长江以南各省区，主产广西、广东、福建、四川、贵州等地。夏、秋间果实未完全成熟时采收。割取地上部分，摊放在通风处，或捆束悬挂阴干。

性味功用

辛，苦，微温。祛风除湿，杀虫止痒，活血消肿。用于钩虫病、蛔虫病、蛲虫病，头虱，皮肤湿疹，疥癣，脚癣，风湿痹痛，经闭，痛经，口舌生疮，咽喉肿痛，跌打损伤。外用治蛇虫咬伤，灭杀蛆虫。用量 3 ~ 9 克，水煎服，或用量 1.5 ~ 3 克，研粉吞服。外用鲜品适量，捣烂外敷或煎水洗患处。

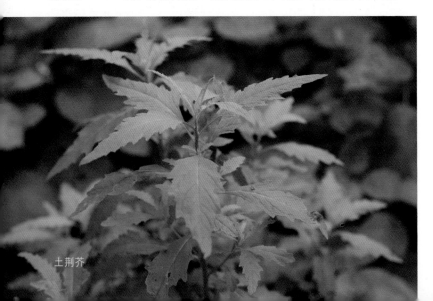

土荆芥

4. 海桐 *Pittosporum tobira*（Thunb.）Ait.（海桐花、七里香、宝珠香、山瑞香）

识别特征与采制

为海桐花科常绿灌木或小乔木，高可达 6 米，嫩枝被褐色柔毛。叶聚生于枝顶，光洁浓密，革质，叶片倒卵形或狭倒卵形，长 4 ～ 9 厘米，宽 2 ～ 4 厘米，顶端圆或钝，常微凹入，基部楔形，侧脉 6 ～ 8 对，网脉稍明显，网眼细小，全缘，叶柄长 2 厘米。伞形花序顶生，密被黄褐色柔毛，花梗长 1 ～ 2 厘米，苞片披针形，长 4 ～ 5 毫米，被褐色柔毛，花白色，气芳香，后变黄色，萼片卵形，长 3 ～ 4 毫米，被柔毛，花瓣倒披针形，长 1 ～ 1.2 厘米，离生，雄蕊 2 型，退化雄蕊的花丝长 2 ～ 3 毫米，花药近于不育；正常雄蕊的花丝长 5 ～ 6 毫米，花药长圆形，黄色；子房长卵形，密被柔毛，胎座 3 个，胚珠多数。蒴果球形，3 瓣裂开，果片木质，内侧黄褐色，有光泽，具横格，种子多数，红色，有黏液。花期 5 ～ 8 月，果期 9 ～ 10 月。分布于长江以南滨海各省，多为栽培供观赏培。全年均可采收。割取枝叶，多鲜用。

性味功用

苦，平。杀虫灭疥。用于治疗疥疮。鲜用适量煎水洗。

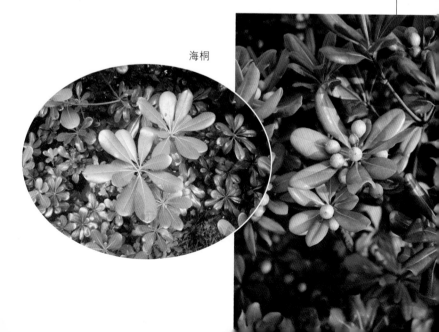

海桐

5. 黄堇 *Corydalis racemosa*（Thunb.）Pers.（珠果紫堇、小花堇黄、黄花鱼灯草）

识别特征与采制

为罂粟科一年生草本，高 20 ~ 60 厘米，无块茎。茎具槽棱，多分枝，叶互生，薄纸质，2 回羽状深裂，具柄，长 15 ~ 20 厘米，小叶卵形，长 1.5 ~ 2.5 厘米，分裂或不规则齿裂。总状花序长 3 ~ 10 厘米，与叶对生，稀腋生，苞片披针形至长圆形，具短尖，约与花梗等长，花梗长 4 ~ 7 毫米，花黄色至淡黄色，外面的花瓣具短距，常不具鸡冠状突起，内面的花瓣鸡冠状突起短，柱头叉状，具 4 乳突。蒴果线形，念珠状，长 2 ~ 4 厘米，宽约 2 毫米，斜伸至下垂，具 1 列种子，种子黑亮，表面密生小凹点，种阜帽状，约包裹种子的 1/2。多生于林缘阴湿地或溪边石旁。花果期 3 ~ 7 月。分布于广东、浙江、江苏及东北各地。全年均可采收。割取全草，除去杂质，晒干。

性味功用

苦、涩，寒。杀虫，解毒，清热，利尿。用于疥癣，疮毒肿痛，目赤，暑热泻痢，肺病咳血，小儿惊风。用量 3 ~ 6 克，水煎服。外用鲜品适量，捣烂敷患处。

黄堇

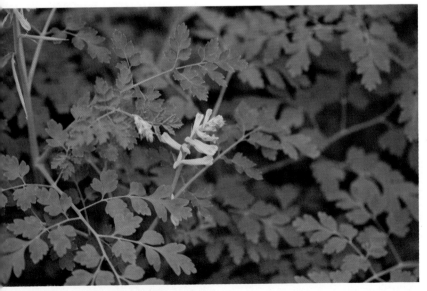

6. 凤眼果 *Sterculia nobilis* Smith（苹婆、频婆果）

👁 识别特征与采制

梧桐科常绿乔木,树皮褐黑色,小枝幼时略有星状毛。单叶互生,薄革质,叶片长圆形或椭圆形, 长 8 ~ 25 厘米, 宽 5 ~ 15 厘米, 顶端短尖或钝, 基部浑圆或钝, 两面均无毛, 叶柄长 2 ~ 3.5 厘米, 托叶早落。圆锥花序顶生或腋生, 柔弱且披散, 长达 20 厘米, 有短柔毛, 花梗远比花长, <u>萼初时乳白色, 后转为淡红色, 钟状, 外面有短柔毛, 长约 10 毫米, 5 裂, 裂片条状披针形, 顶端渐尖且向内曲, 在顶端互相黏合,</u> 与钟状萼筒等长, 雄花较多, 雄蕊柄弯曲, 无毛, 花药黄色;雌花较少, 略大, 子房圆球形, 有 5 条沟纹, 密被毛, 花柱弯曲, 柱头 5 浅裂。<u>蓇葖果鲜红色, 厚革质, 长圆状卵形</u>, 长约 5 厘米, 宽 2 ~ 3 厘米, 顶端有喙, 每果内有种子 1 ~ 5 粒, <u>种子椭圆形, 黑褐色</u>, 直径约 1.5 厘米。花期 4 ~ 5 月, 但在 10 ~ 11 月常可见少数植株开第二次花。果期 6 ~ 7 月。多为人工栽培, 喜生于排水良好的肥沃的土壤。主产于广东、广西、福建、云南、台湾等省区。

✤ 性味功用

甘, 温。温胃, 杀虫。用于虫积腹痛, 恶心呕吐, 疝气疼痛, 目生白翳。用量 25 ~ 50 克, 水煎服。

凤眼果

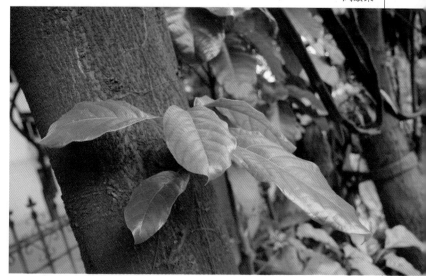

7. 烟草 Nicotiana tabacum L.（烟草叶、土烟叶、假烟叶、山烟草、臭烟）

👁 识别特征与采制

为茄科一年生直立草本，高 1～5 米，**全株被星状腺毛，有特殊臭气。**茎粗壮，开花时木质化。叶互生，有时对生，厚纸质，叶片宽卵形或椭圆状卵形，长 10～30 厘米，宽 6～20 厘米，顶端渐尖，基部渐狭而无柄，或延至叶柄而成翅状柄。圆锥花序顶生，多花，花具梗和苞片，萼管状钟形，长 20～25 毫米，裂片三角状披针形，顶长而渐尖，常具尖头，大小不等，**花冠浅钟状，淡红色，**长 4～6.5 厘米，雄蕊 5 枚，其中 1 枚较短，内藏，花丝基部有毛，子房 2 室，花柱单生，柱头 2 浅裂。**蒴果卵状或长圆形，与宿萼近等长，**种子多数，微细，球形或略长圆形，褐色。花果期夏、秋季。我国南北各省广为栽培。秋季采收叶片，阴干。

✚ 性味功用

辛，温；有毒。行气止痛，消肿解毒，杀虫。用于食滞饱胀，气结疼痛，疔疮肿毒，疥癣，蛇犬咬伤。多为外用。鲜草捣烂外敷患处，或用烟油搽涂患处。为杀灭钉螺、蚊、蝇、老鼠等有害动物时，将烟草制成 5% 浸出液喷洒或点烟熏。

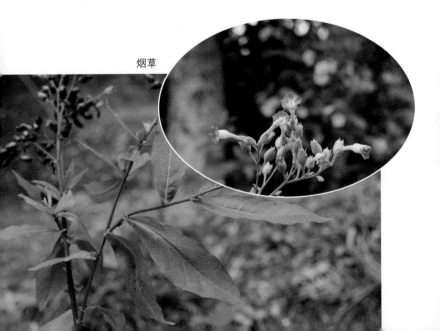

烟草